Berger/Berger

**Kranke Kinder ganzheitlich
behandeln**

Für Nikolas, Manuel, Naomi und Maya

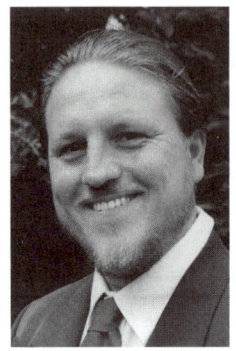

Die Autoren:

Dr. med. Hans-Christof Berger ist Arzt und auf Ganzheitsmedizin spezialisiert. Er führt eine überregionale Praxis für Ganzheitsmedizin in Grethem und ist 1. Vorsitzender der Deutschen Gesellschaft für Ganzheitsmedizin. Außerdem ist er ärztlicher Leiter des Instituts für Ganzheitsmedizin.

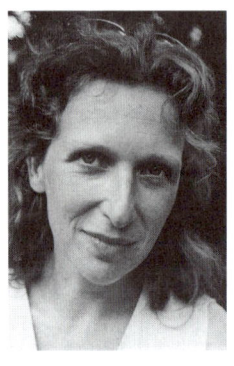

Seine Frau, Katharina-Maria Berger, ist Ärztin und baute die Praxis für Ganzheitsmedizin in Grethem mit auf. Sie ist Mutter von vier Kindern und auf die ganzheitsmedizinische Behandlung von Kindern spezialisiert.

Dr. med. Hans-Christof Berger
Katharina-Maria Berger

Kranke Kinder ganzheitlich behandeln

Nutzen Sie alle Möglichkeiten der Naturheilkunde,
Homöopathie, Schul- und Alternativmedizin

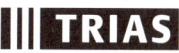

Leserservice:
Wenn Sie Fragen oder Anregungen zu diesem Buch haben, schreiben Sie uns: TRIAS Verlag, Postfach 301120, 70451 Stuttgart

Lektorat:
Stefan Vieregg

Umschlaggestaltung:
Cyclus · D+P Loenicker, Stuttgart

Die Deutsche Bibliothek –
CIP Einheitsaufnahme
Berger, Hans-Christof:
Kranke Kinder ganzheitlich behandeln : nutzen Sie alle Möglichkeiten der Naturheilkunde, Homöopathie, Schul- und Alternativmedizin / Hans-Christof Berger ; Katharina-Maria Berger. – Stuttgart : TRIAS, 1998

Wichtiger Hinweis:
Wie jede Wissenschaft ist die Medizin ständigen Entwicklungen unterworfen. Forschung und klinische Erfahrung erweitern unsere Erkenntnisse, insbesondere was Behandlung und medikamentöse Therapie anbelangt. Soweit in diesem Werk eine Dosierung oder eine Applikation erwähnt wird, darf der Leser zwar darauf vertrauen, daß Autoren, Herausgeber und Verlag große Sorgfalt darauf verwandt haben, daß diese Angabe **dem Wissensstand bei Fertigstellung des Werkes** entspricht.
Für Angaben über Dosierungsanweisungen und Applikationsformen kann vom Verlag jedoch keine Gewähr übernommen werden. **Jeder Benutzer ist angehalten,** durch sorgfältige Prüfung der Beipackzettel der verwendeten Präparate und gegebenenfalls nach Konsultation eines Spezialisten festzustellen, ob die dort gegebene Empfehlung für Dosierungen oder die Beachtung von Kontraindikationen gegenüber der Angabe in diesem Buch abweicht. Eine solche Prüfung ist besonders wichtig bei selten verwendeten Präparaten oder solchen, die neu auf den Markt gebracht worden sind. **Jede Dosierung oder Applikation erfolgt auf eigene Gefahr des Benutzers.**
Autoren und Verlag appellieren an jeden Benutzer, ihm etwa auffallende Ungenauigkeiten dem Verlag mitzuteilen.

Gedruckt auf chlorfrei gebleichtem Papier

© 1998 Georg Thieme Verlag
Rüdigerstraße 14, D-70469 Stuttgart
Printed in Germany
Satz: Fotosatz H. Buck, Kumhausen
Druck: Parzeller, Fulda

ISBN 3-89373-423-6   1 2 3 4 5 6

● Ihr Kind wachsen und gedeihen lassen

● Anhang

Vorwort

Was versteht man unter Ganzheitsmedizin? »Ganzheitlich« ist zu einem Modewort avanciert, das uns in allen Bereichen des täglichen Lebens begegnet. Die Autoren möchten für die Definition des Begriffes Ganzheitsmedizin einen einheitlichen Sprachgebrauch erreichen und in den folgenden Kapiteln die in ihrer Praxis außerordentlich bewährte Form der Ganzheitsmedizin vorstellen.

Die Schulmedizin ist bemüht, vor allem zuverlässig körperliche Symptome der Krankheiten zu behandeln. In vielen Fällen ist dies möglich, indem die Krankheit an der Wurzel behandelt wird, in vielen anderen Fällen werden allerdings nur Symptome beseitigt und nicht die eigentliche Krankheitsursache. Auf der anderen Seite existiert die sogenannte alternative Medizin, die teilweise alte Heilmethoden wiederentdeckt. Da diese Methoden zum Tiel auf völlig anderen Überlegungen beruhen, sind deren Wirkungen oft mit den Überprüfungsmethoden der Schulmedizin nicht nachvollziehbar. Dabei ist dann allerdings ein riesiger und unübersehbarer Esoterik– und Psychomarkt entstanden, auf dem sich viele Heiler und Selbsternannte tummeln, die ohne Ausbildung und noch dazu mit fragwürdigen Methoden Hoffnungen auf Heilung erwecken, die von vornherein zum Scheitern verurteilt sind.

Wir haben uns zur Aufgabe gemacht, auf dem Hintergrund ärztlichen Wissens die Methoden und Therapierichtungen zu sammeln, für die zumindest im Denkmodell naturwissenschaftliche Erklärungsmöglichkeiten bestehen, um diese seriös und gezielt da anzuwenden, wo mit geringen oder überhaupt keinen Nebenwirkungen Heilung erzielt werden kann. Wir berücksichtigen dabei, daß der Mensch aus Körper, Seele und Geist besteht und beziehen die Schulmedizin als Grundlage der Ganzheitsmedizin mit ein.

Wir wünschen uns, besonders im Sinne unserer Kinder, die unserem Handeln ausgeliefert sind und die Konsequenzen unserer Entscheidungen zu tragen haben, eine Medizin der Zukunft, in der ganzheitsmedizinisch tätige Ärzte behutsam versuchen, Krankheitsursachen mit natürlichen Mitteln zu heilen und keine Medizin verfolgen, die »beschädigte Maschinen« wieder repariert.

Dieses Buch richtet sich an alle interessierten Eltern, die sich für sich und ihre Kinder eine menschliche Medizin wünschen, aber auch an Ärzte, die sich mit der Ganzheitsmedizin beschäftigen möchten und deren Zahl stetig wächst. Wir danken dem TRIAS-Verlag, besonders dem Verlagsleiter Herrn Roland Kunze, für die gute Zusammenarbeit und freundliche Unterstützung bei der Realisation dieses Buches sowie unserem eigenen Sekretariat, vor allem Frau Ute Brand-Schiek.

Grethem, im Februar 1998

Der Umgang mit diesem Buch

Wir haben dieses Buch geschrieben für alle diejenigen, die sich für ihr Kind eine vorsichtige und sanfte Medizin wünschen und nicht immer gleich mit »Kanonen auf Spatzen schießen« wollen. Viele schulmedizinisch als nicht heilbar geltenden Krankheiten können ganzheitsmedizinisch sehr wohl mit Erfolg behandelt werden.

Die Verunsicherung im Umgang mit Krankheiten ist oft groß, weil viel des früher von Generation zu Generation weitergegebenen Wissens verloren gegangen ist, zugunsten eines zunehmend technisierten und mechanistischen Weltbildes. Sicherlich ist es oft aufwendiger, einen Kräutertee zu bereiten oder Akupunkturpunkte zu massieren, als eine Tablette zu verabreichen. Letztlich geht es aber nicht darum, eine defekte Maschine wieder zu reparieren, sondern einem kranken Menschen wieder zur Gesundheit zu verhelfen. In diesem Rahmen spielt die liebevolle Zuwendung, die Sie Ihrem Kind geben, wenn Sie es pflegen und sich um seine Belange kümmern, eine sehr wichtige Rolle im Prozeß der Gesundung.

Wir geben Ihnen in diesem Buch die Möglichkeit, sich einen Überblick zu verschaffen über ganzheitsmedizinische Methoden und deren Zusammenwirken. Dabei werden Ihnen viele Vorschläge gemacht, wie Sie bei bestimmten Krankheiten Ihrem Kind weiterhelfen können und in ganzheitsmedizinischem Sinne Heilung erzeugen können.

So gehen Sie richtig vor

Sollte Ihr Kind erkrankt sein, halten Sie sich bitte zunächst an den Symptomfahrplan auf den Umschlagklappen und an das Kapitel »Die wichtigsten Leitsymptome im Überblick« (ab Seite 48). Im Stichwortverzeichnis am Ende des Buches finden Sie ebenfalls viele Begriffe. Im Behandlungsteil, dem naturgemäß größten Kapitel in diesem Ratgeber (»Krankheiten ganzheitsmedizinisch behandeln«, ab Seite 47) erfahren Sie unter der gesuchten Erkrankung Genaueres über die Krankheit, ihre Beschwerden und Symptome und über die Behandlungsmöglichkeiten.

Denken Sie immer daran: Nur mit einer korrekten Diagnose ist eine richtige und ursächliche Behandlung möglich. Vor jeder ganzheitsmedizinischen Behandlung muß eine exakte Diagnose stehen. Sollten Sie hier bereits unsicher sein, suchen Sie bitte einen Arzt auf. Sind Sie sich mit der Diagnose sicher, können Sie sich an die Empfehlungen zu den ganzheitsmedizinischen Behandlungsmöglichkeiten halten. Beachten Sie dabei immer die angegebenen Grenzen der Selbstbehandlung!

Dieses Buch kann den Arzt nicht ersetzen! Es will aber die Möglichkeiten zur Selbsthilfe darstellen und eine Diskussionsgrundlage für das Gespräch mit dem Arzt schaffen, so daß Sie die Möglichkeiten einer ganzheitsmedizinischen Behandlung mit den Empfehlungen Ihres Arztes vergleichen können, um die richtige Behandlung für Ihr Kind zu finden. Für diejenigen, die mit der Ganzheitsmedizin schon vertrauter sind, ist dieser Ratgeber ein kleines Nachschlagewerk, um sich bei einzelnen Krankheiten verschiedene Behandlungsmöglichkeiten wieder in Erinnerung zu rufen.

Im Behandlungsteil werden Sie erfahren, welche Möglichkeiten die Ganzheitsmedizin bietet, um möglichst nebenwirkungsfrei Krankheiten zu bessern. Wenden Sie aber nicht alle aufgeführten Behandlungsvorschläge gleichzeitig an. Suchen Sie sich die Vorschläge aus, bei denen Sie das Gefühl haben, daß sie den Symptomen und der Krankheit Ihres Kindes am nächsten kommen und ergänzen diese dann je nach Bedarf um weitere Anwendungen. Klappt einmal etwas nicht sofort, werfen Sie die Flinte nicht gleich ins Korn. Wenn ein Werkstück, das ein Handwerker bearbeitet, nicht so recht wird, wird man auch nicht dem Werkzeug die Schuld geben, sondern wird diese beim Handwerker suchen müssen.

Sollten Sie mit einer Behandlung nicht zum Ziel kommen oder sollte es von vornherein angeraten sein, daß Sie sofort einen Arzt aufsuchen,

empfehlen wir Ihnen, einen ganzheitsmedizinisch tätigen Arzt zu konsultieren. Die einzelnen empfohlenen Methoden lernen Sie ab Seite 20
kennen.

Heilung braucht Geduld und überlegtes Vorgehen

Wir haben uns nicht nur bemüht, Ihnen beim Erkennen von Krankheiten, bei der richtigen Einschätzung und bei der ganzheitsmedizinischen
Behandlung mit genauer Erklärung über Dosis, Zubereitung und Anwendung Auskunft zu geben, sondern hoffen auch, in Ihnen ein Gefühl dafür
erwecken zu können, wie Medizin *auch* gehandhabt werden kann. Das
Buch sollte Ihnen dabei helfen, einen entsprechenden Arzt für Ihr Kind
auszuwählen und auch Diskussionsgrundlage für eine Behandlung sein.
Sprechen Sie mit Ihrem Arzt. Fragen Sie ihn, ob wirklich jede Operation
notwendig ist oder ob es nicht zuvor noch andere Möglichkeiten gibt.

Bedenken Sie, daß Heilung Zeit braucht. Viele kleine Patienten kamen
nach einem langen Weg von Arzt zu Arzt, oder nachdem ein Operations-
termin angesetzt worden war, in unsere Praxis, und in vielen Fällen
konnte auch ohne Operation oder starke Medikamente geholfen werden.
Wir möchten Sie mit diesem Buch ermutigen, in gleicher Weise zu denken und sich nicht mit weniger als mit einer Ausheilung der Erkrankung
Ihres Kindes zufrieden zu geben. Natürlich gibt es auch schwere und un-
heilbare Erkrankungen, aber in diesen Fällen ist zumindest eine Linderung durch Ganzheitsmedizin möglich.

Alle Arzneimittel, die in diesem Buch aufgeführt sind, also sowohl
Homöopathika als auch Komplexmittel, Salben, Tees, Öle und Puder bekommen Sie in der Apotheke. Ist dort ein Arzneimittel nicht vorrätig, so
kann jede gute Apotheke dies innerhalb von 24 Stunden bestellen.

An wen können Sie sich mit Fragen wenden?

Wir bitten um Verständnis, daß im Rahmen dieses Buches nicht alle
Krankheiten abgehandelt werden konnten. Gerade verschiedene chronische Erkrankungen lassen sich ganzheitsmedizinisch, unter Einbezie-
hung der Schulmedzin, sehr sinnvoll behandeln. Die Erläuterung dieser
Behandlungen hätten aber den Rahmen dieses Ratgebers gesprengt, da
sie selbst Bücher füllen würden. Sie mögen am Beispiel der genannten
chronischen Erkrankungen erkennen, wie gut und zahlreich die Behandlungsmöglichkeiten sind. Dies zeigt sich besonders bei der Neurodermi-

tis, verschiedenen Allergien, wie Heuschnupfen, chronischer Bronchitis und anderen Erkrankungen. Schilddrüsenerkrankungen, Diabetes mellitus, verschiedene Stoffwechselerkrankungen, aber auch sehr schwere Erkrankungen wie AIDS oder Krebs sind hier nicht besprochen, was aber nicht bedeutet, daß es dafür keine ganzheitsmedizinischen Behandlungskonzepte gäbe. Im Gegenteil: Gerade schwerkranke Kinder bedürfen ganz besonderer Aufmerksamkeit und Fürsorge auch der Ganzheitsmedizin.

Aufgrund der Nachfragen und des Informationsbedarfes auf dem Gebiet der Ganzheitsmedizin haben wir 1997 das Institut für Ganzheitsmedizin (Adresse siehe unten) gegründet. Dessen Service-Telefonnummer steht Ihnen bei in allen Fragen rund um die Ganzheitsmedizin, Medizin im allgemeinen, alternative Heilmethoden, Möglichkeiten der Heilung bei bestimmten Erkrankungen oder auch für persönliche ärztliche Beratungen zur Verfügung. Auch bei einigen Krankheiten, die nicht in diesem Buch aufgeführt sind, gibt es ganzheitsmedizinische Behandlungsmöglichkeiten. Zur Zeit werden auch Adressenlisten mit Ärzten für Ganzheitsmedizin im deutschsprachigen Raum erstellt. Darüber hinaus erhalten Sie auf Anfrage zu Hause durchführbare Tests zugesandt, um den Nitratgehalt im Tinkwasser, Schadstoffe in der Zimmerluft oder die Belastung durch Amalgamfüllungen in den Zähnen messen bzw. die Qualität der Muttermilch feststellen zu können. Wenden Sie sich an das

Institut für Ganzheitsmedizin
Schulweg 1
29690 Grethem
Telefon 0 51 64/90 99 09

Informationen über ganzheitsmedizinische Therapieverfahren (z.B. Akupunktur, Homöopathie, Laser usw...) in Form von Informationsblättern oder in Form einer Zeitung zur Ganzheitsmedizin bekommen Sie bei

Deutsche Gesellschaft für Ganzheitsmedizin
Am Sportplatz 4
29690 Grethem
Telefon 0 51 64/9 12 64

Diese Leistungen werden nur für Mitglieder erbracht (70,- DM Jahresbeitrag). Organisation von Veranstaltungen, Vorträgen, Kursen usw. zur Zeit hauptsächlich in Norddeutschland. Fordern Sie Informationsmaterial an.

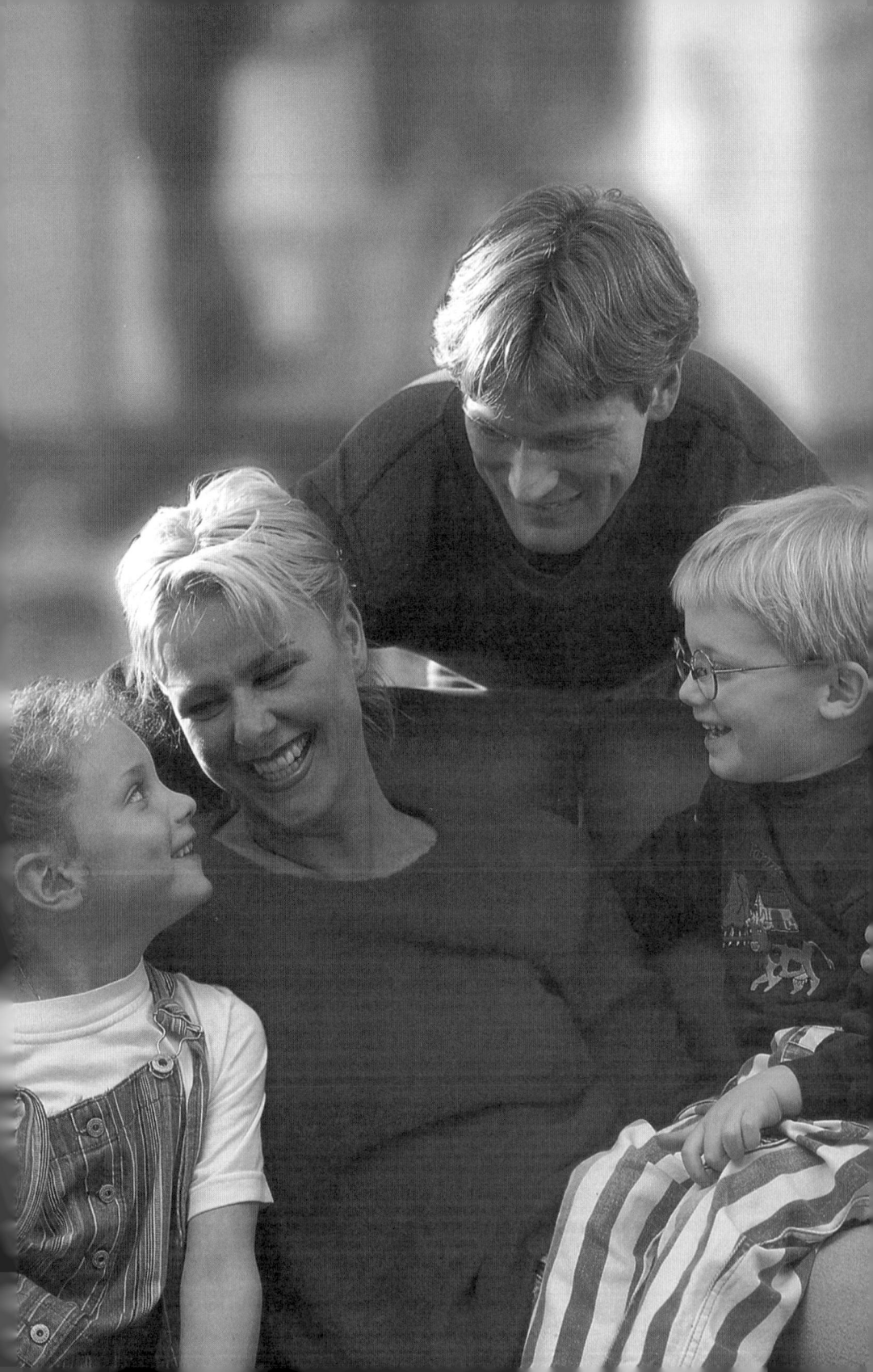

Was ist Ganz-
heitsmedizin?

Die Ganzheitsmedizin ist kein starres
Gebilde mit festgefügten Grenzen,
sondern eine im Fluß befindliche
Richtung in der Medizin. Sie hat sich
zum Ziel gesetzt, die Einheit von Körper, Seele und Geist des Menschen zu
achten und den ganzen Menschen
mit all seiner Vielfalt zu behandeln.
Es soll keine oberflächliche Sym-
ptombehandlung erfolgen, sondern
Gesundheit durch Heilung wiederher-
gestellt werden.

Lesen Sie, auf welchen Grundsätzen
die Ganzheitsmedizin aufbaut und
welche Methoden sie kennt.

Die Grundlagen der Ganzheitsmedizin

- Ganzheitsmedizin berücksichtigt in allen diagnostischen und therapeutischen Bemühungen Körper, Seele und Geist des Menschen.
- Die Schulmedizin ist immer Grundlage und damit Bestandteil der Ganzheitsmedizin. Ganzheitsmedizin möchte nicht trennen, sondern verbinden.
- Ganzheitsmedizin ist keine Ideologie, die darauf beharrt, den »allein selig machenden« Weg gefunden zu haben, sondern viele Wege führen zum Ziel. Wertfreiheit ist in diesem Zusammenhang ein wichtiger Grundsatz der Ganzheitsmedizin. Ganzheitsmedizin ist lehrbar und lernbar und nicht abhängig von besonderen Fähigkeiten.
- Ganzheitsmedizinische Methoden (mit Ausnahme der schulmedizinischen Methoden, die in der Ganzheitsmedizin nur angewendet werden, wo es unbedingt sein muß) sind weitgehend nebenwirkungsfrei. Das Behandlungsziel ist die Heilung einer Krankheit, nicht das Unterdrücken oder Bekämpfen der Symptome.
- Nicht alle »alternativen« oder »komplementären« Methoden sind gleichzeitig Ganzheitsmedizin. Wir verwenden nur Heilmethoden, für die zumindest ein naturwissenschaftliches Denkmodell existiert. In jedem Fall bettet die Ganzheitsmedizin eine Heilmethode in ihren Gesamtrahmen ein, so daß nicht Hoffnungen auf Heilung bei Methoden geweckt werden, die nicht gerechtfertigt sind.
- Ganzheitsmedizin wird von Ärzten praktiziert und verlangt eine qualifizierte Ausbildung. Das schulmedizinische Universitätsstudium ist dafür eine unabdingbare Voraussetzung.
- Ganzheitsmedizin ist immer eine individuelle und persönliche Medizin, die das Wohl und die Gesundheit des einzelnen Menschen in den Vordergrund stellt. Das bedeutet, wenn bei 99 Kindern eine bestimmte Therapie erfolgreich war, muß das beim 100. Kind nicht auch der Fall sein. Der individuellen Situation jedes einzelnen Kindes wird besondere Aufmerksamkeit geschenkt, und nach den Belangen des einzelnen Kindes muß individuell behandelt und entschieden werden.

Gesundheit und Krankheit

Krank im schulmedizinischen Sinne ist ein Mensch hauptsächlich, wenn meßbar etwas verändert ist. Krank im ganzheitsmedizinischen Sinne dagegen bedeutet, das ein Gleichgewicht in Körper, Seele und Geist fehlt, das die vollkommene Gesundheit repräsentiert. Entsprechend unterschiedlich ist auch der Behandlungsansatz.

Was heißt Gesundheit?

Das Lexikon für medizinische Fachbegriffe definiert Krankheit als »Fehlen von Gesundheit«. Das erscheint zunächst logisch. Das Lexikon definiert weiter: »Im eigentlichen Sinne ist Krankheit das Vorhandensein von subjektiv empfundenen oder objektiv feststellbaren körperlichen, geistigen bzw. seelischen Veränderungen oder Störungen.« Diese Definition gefällt uns schon viel besser, weil nicht geleugnet wird, daß der Mensch eigentlich aus Körper, Seele und Geist besteht. Leider will unser schulmedizinisches Gesundheitssystem davon nicht so recht Kenntnis nehmen. Das hat zur Folge, daß in der Praxis Defekte repariert werden, die noch dazu nur auf körperlicher Ebene gesucht werden. Ein Kind mit Schlafstörungen braucht keine nebenwirkungsbehafteten Schlaf- oder Beruhigungsmittel, sondern eine Behandlung, die die Ursache der Erkrankung erkennt, um diese dann zu beseitigen.

Die Ganzheitsmedizin berücksichtigt diese Zusammenhänge und sieht Krankheit vor allem als eine Mitteilung eines aus dem Gleichgewicht geratenen, aus Körper, Seele und Geist bestehenden Menschen. Krankheit ist aus dieser Perspektive vor allem auch eine Chance, durch Bewältigung einer Krisensituation persönlich zu reifen, aber auch zu lernen, Fehler nicht zu wiederholen.

Krankheit als Chance

So betrachtet, verliert Krankheit auch ihr ausschließliches Negativ-Image und könnte wertfrei auch als Herausforderung verstanden werden, aus der es gilt, als Sieger hervorzugehen. Die Verordnung von Schmerzmitteln für ein Kind mit Kopfschmerzen erscheint somit geradezu absurd.

Wir wissen aus unserer Praxis, daß sehr viele Menschen inzwischen diese Ansichten teilen. Wenn auch Sie so denken, haben Sie mit diesem Buch die Möglichkeit, durch eine ganzheitsmedizinische Behandlung das gestörte Gleichgewicht Ihres Kindes wiederherzustellen und somit wirklich eine Heilung zu erreichen. Die Heilung beispielsweise eines kindlichen Heuschnupfens bedeutet eben nicht, die Überreaktion des Immunssystems mit Tabletten zu betäuben, sondern das Ungleichgewicht durch ursächliche Regulation wieder in ein Gleichgewicht zu überführen und somit Gesundheit wiederherzustellen.

Wie die obige Definition schon sagt, kann eine Störung auf körperlichem, seelischem oder geistigem Gebiet liegen, ein ganz wichtiger Aspekt der Ganzheitsmedizin. Die Krankheit erstreckt sich aber nicht nur auf einen der drei Bereiche Körper, Seele oder Geist, sondern betrifft über zahlreiche Wechselwirkungen immer das ganze System. Ein Kind, das beispielsweise an einer Infektionskrankheit körperlich erkrankt ist, fühlt sich natürlich seelisch auch nicht wohl. Umgekehrt erkrankt ein Kind, z.B. weil es durch Vernachlässigung oder Schulstreß psychisch leidet, auch viel leichter körperlich. Diese Zusammenhänge sind mittlerweile wissenschaftlich sehr gut untersucht und nachgewiesen. Viele körperliche Erkrankungen entstehen auch nur deswegen, weil seelische Konflikte den Boden bereitet haben.

Krankheitsgewinn

Dieser für manche Leser paradox anmutende Begriff stammt aus der Psychoanalyse bzw. Psychosomatik. Man versteht darunter die Vorteile, die ein Mensch aus einer Krankheit ziehen kann. Dies sind z.B. liebevolle Zuwendung und Anteilnahme, die man aufgrund einer Krankheit erhält oder die Entlastung von alltäglichen Verpflichtungen. In diesem Sinne kann eine Krankheit also positive Auswirkungen mit sich bringen. Allerdings kann sie durch diesen Krankheitsgewinn auch stabilisiert und an der Ausheilung gehindert werden, wenn das Kind die Zuwendung beispielsweise nicht auf andere Art erhalten kann.

Ganzheitsmedizinische Behandlung

Die Ganzheitsmedizin geht davon aus, daß jeder Mensch, also auch Ihr Kind, aus Körper, Seele und Geist besteht. Sie und Ihr Arzt sollten dies bei jeder Behandlung berücksichtigen. Behandlungsziel ist das Heilen der Krankheit.

Sie werden zu Recht sagen: »Das ist doch selbstverständlich!« Leider zeigt aber die tägliche Praxis, daß allzu oft nur Symptome unterdrückt werden. Dazu verleiten viele konventionelle Medikamente, die rasch und »zuverlässig« wirken. Letzten Endes aber verhindert die Gabe sogenannter »symptomatischer« Medikamente das Auseinandersetzen des Körpers oder der Seele mit der Krankheit.

Symptomatische Behandlung

Kinder mit Schlafstörungen sollten nicht mit Psychopharmaka zur Ruhigstellung behandelt werden, denn dann bleibt die Ursache der Schlafstörungen auf Dauer verborgen. Da die Ursache aber weiterbesteht, sucht sie sich ein anderes »Ventil«, ein anderes Symptom, das meist weniger harmlos als das erste ist. Weitere Beispiele für lediglich symptomatische, nicht aber ursächliche Behandlung ist die Therapie von Kopfschmerzen mit Schmerzmitteln oder von Ekzemen mit Cortison.

In einigen Fällen ist eine zuverlässig wirkende symptomatische Therapie absolut angebracht, beispielsweise bei schweren Asthmaformen. Immer dann aber, wenn andere, im ganzheitsmedizinischen Sinne und ursächlich behandelnde Therapieformen als Alternative zur Verfügung stehen, sollten vorrangig diese Verfahren eingesetzt werden.

Welche Methode wählen?

Als Anhaltspunkt für die Wahl einer ganzheitsmedizinischen Methode kann gelten:

• Bei der zur Diskussion stehenden konventionellen Methode stehen die Nebenwirkungen und Gefahren in keinem Verhältnis zu ihrem Nutzen.
• Das alternativ zur Verfügung stehende Verfahren behandelt die Krankheit von ihrer Ursache her und deckt nicht lediglich Symptome zu.
• Das alternative Verfahren geht mit deutlich weniger oder gar keinen Nebenwirkungen einher.

Treffen diese Punkte zu, sollten Sie es bei der speziellen Krankheit Ihres Kindes zunächst mit der ganzheitlichen Methode versuchen. Wichtig ist hier aber immer auch, einen Arzt Ihres Vertrauens zu finden. Eines sollten Sie jedoch bedenken: Besonders chronische Krankheiten lassen sich mit ganzheitsmedizinischen Methoden oft nicht von einem Tag zum anderen ausheilen, sondern ihre Behandlung erfordert etwas Geduld, da die ganzheitlichen Methoden über die körpereigenen Selbstheilungskräfte wirken und nicht gewaltsam Symptome unterdrücken.

Die Ganzheitsmedizin steht damit in keiner Weise im Gegensatz zur Schulmedizin, sondern integriert diese. Alle schulmedizinischen Erkenntnisse werden in eine Behandlung miteinbezogen, eine ursächliche Behandlung immer nach klarer Diagnosestellung durchgeführt.

Das Erstgespräch in der ganzheitsmedizinischen Behandlung

Der ganzheitsmedizinisch orientierte Arzt nimmt sich, besonders bei chronischen Krankheiten, für Ihr Kind ausführlich Zeit. Das Erstgespräch dauert im Schnitt zwischen 1 und 1½ Stunden, denn der Arzt erfragt ausführlich alle Symptome, darüber hinaus aber auch Vorlieben und Abneigungen oder besondere Verhaltensweisen und die Lebensgeschichte Ihres Kindes. Daran schließt sich eine ausführliche Untersuchung an. Bei kleineren Kindern raten wir deshalb, daß die Eltern zunächst ohne ihr Kind den Arzt konsultieren, um ihr Kind dann zu einem zweiten, kürzeren Termin vorstellen.

Grundlage der ganzheitsmedizinischen Behandlung ist immer die schulmedizinische Diagnostik.

Gerade bei chronischen Krankheiten haben Eltern häufig einen langen Weg von Arzt zu Arzt hinter sich, und viele wichtige Untersuchungen bis hin zur korrekten schulmedizinischen Diagnose sind bereits vorhanden. Ist dies nicht der Fall, muß dies natürlich schnellstmöglich nachgeholt werden.

Aufgrund der ganzheitsmedizinischen Untersuchung entscheidet der Arzt, welche Behandlungsmethode oder welche Kombination verschiedener Verfahren bei Ihrem Kind am meisten Erfolg versprechen. Nicht selten unterstützt die Behandlung mit einer Methode den Behandlungserfolg der anderen Technik.

Im folgenden sollen die verschiedenen geeigneten Methoden genauer dargestellt werden.

Akupunktur

Lebensenergie Die Akupunktur ist Teil der Traditionellen Chinesischen Medizin (TCM). Sie ist über 3000 Jahre alt und geht wie die Ganzheitsmedizin davon aus, daß der Mensch aus Körper, Seele und Geist besteht. Die Chinesen beschreiben, daß es eine Lebensenergie gibt, die im Körper zirkuliert und die sie Qi, ausgesprochen »Dschi«, nennen. Sie durchströmt

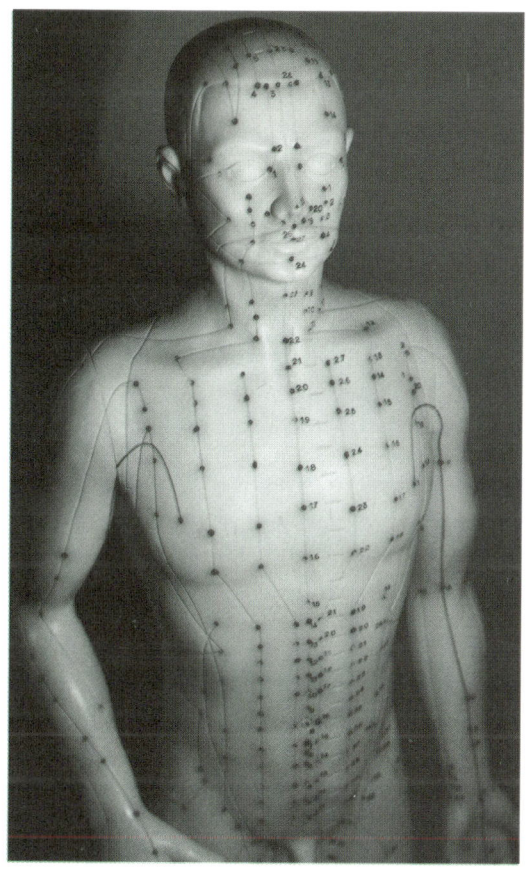

Meridiane mit Akupunktur-
punkten

dabei bestimmte Körperteile in regelmäßigen Abständen und in bestimmten Bahnen, die man Meridiane nennt.

Meridiane Es gibt insgesamt 12 Hauptmeridiane, auf denen die verschiedenen Akupunkturpunkte liegen. Die Meridiane heißen z.B. Dick-
darmmeridian oder Lungenmeridian, was aber nichts mit unserer Vorstellung der Organe Dickdarm oder Lunge zu tun hat. Lassen Sie sich also
von den Namen nicht verwirren. Die Punkte auf den Meridianen sind nu-
meriert, so daß einzelne Akupunkturpunkte dann Namen, wie z.B. Dickdarm 4 oder Lunge 7, haben.

Fast alle Akupunkturpunkte und Meridiane gibt es doppelt. Dickdarm 4
z.B. an jeder Hand einmal. Behandelt werden grundsätzlich beide Punkte.

Yin-und-Yang-Prinzip Nach chinesischer Vorstellung kommt es zur Krankheit, wenn das Gleichgewicht und die Harmonie des Menschen gestört sind und entweder ein Zuwenig oder ein Zuviel an Lebensenergie vorliegt. Über die Behandlung der Akupunkturpunkte läßt sich dieses Zuwenig oder Zuviel (Yin-und-Yang-Prinzip) ausgleichen und so Gesundheit wiederherstellen. Die Akupunkturpunkte werden entweder mittels Nadeln oder mittels Erwärmung (Moxibustion) oder mittels Laserstrahlen (Laserakupunktur) behandelt, was sich wegen der schmerzlosen Behandlung besonders für Kinder eignet.

Wirkung Inzwischen gibt es eine Vielzahl wissenschaftlicher Studien, die die Wirkung der Akupunktur belegen können, aber auch Vorstellungen, wie die Akupunktur im wissenschaftlichen Sinne funktioniert. Man verläßt dazu die im Westen schwer nachvollziehbare Darstellung der Chinesischen Medizin und konnte feststellen, daß die Behandlung von Akupunkturpunkten zu direkten Effekten an Rückenmark und Gehirn führt, daß Schmerzweiterleitung schon im Rückenmark unterdrückt werden kann und daß körpereigene Übermittlungsstoffe (z.B. Endorphine) freigesetzt werden.

Die Akupunktur benutzt also die Selbstheilungskräfte des Menschen. Sie ist bei fachgerechter Ausführung nebenwirkungsfrei.

Die Weltgesundheitsorganisation (WHO) empfiehlt inzwischen die Akupunktur bei über 40 verschiedenen Erkrankungen. Ob bei Ihrem Kind die Akupunktur die richtige Behandlungsmethode ist, kann Ihr ganzheitsmedizinischer Arzt oder ein mit Akupunktur erfahrener Arzt beurteilen.

Ohrakupunktur

Die Ohrakupunktur hat zunächst nichts mit der uralten chinesischen Akupunktur zu tun, sondern ist eine Methode, die erst vor ca. 50 Jahren vom französischen Arzt Dr. Nogier begründet wurde. Sie geht davon aus, daß sich alle Organe und der ganze Körper des Menschen einmal auf der Ohrmuschel abbilden. Durch die Behandlung der Ohrakupunkturpunkte läßt sich so Einfluß auf die verschiedenen Körperregionen ausüben.

Somatotopie Die Tatsache, daß sich bestimmte Teile des Körpers auf anderen Teilen projizieren oder abbilden, nennt man Somatotopie. Auch an den Füßen bildet sich der Körper einmal ab, was sich die Fußreflexzonenmassage zunutze macht.

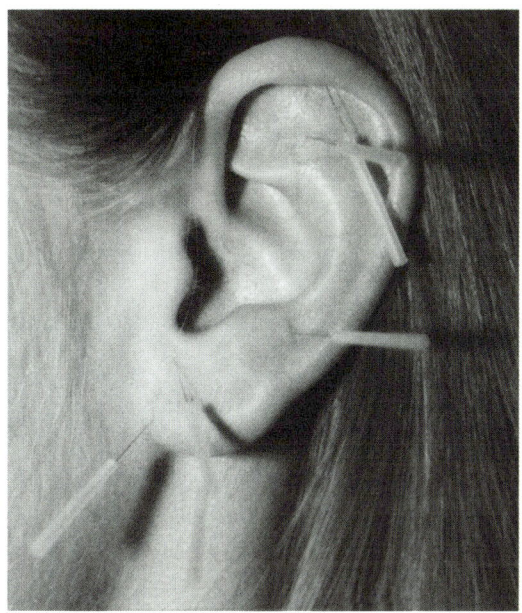

Ohrakupunktur bei einem
13jährigen Mädchen

Wirkung   Die Wirkung der Ohrakupunktur erklärt man sich ähnlich wie die der Akupunktur durch die Ausschüttung verschiedener Transmittersubstanzen sowie durch direkte Verbindungen von der Ohrmuschel zu Strukturen des Zentralnervensystems (ZNS). Die Hauptwirkungen der Ohrakupunktur, wie auch der Akupunktur sind

- Schmerzbehandlung
- Suchtbehandlung
- Behandlung von Allergien
- muskelentspannende Wirkung
- immunstimulierende Wirkung

Bei fachgerechter Behandlung ist die Ohrakupunktur nebenwirkungsfrei und bei sehr vielen Erkrankungen als Therapiemethode einsetzbar. Bei Kindern wird man auf die Laserohrakupunktur ausweichen, um so die Verwendung von Nadeln zu umgehen.

Laserakupunktur

Bei der Laserakupunktur macht man sich das System der Meridiane und Akupunkturpunkte wie bei der Akupunktur zunutze. Statt der Behandlung der Akupunkturpunkte mittels Nadeln oder Wärme werden aller-

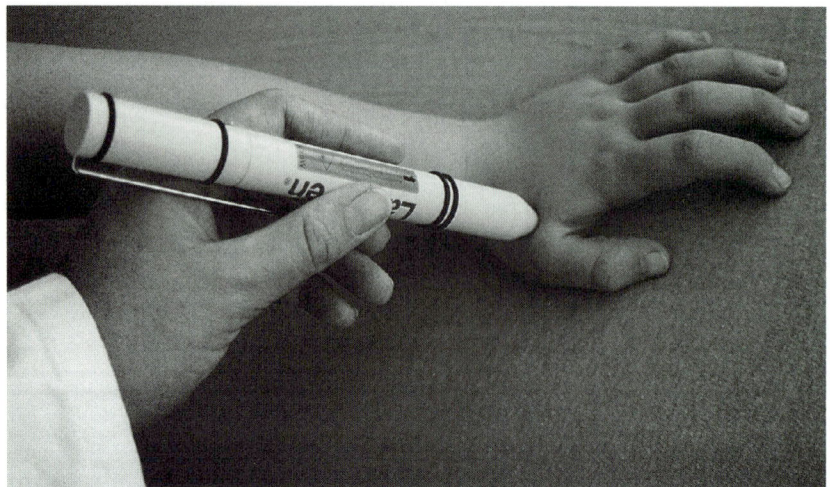

Laserakupunktur bei einem 4jährigen Kind

dings Laserstrahlen eingesetzt. Das Wort Laser ist eine Abkürzung des englischen »Light Amplification by Stimulated Emission of Radiation« (»Lichtverstärkung durch stimulierte Aussendung von Strahlung«).

Softlaser   Das Laserlicht ist Licht nur einer Wellenlänge und weist einen sehr hohen Ordnungsgrad auf. Es ist bei richtiger Anwendung und Beachtung der Sicherheitsvorschriften nebenwirkungsfrei. In der Laserakupunktur werden nur sogenannte Softlaser, das sind Laser mit sehr schwacher Strahlung, angewendet. Die Anwendung ist völlig schmerzfrei und somit besonders gut für Kinder geeignet.

Das gesamte Spektrum der Akupunkturbehandlungsmöglichkeiten kann so auch für Kinder genutzt werden.

Akupressur

Die Akupressur ist eine Methode, die sehr gut zur Selbstbehandlung geeignet ist, da hier lediglich ein Druck auf bestimmte Akupunkturpunkte ausgeübt wird. Sie macht sich das System der Meridiane und Akupunkturpunkte zunutze. Da es davon allerdings sehr viele gibt, ist die richtige Anwendung nicht ganz einfach. Bei Fragen kann Ihnen ein ganzheitsmedizinischer Arzt weiterhelfen.

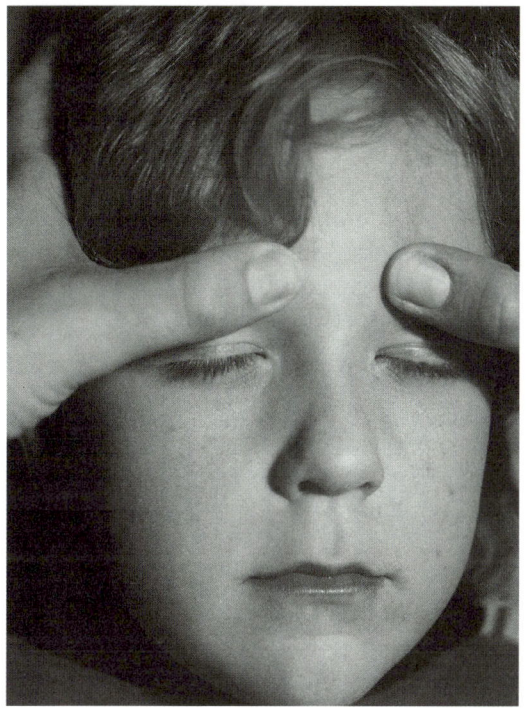

Akupressur des Punktes
Blase 2 bei 5jährigem Kind

Einige der ganz wichtigen Akupunkturpunkte, die Sie mittels Akupressur behandeln können, haben wir Ihnen mit genauer Beschreibung der Lage in diesem Buch vorgestellt.

So akupressieren Sie richtig

Akupressiert wird entweder mit dem Daumen oder mit dem Zeigefinger. Wenden Sie grundsätzlich folgenden Druck an:

- bei Säuglingen und Kleinkindern etwa 4 kg
- bei Schulkindern etwa 8 kg

Um die Stärke des Drucks »festzulegen«, nehmen Sie eine Personenwaage in den »Zangengriff« (Daumen oben, Finger unten oder umgekehrt) und drücken sie zusammen, bis Sie den gewünschten Druck auf der Skala der Waage ablesen können. Versuchen Sie, ein Gefühl für die aufgewendete Kraft zu bekommen, so daß Sie diese wiederholt und richtig zur Behandlung der Akupunkturpunkte einsetzen können. Beachten Sie dabei die Grundregeln der Akupressur:

1. Die Akupressur zunächst sanft beginnen, den Druck dann steigern, 30 Sek. akupressieren, danach 30 Sek. Pause, dann wiederholen.
2. Es sollen keine Schmerzen entstehen, manche Akupressurpunkte sind sehr empfindlich, dann nur sanft akupressieren.
3. Ihr Kind sollte sich beim Akupressieren immer wohl fühlen, also ausreichend Kraft anwenden, aber nicht übertreiben. Bei kleineren Kindern vorsichtig, bei größeren Kindern etwas kräftiger.
4. Akupressur mehrmals täglich wiederholen.
5. Üben Sie ruhig etwas mit Ihrem Kind, so ist es nicht erschreckt, wenn Sie im Krankheitsfall akupressieren wollen. Denken Sie bitte daran, daß es die meisten Akupressurpunkte zweimal gibt, nämlich auf jeder Körperseite einmal. Beide müssen massiert werden.

Anthroposophische Medizin

Die Anthroposophische Medizin geht zurück auf Rudolf Steiner (1861–1925). Er entwickelte die Anthroposophische Geisteswissenschaft, die die Wissenschaft von Seele und Geist des Menschen sein soll und ein ganzes Weltbild miteinschließt. »Anthroposophie« kommt aus dem Griechischen und heißt »Menschenweisheit«.

Wesensglieder Steiner erkannte in seiner Anthroposophie vier »Wesensglieder« im Menschen, mit denen er alle Gesetzmäßigkeiten und Zusammenhänge des Lebens beschrieb. Diese 4 Wesensglieder sind der »physische Leib« als sichtbarer Körper, der »Ätherleib«, als Summe der Lebenskräfte, der »Astralleib«, als Summe der Seelentätigkeit und die »Ich-Organisation« als Summe der geistigen Tätigkeit. Rudolf Steiner war selbst kein Arzt, und seine Medizin ist nur ein Teilgebiet der Anthroposophie, die sich auch auf viele andere Lebensbereiche erstreckt. Er setzte seine geisteswissenschaftlichen Erkenntnisse künstlerisch um und entwickelte die Eurythmie sowie eine Sprachgestaltung und eine Bühnenkunst. Er schrieb u. a. vier Schicksalsdramen und hielt verschiedene Vorträge vor Physikern, Chemikern, Ärzten und auch Lehrern. Der pädagogische Zweig ist durch die Waldorfschulen bekannt.

Ideologie Steiner sah, daß in der körperorientierten Schulmedizin Erweiterungsbedarf besteht, was auch Anliegen der Ganzheitsmedizin ist.

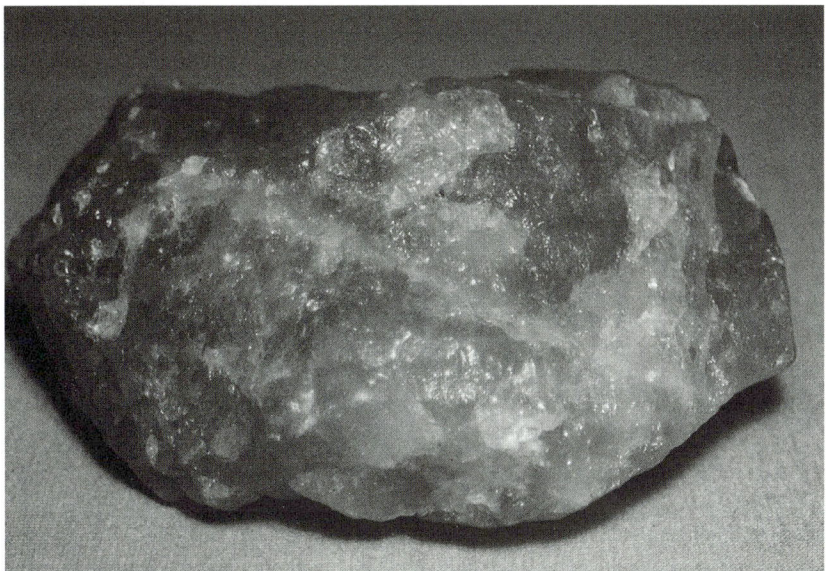

Rosenquarz

Allerdings geht die Ganzheitsmedizin von einem dreigliedrigen Menschenbild aus Körper, Seele und Geist aus. Der Erweiterungsgedanke ist also ähnlich, aber in der näheren Betrachtung geht es in der Anthroposophie um ein abgeschlossenes Weltbild und um eine Ideologie mit eigener Religionsgemeinschaft. Das verletzt den wichtigen Grundsatz der Wertfreiheit in der Ganzheitsmedizin. Medizin muß auch unabhängig von Glauben und Überzeugung funktionieren, und sie muß lehr- und lernbar sein.

Bewährte Methoden   Trotzdem gibt es in der Anthroposophie einige Methoden, die auch in der Ganzheitsmedizin Anwendung finden. Eine der bekanntesten ist die Misteltherapie, aber auch die Verwendung verschiedener Komplexmittel. Eine Sonderform ist die Therapie mit »vegetabilisierten« Metallen. Ähnlichkeiten bestehen wieder in der Vorstellung, daß auch künstlerische Therapien, wie Malen, Modellieren, Musik- und Sprachtherapie, mit in eine Ganzheitsmedizin einbezogen werden müssen.

Die beiden wichtigsten Hersteller von anthroposophischen Medikamenten sind die Weleda AG in Schwäbisch Gmünd und die Firma Wala aus Eckwälden.

Autogenes Training

Das Autogene Training ist eine Entspannungsmethode, die um 1920 vom Nervenarzt Prof. H. J. Schultz begründet worden ist. Dieser hatte sich lange Zeit mit Hypnose beschäftigt und das Autogene Training aus dieser schließlich abgeleitet.

Während man bei der Hypnose einen Arzt braucht, der hypnotisiert, kann das Autogene Training jeder erlernen und hat somit eine Methode zur konzentrativen Selbstentspannung an der Hand.

Grundübungen Das Autogene Training besteht in der Grundstufe aus den sechs Grundübungen, die erlernt und geübt werden müssen. Die sechs Grundübungen sind:

1. Schwereübung
2. Wärmeübung
3. Herzübung
4. Atmungsübung
5. Übung für den Bauchraum
6. Kopfübung

Mit diesen sechs Übungen ist es möglich, sich systematisch selbst zu entspannen. Auch Kinder können diese Methode, wenn sie in einer kindgerechten Form abgewandelt worden ist, sehr gut erlernen. Wir haben eigene Erfahrungen mit 6- bis 8jährigen Kindergruppen machen können, die sehr von den Übungen profitieren konnten. Von anderen Entspannungsverfahren, wie z.B. dem Yoga, unterscheidet sich das Autogene Training durch seine Wertfreiheit. Es ist sozusagen ein Werkzeug, das man erlernt und dann benutzt, ohne einer bestimmten weltanschaulichen Überzeugung anzugehören.

Wirkungen Die wichtigsten Wirkungen des Autogenen Trainings sind:

• Entspannung
• Abbau von Nervosität
• Leistungssteigerung
• Zunahme der Konzentrationsfähigkeit
• Steigerung der körperlichen Abwehrkräfte

Das Autogene Training ist wissenschaftlich recht gut untersucht, und es bestehen genaue Vorstellungen über die Wirkungsweise. Es ist fester Be-

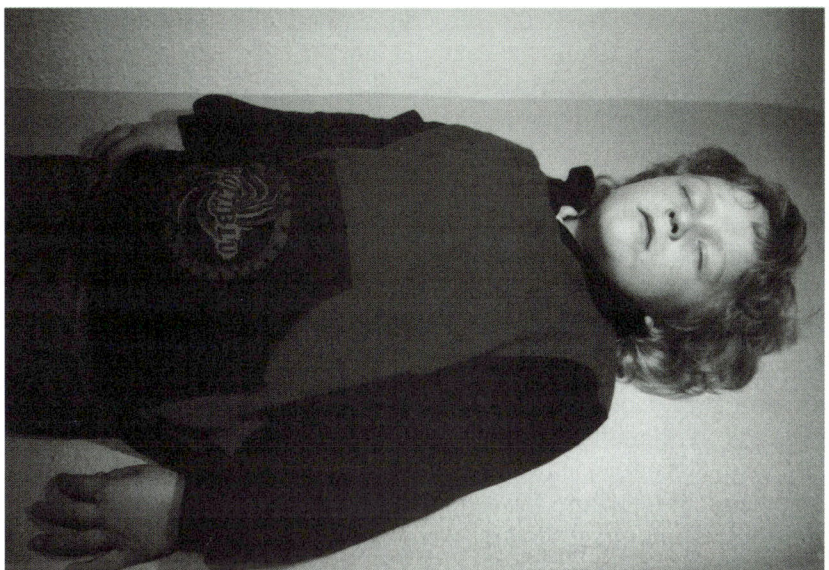

5jähriges Kind übt Autogenes Training

standteil der Ganzheitsmedizin, aber auch in der Schulmedizin eine anerkannte Methode, die von vielen Ärzten empfohlen wird.

Kurse Wenn Sie Ihrem Kind das Erlernen des Autogenen Trainings ermöglichen möchten, achten Sie bei der Auswahl des Kurses unbedingt darauf, daß er unter ärztlicher Leitung steht. Es werden auch Kurse angeboten, in denen Eltern und Kinder das Autogene Training gemeinsam erlernen können. Erkundigen Sie sich nach diesen Möglichkeiten in Ihrer Umgebung.

Bachblüten-Therapie

Die Bachblüten-Therapie wurde vom englischen Arzt Edward Bach (1886–1936) begründet. Dr. Bach beschäftigte sich zunächst mit Homöopathie, danach aber mit psychoanalytischen Verfahren, woraus schließlich seine Bachblüten-Therapie entstand. Er geht davon aus, daß es 38 verschiedene negative Seelenzustände gibt, denen er 38 verschiedene Blüten zugeordnet hat.

Harmonie für die Seele Da jede Erkrankung neben dem körperlichen Aspekt auch eine seelische Komponente hat, soll die Seele durch die Bachblütenmittel harmonisiert werden, um dadurch einen positiven Effekt auf die Gesamtsituation auszuüben. Man weiß aus der Psychosomatik, daß eine Verbesserung der Lage auf seelischem Gebiet auch eine Besserung körperlicher Symptome nach sich zieht. Diesen Mechanismus macht sich die Bachblüten-Therapie zunutze, allerdings ist bislang wissenschaftlich noch nicht geklärt, wie der Wirkungsmechanismus zu erklären ist.

Wir wenden Bachblütenmittel seit 6 Jahren an und waren überrascht, wie gut die Wirkung, insbesondere bei Kindern, ist. Bachblüten sind grundsätzlich nebenwirkungsfrei, Gefahren gibt es lediglich da, wo eine Methode als Alleintherapie angewendet wird und möglicherweise wichtige andere Behandlungen versäumt werden. Richtig angewendet kann die Methode allerdings zum Teil erstaunliche Ergebnisse produzieren. Die seriöse Einbettung einer Methode in den medizinischen Gesamtrahmen ist Aufgabe und Ziel der Ganzheitsmedizin. Angewendet werden sollte die Bachblüten-Therapie immer da, wo seelische Probleme im Vordergrund stehen oder an einer Krankheit mitbeteiligt sind.

Einnahme der Bachblüten-Mittel

Da die Bachblüten aus England kommen, haben die 38 verschiedenen Bachblüten auch englische Namen. Wenn Sie also auf Bezeichnungen wie »Agrimony«, »Holly« oder »Rock Rose« stoßen, handelt es sich um einzelne Bachblütenmittel. Diese werden dann einer bestimmten Lebenssituation zugeordnet.

Angenommen, Ihr Kind leidet unter Asthma und hat Erstickungsanfälle, in denen akute Angstzustände auftreten, wäre das Bachblütenmittel Rock Rose das Mittel, das die Angst Ihres Kindes lindern kann und dadurch auf körperlicher Ebene auch in der Lage ist, einen Asthmaanfall zu lindern.

Individuelle Mischung Meistens kommen für eine Lebenssituation mehrere Bachblüten in Frage, so daß Sie insgesamt bis zu 5 oder 6 Bachblüten aus »Konzentratflaschen« auswählen können. In der Apotheke werden Ihnen diese ausgewählten Mittel dann zu einer persönlichen Bachblütenmischung in der »Einnahmeflasche« zusammengestellt, so daß Sie ein Fläschchen erhalten, das die seelische Komponente einer Krankheit in ei-

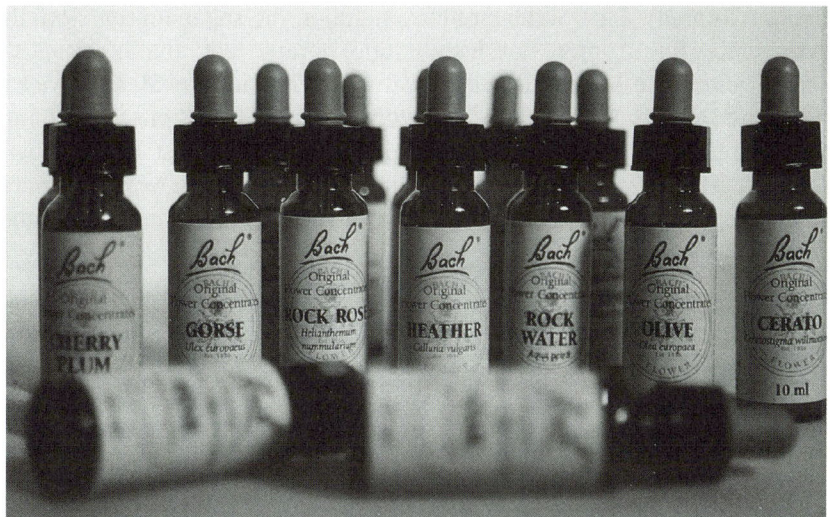

Bachblütenmittel

ner bestimmten Situation bessern kann. Je besser die einzelnen Bestandteile ausgesucht sind, desto besser ist natürlich auch die Wirkung. Falsch
ausgesuchte Bachblüten wirken gar nicht.

Bachblüten richtig einnehmen

Von der fertigen Bachblütenmischung aus der Einnahmeflasche geben Sie
Ihrem Kind täglich – jeweils unter die Zunge

- 3mal 3 Tropfen für Säuglinge
- 3mal 5 Tropfen für Kleinkinder
- 3mal 10 Tropfen für Schulkinder

Bewährt hat sich, die Tropfen, da diese Alkohol enthalten, gerade bei
Kleinkindern auf ein Stück Würfelzucker zu geben. Die Tropfen immer et-
was im Mund behalten, dann erst schlucken und immer 15 Minuten vor den
Mahlzeiten einnehmen, damit diese in Ruhe wirken können.

In akuten Fällen können Sie die Dosis auf bis zu 5mal täglich steigern. In
ganz akuten Fällen hat sich auch hier die Wasserglas-Methode (siehe Seite 38) bewährt.

Rescue-Tropfen Eine Sonderstellung nehmen die sogenannten Notfall- oder Erste-Hilfe-Tropfen der Bachblüten-Therapie ein: die *»Rescue«(Rettungs)-Tropfen*. Sie haben sich da bewährt, wo das innere Gleichgewicht akut und sehr gestört wird. Also z.B. vor und nach Operationen, vor Blutentnahmen oder Spritzen bei kleinen Kindern, die Angst haben, aber auch nach Verletzungen, Insektenstichen, Verbrennungen, vor Klassenarbeiten usw. »Rescue« gehört somit in jede Hausapotheke und sollte immer griffbereit sein.

Fußreflexzonenmassage

Somatotopie Die Fußreflexzonentherapie basiert, genauso wie die Ohrakupunktur, auf der Vorstellung, daß sich alle Organe und Körperteile in diesem Fall auf den Fußsohlen abbilden. Man nennt diese Tatsache Somatotopie, so wie das unter der Überschrift Ohrakupunktur schon beschrieben worden ist. Durch das Massieren der verschiedenen Punkte an der Fußsohle wird jeweils ein positiver Effekt an dem entsprechendem

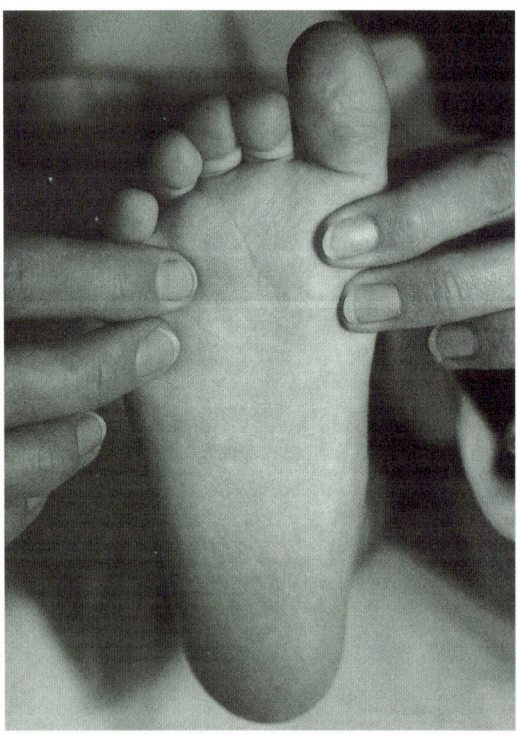

Fußreflexzonenmassage an einem Kinderfuß

Organ hervorgerufen. Umgekehrt ist es möglich, genau wie in der Ohr-akupunktur, aus sehr schmerzhaften Punkten Rückschlüsse auf erkrank-te Organe zu ziehen. Die Fußreflexzonenmassage ist eine sehr sinnvolle Methode, allerdings ist sie von der Wirkungsintensität her der Akupunk-tur und auch der Ohrakupunktur unterzuordnen.

Homöopathie

Die Homöopathie geht auf den Arzt Dr. Samuel Hahnemann (1755–1843) zurück. Er formulierte den Leitsatz der Homöopathie

»Similia similibus curentur« (»Ähnliches möge durch Ähnliches geheilt werden«)

Hahnemanns Selbstversuch   Er hatte beobachtet, daß Chinarinde, die damals zur Behandlung der Malaria eingesetzt wurde, beim Gesunden bestimmte malariaähnliche Symptome hervorruft. Wenn man die Chinarinde aber in Alkohol auflöst und danach sehr hoch verdünnt und verschüttelt, lassen sich nach Hahnemann genau diese Symptome hei-len. Daraus entstand die Homöopathie; »Homoion« (griechisch) bedeutet »ähnlich« und »Pathos« (griechisch) bedeutet »Leiden«.

Arzneimittelbilder   Hahnemann und seine Schüler untersuchten syste-matisch die verschiedensten Substanzen aus dem Tier-, Pflanzen- und Mi-neralreich, indem sie sie selbst einnahmen. Sie beobachteten bei sich die Symptome, die die Substanz hervorruft. Die Gesamtheit der Symptome wurde im sogenannten Arzneimittelbild zusammengefaßt. Deshalb fin-den Sie bei den verschiedenen Arzneimitteln so detaillierte Beschreibun-gen. Sie sollten versuchen, das den Symptomen Ihres Kindes ähnlichste Arzneimittel zu wählen. Bei Halsschmerzen kann ein Homöopathikum geeignet sein, dem Sie auch bei der Blasenentzündung wieder begegnen können.

Potenzierung   Auch Ausgangsstoffe wie Arsen (Arsencium album) oder die Tollkirsche (Belladonna) werden zu Homöopathika verarbeitet. Natür-lich würde die Einnahme derartiger unverdünnter Gifte zu Vergiftungen führen. Hahnemann beobachtete aber, daß er mit einer speziellen Zube-reitung zwar die Heilwirkung erhalten konnte, die »Nebenwirkungen« aber verschwanden. Er entwickelte das Potenzieren: Aus dem Ausgangs-material, der sogenannten Urtinktur, wird die erste Dezimalpotenz (D1) durch Verdünnen im Verhältnis 1:10 hergestellt. Es entsteht eine 10 %ige Lösung. Zur zweiten Dezimalpotenz (D2) kommt man durch weitere Verdünnung im Verhältnis 1:10 und erhält eine noch 1 %ige Lösung. Die weiteren Potenzen, D3, D4 usw. werden in gleicher Weise hergestellt. Wichtig ist dabei das sogenannte Verschütteln. Die alleinige Verdünnung ist nicht wirksam.

Ein Beispiel: Belladonna

»Belladonna« heißt »Schöne Frau«. Das Gift der Tollkirsche bewirkt eine Erweiterung der Pupillen. Schönheitsbewußte Damen setzten es früher gezielt ein, um einen besonders tiefen Blick zu erhalten. Daneben führt das Gift aber auch zu Fieber, großem Durst und trockener Haut.

Bei diesen Symptomen wird es dann eingesetzt, allerdings in potenzierter Form, so daß es keinen Schaden anrichtet. Wird für Ihr Kind also beispielsweise das homöopathische Arzneimittel »Belladonna D4« empfohlen, so bedeutet das, daß die Tollkirsche (Belladonna) viermal potenziert worden ist und somit 1:10000fach verdünnt wurde.

Wirkung als Information   Es gibt Potenzierungen bis D200 und höher, so daß Sie sich eine Eins mit 200 Nullen vorstellen müßten und mehr. Andere Homöopathen arbeiten mit Centesimal-(C-)Potenzen, das sind Potenzierungen in Hunderter-Schritten. Chemiker halten den Homöopathen vor, ab bestimmten Verdünnungen sei chemisch kein Molekül der Ausgangssubstanz mehr nachweisbar. Das ist richtig. Allerdings wirkt das Homöopathikum nicht im Sinne der Substitution, es wird also nicht ein Stoff gegeben, der dem Körper fehlt oder der eine gezielte Reaktion bewirken soll, sondern der Organismus erhält eine bestimmte Information. Daher wirkt auch nicht die reine Verdünnung, sondern nur die Verschüttelung, bei der die Information der Ausgangssubstanz dem Trägerstoff (Zucker oder Alkohol) mitgegeben wird. Je höher die Verdünnung, desto tiefgreifender die Wirkung. Höhere Potenzen sollte aber nur der damit erfahrene Arzt einsetzen.

Problematisch ist das Auffinden des richtigen homöopathischen Arzneimittels, da es hier Tausende von verschiedenen Möglichkeiten gibt.

Nebenwirkungen   Nebenwirkungen sind, wenn man von der sogenannten Erstverschlimmerung absieht, nicht gegeben. Die Erstverschlimmerung ist eine vorübergehende Verschlimmerung der Symptome nach

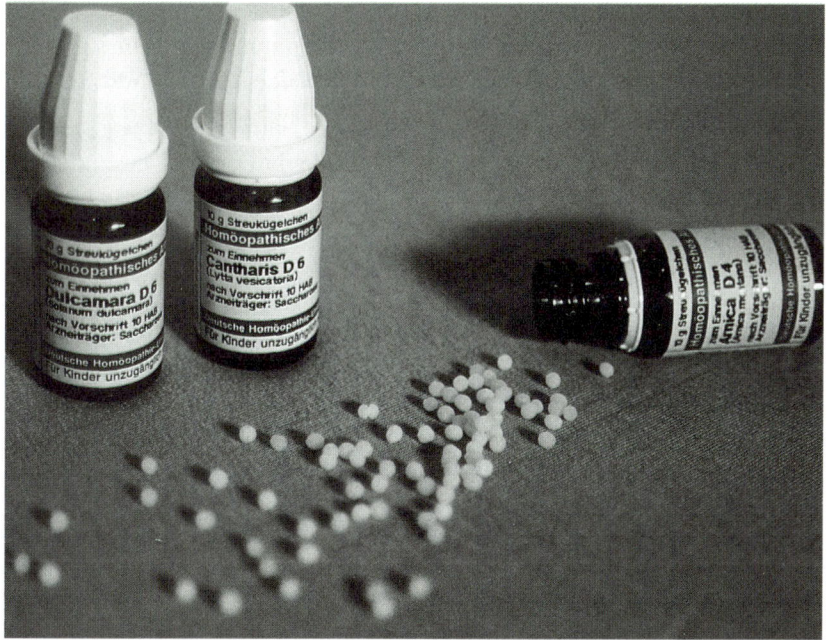

Homöopathische Mittel (Globuli)

erstmaliger Gabe eines homöopathischen Arzneimittels, aber immer als sehr positiv zu beurteilen, da meist nach dem Abklingen der Erstverschlimmerung nach 2–3 Tagen eine deutliche Besserung der Erkrankung eintritt. Anders als bei den Bachblüten, bei denen ein falsch gewähltes Mittel überhaupt nicht wirkt, kann ein falsch gewähltes Homöopathikum beispielsweise Symptome verschleiern oder die Arzneiprüfsymptome hervorrufen. Bei den für die Selbstbehandlung angegebenen Potenzen sind hier allerdings keine nennenswerten Nebenwirkungen zu befürchten.

Die Homöopathie kann bei vielen Erkrankungen sehr hilfreich eingesetzt werden. Die vielen aufgeführten Beispiele sollten Sie zum Ausprobieren anregen. Sollten Sie unsicher sein, ziehen Sie entweder einen ganzheitsmedizinischen Arzt oder einen Arzt mit der Zusatzbezeichnung »Homöopathie« zu Rate.

Einnahme Homöopathische Arzneimittel gibt es als Tropfen, als Tabletten und in einer der Homöopathie eigenen Form, den Kügelchen oder Globuli. Während die Tropfen Alkohol enthalten, bestehen die Tabletten und die Globuli aus Zucker. Wir haben bei den Empfehlungen für die homöopathischen Mittel in diesem Buch Wert darauf gelegt, daß nur Kügelchen oder Tabletten angeführt sind, soweit dies möglich war, um die Gabe von Alkohol zu umgehen.

Bei der Einnahme der homöopatischen Mittel gibt es einige Besonderheiten, die Sie beachten sollten. Von der Dosis entspricht 1 Tablette etwa 10 Tropfen und diese 10 Kügelchen. Geben Sie die Tabletten, Kügelchen oder Tropfen immer deutlich, also mindestens 20 Minuten vor den Mahlzeiten, so daß diese in Ruhe wirken können. Homöopathika werden nicht geschluckt, sondern man gibt sie in den Mund unter die Zunge und wartet, bis sie sich dort aufgelöst haben. Das dauert etwa eine Minute. Bitte nicht zerbeißen, sondern einfach zergehen lassen.

Gegenmittel Es gibt Gegenmittel (Antidota), die die Wirkung eines Homöopathikums aufheben können. Dazu gehören beispielsweise Pfefferminze und Coffein. Ihr Kind sollte das Arzneimittel daher mit deutlichem Abstand zum Zähneputzen im Mund zergehen lassen, wenn es minzehaltige Zahncreme verwendet.

Trinken Sie selbst Kaffee in der Stillzeit, kann Coffein auf das Baby übergehen und so ebenfalls das Homöopathikum unwirksam machen. Halten Sie also einen Abstand zur Stillmahlzeit ein. Größere Kinder sollten auf Colagetränke verzichten.

Die Wasserglas-Methode

Eine Sonderform der homöopathischen Arzneimittelzubereitung ist die sogenannte Wasserglas-Methode. Diese sollten Sie immer anwenden, wenn es um die Behandlung einer sehr akuten Erkrankung geht, die schnell gebessert werden soll.

- Nehmen Sie ein Glas mit kaltem Wasser und geben entweder 1 Tablette, 10 Tropfen oder 10 Kügelchen des ausgewählten homöopathischen Medikamentes hinein.
- Verschlagen Sie die Flüssigkeit, ähnlich wie beim Sahneschlagen, locker aus dem Handgelenk etwa 10–15mal mit einem *Plastiklöffel*. Metall hebt die Wirkung von Homöopathika auf!
- Von der fertigen Zubereitung geben Sie Ihrem Kind bei akuten Beschwerden alle 10 bis 20 Minuten einen kleinen Schluck, bis die Beschwerden besser werden.

Alle homöopathischen Arzneimittel erhalten Sie in der Apotheke, verlangen Sie aber möglichst Mittel der Deutschen Homöopathie Union (DHU) aus Karlsruhe, weil diese sehr zuverlässig und sorgfältig hergestellt sind.

Homotoxikologie

Die Homotoxikologie leitet sich aus der Homöopathie ab. Gründer war der deutsche Arzt Dr. H. H. Reckeweg (1905–1985). Er versuchte, die Schulmedizin und die Homöopathie miteinander zu verbinden und entwarf das System der Homotoxikologie. Wir erwähnen die Homotoxikologie hier nur am Rande, weil wir sie in der Wichtigkeit der Homöopathie und Akupunktur unterordnen.

Komplexpräparate   Der Vorteil der Homotoxikologie ist, daß es verschiedene Komplex- und Kombinationspräparate gibt, die, wie in der Schulmedizin, nach Anwendungsgebieten verordnet werden können. Sie bietet sich als Therapiemethode an, wenn man schnell ein richtiges Mittel sucht. Die meisten homotoxikologischen Medikamente werden von der Firma Heel hergestellt. Nebenwirkungen sind fast auszuschließen. Wissenschaftliche Untersuchungen gibt es allerdings noch nicht so viele, wie z.B. über die Homöopathie oder die Akupunktur. Trotzdem eine empfehlenswerte Methode. Wir greifen immer wieder einmal darauf zurück. Einige Empfehlungen sind in diesem Buch enthalten.

Nosoden

Die Nosodentherapie ist, ähnlich wie die Homotoxikologie, eine untergeordnete Methode in der Ganzheitsmedizin, findet aber doch bei verschiedenen Erkrankungen Anwendung. Nosoden sind nach homöopathischer Verfahrenstechnik hergestellte Zubereitungen aus Organen oder Organteilen, meist von Tieren oder abgetöteten Kulturen von Bakterien oder aus tierischen Körperflüssigkeiten.

Über die Wirkungsweise der Nosodentherapie gibt es noch nicht so viele Untersuchungen, wie bespielsweise über die Homöopathie. Trotzdem ist auch die Nosodentherapie in einigen Bereichen empfehlenswert.

Phytotherapie

Tradition   Die Pflanzenheilkunde oder Phytotherapie stellt einen sehr
wichtigen Zweig der Ganzheitsmedizin dar. Die Behandlung mit Heilpflanzen ist auch aus anderen Kulturkreisen bekannt. In der Traditionellen Chinesischen Medizin (TCM) gibt es eine ausführliche Heilpflanzen-
lehre. In Indien werden Heilpflanzen im Medizinsystem Ayurveda verwendet. In unserem Kulturkreis hat die Anwendung der Heilpflanzen
ebenfalls eine lange Tradition, die beispielsweise von Hildegard von Bin-
gen dokumentiert und später auch von Pfarrer Kneipp weiter propagiert
wurde.

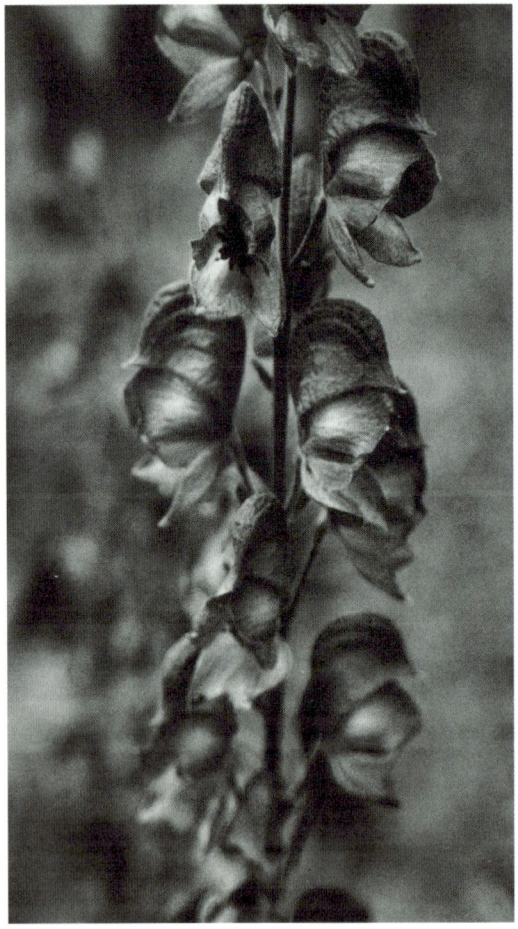

Aconitum (Eisenhut)

Heutige Phytotherapie

Phytotherapie ist definiert als ein Teil der Naturheilkunde, der zur Behandlung von Krankheiten Pflanzenbestandteile (z.B. Blätter, Blüten, Wurzeln) oder die darin enthaltenen Wirkstoffe einsetzt. Durch die Kombination der Wirkstoffe wird oft eine bessere Wirkung erzielt als mit Einzelsubstanzen.

Pflanzliche Arzneimittel sind zwar oft die mildere Alternative, aber nicht unbedingt nebenwirkungsfrei. Es gibt sogar bestimmte Situationen, in denen bestimmte Medikamente nicht angewandt werden dürfen.

Viele stark wirkende Medikamente der Schulmedizin stammen übrigens von Pflanzen ab: Morphin und Opium vom Schlafmohn, Atropin von der Tollkirsche, Digitalispräparate vom Fingerhut. Weitere Beispiele ließen sich anführen.

Wirkung Die Wirkung zahlreicher Arzneipflanzen wurde inzwischen auch wissenschaftlich untersucht. Am ehemaligen Bundesgesundheitsamt wurde eine Kommission gegründet (übrigens auch eine für Homöopathie und Anthroposophie), die die Erkenntnisse systematisch sammelte und auswertete. Bei etlichen Heilpflanzen mit nachgewiesener Wirkung, z.B. bei der Baldrianwurzel, ist dennoch bislang ungekannt, worauf diese Wirkung beruht.

So setzen Sie Heilpflanzen ein

Zur Behandlung werden verwendet:

- wäßrige Auszüge für Tees, Kompressen, als Badezusatz oder zum Inhalieren
- alkoholische Auszüge für Kapseln, Dragees, Tabletten

Wenn Sie selbst Heilpflanzen sammeln wollen, benötigen Sie genaue Kenntnisse darüber, welchen Pflanzenteil sie wann pflücken müssen (z.B. vor/während/nach der Blüte). Sicherer ist es, die entsprechende getrocknete und zerkleinerte Droge in der Apotheke zu besorgen, da bei den dort erhältlichen Heilpflanzen eine bestimmte Qualität garantiert ist.

Bei den wäßrigen Auszügen ist es wichtig, wie heiß das Wasser ist und wie lange der Absud ziehen soll. Sie finden die jeweiligen Angaben bei den einzelnen Heilanzeigen.

Bedenken Sie, daß ein Heilkräutertee in erster Linie ein Medikament ist und kein Getränk. Beschränken Sie die Einnahme daher auf einen sinnvollen Zeitraum.

Interessant ist, daß sich Heilpflanzen nicht nur Menschen zunutze machen, sondern z.B. auch bei wildlebenden Schimpansen oder Schafen beobachtet werden konnte, daß diese bei Durchfall bestimmte Kräuter fraßen oder die Affen auf eine Wunde ein bestimmtes Heilkraut auflegen.

Psychotherapeutische Methoden/Psychotherapie

Psychotherapeutisches Grundverständnis bildet eine Grundlage der Ganzheitsmedizin. Gerade, um den seelischen Bereich mit allen seinen Problemen, Konflikten und Möglichkeiten beurteilen zu können, ist die psychotherapeutische Grundausbildung unerläßlich.

Richtungen Das psychotherapeutische Stoffgebiet besteht nicht aus nur einer Richtung, sondern im Gegenteil, inzwischen fällt es auch Fachleuten schwer, das unüberschaubare Durcheinander von verschiedenen Angeboten und Methoden zu überschauen. Die Weltgesundheitsorganisation (WHO) zählte kürzlich 504 anerkannte psychotherapeutische Richtungen, die nicht anerkannten noch gar nicht mitgerechnet. Im wesentlichen unterscheidet man in der Psychotherapie 4 Ansätze. Dies sind:

1. der tiefenpsychologische Ansatz
2. der verhaltenstherapeutische Ansatz
3. der systemische Ansatz
4. der humanistische Ansatz

Tiefenpsychologie Der tiefenpsychologische Ansatz geht zurück auf die Psychoanalyse von Freud und wurde von verschiedenen Psychotherapeuten, wie beispielsweise C. G. Jung, weiterentwickelt. Im wesentlichen sollen in der Psychoanalyse unbewußte Konflikte aufgedeckt werden und so Probleme auf seelischer Ebene beseitigt werden.

Verhaltenstherapie In der Verhaltenstherapie beruft man sich auf Lernkonzepte und geht davon aus, daß z.B. in der Behandlung von Angst ein Umlernprozeß notwendig ist, um die Angst letztlich zu besiegen.

Systemische Therapie Unter den systemischen Therapien ist besonders die Familientherapie wichtig. Sie geht davon aus, daß zur Bewältigung von Problemen nicht nur der einzelne Mensch, sondern immer die ganze Familie mitbehandelt werden muß.

Humanistischer Ansatz Der humanistische Ansatz verbindet Anteile der zuvor genannten Richtungen und stellt vor allem das Individuum, also den einzelnen Menschen, in den Mittelpunkt seines Interesses.

Die Ganzheitsmedizin folgt im wesentlichen dem humanistischen Ansatz in der Psychotherapie, bezieht aber auch die anderen Therapiemöglichkeiten, wenn dies im Einzelfall sinnvoll ist, mit ein.

Symbioselenkung

Jeder Mensch lebt mit Bakterien und Mikroorganismen in einer Symbiose. Insbesondere die Schleimhäute des Verdauungstraktes sind mit Bakterien und Mikroorganismen besiedelt. Die so entstehende Bakterienflora kann krankmachende Bakterien vernichten und stellt somit einen wichtigen Teil im Abwehrsystem des Menschen dar. Durch die Einnahme eines Antibiotikums oder durch falsche Ernährung kann die natürliche Bakterienflora gestört oder sogar ganz vernichtet werden, so daß dieser wichtige Abwehrmechanismus Ihrem Kind verlorengeht. Die Folge sind u. a. eine gehäufte Infektanfälligkeit.

In der Symbioselenkung (auch Mikrobiologische Therapie genannt) werden die Bakterien, die in eine natürliche Bakterienflora gehören, nach und nach wieder angesiedelt, wodurch eine Stärkung des Abwehrsystems mit positivem Einfluß auf eine Vielzahl von Erkrankungen resultiert.

Diese Therapie besteht aus zwei Komponenten: aus einer Ernährungsumstellung und aus der Gabe von speziellen Bakterienpräparaten.

Ernährungsumstellung

Die Ernährung sollte sich an einer gesunden Vollwerternährung orientieren. Beachten Sie daher, wenigstens für die Dauer der Symbioselenkung, folgende Ernährungsratschläge.

- Ernährung hat den Sinn, den Körper mit den zum Leben notwendigen Nährstoffen zu versorgen. Achten Sie deshalb auf eine angemessene Kalorienzufuhr und vermeiden Sie jede Überernährung.
- Vermeiden Sie »leere Kalorien«, also Produkte, die keine für den Körper brauchbaren Nährstoffe darstellen. Dies sind alle denaturierten Zucker-, Stärke- oder Weißmehlprodukte und Süßigkeiten.

- Wählen Sie alle Nahrungsmittel nach biologischer Wertigkeit aus. Beispielsweise ist Vorzugs- oder Frischmilch mit natürlichem Fettgehalt viel wertvoller als H-Milch mit reduziertem Fettgehalt. Süßen Sie, statt mit weißem Zucker, mit braunem Zucker oder Honig. Verzichten Sie auf Auszugsmehl und verwenden statt dessen Vollkornmehl bzw. -produkte (siehe auch Seite 257).
- Vermeiden Sie alle Fleisch- und Wurstwaren von Masttieren sowie alle gehärteten tierischen und pflanzlichen Fette. Durch die Masttierhaltung befinden sich im Fleisch Antibiotika, Hormone, häufig auch Schmerzmittel und andere Chemikalien, die eine natürliche Bakterienflora stören.
- Bevorzugen Sie kaltgepreßte Pflanzenöle, da hier der Anteil der ungesättigten Fettsäuren besonders hoch ist.
- Verwenden Sie vor allem viel Obst und Gemüse, also vegetarische Frischkost, und achten Sie auf ausreichende Versorgung mit fettarmen Eiweißträgern, z.B. in Form von magerem Rindfleisch, Quark, Kefir, Joghurt, Sojaprodukten usw.
- Beschränken Sie die Kochsalzzufuhr. Die meisten Produkte müssen nicht noch zugesalzen werden.
- Bereiten Sie alle Speisen schonend zu, um die Wirkstoffe der Nahrungsmittel zu erhalten. Ein Blumenkohl wird nur kurz (»bißfest«) gedünstet und nicht ½ Stunde gekocht.
- Vermeiden Sie alle geräucherten und überhitzten Nahrungsmittel.
- Als durstlöschende Getränke verwenden Sie bitte Wasser, Mineralwasser oder ungesüßte Früchte- und Kräutertees.

Bei den Ernährungsrichtlinien zur Symbioselenkung handelt es sich nicht um eine Diät, sondern um Empfehlungen für eine gesunde Ernährung.

Bakterienpräparate

Die zur Durchführung der Symbioselenkung notwendigen beiden Präparate erhalten Sie in der Apotheke.

I. Phase Geben Sie Ihrem Kind jeweils 20 Tropfen *Symbioflor I* vor den Mahlzeiten in den Mund und jeweils morgens und abends einen Tropfen in jedes Nasenloch. Verwenden Sie dazu eine Pipette, die es auch in der Apotheke gibt. Die erste Phase dauert 4–6 Wochen und sollte je nach Einzelfall noch modifiziert werden.

II. Phase In der zweiten Phase geben Sie weiterhin *Symbioflor-I-Tropfen* morgens und abends, jeweils 15 Tropfen vor den Mahlzeiten in den Mund und jeweils morgens und abends einen Tropfen weiterhin in jedes Nasenloch.

Zusätzlich geben Sie *Symbioflor-II-Tropfen* 1mal täglich 10 Tropfen zur Mittagsmahlzeit in den Mund. *Symbioflor-II-Tropfen* werden nicht in die Nase gegeben.

Die zweite Phase sollte über mindestens drei Monate durchgeführt werden. Allerdings richtet man sich bei der Dosierung nach der individuellen Verträglichkeit dieser Präparate und nach dem Krankheitsverlauf. Die angegebenen Dosierungsrichtlinien müssen von Fall zu Fall abgewandelt werden. Am besten lassen Sie sich von einem ganzheitsmedizinisch tätigen Arzt beraten, es können auch deutliche Abweichungen notwendig sein.

Wann ist die Symbioselenkung sinnvoll?

Eine Symbioselenkung ist nebenwirkungsarm und in vielen Fällen sehr anzuraten. Dies sind insbesondere

- allergische Erkrankungen (Heuschnupfen, Asthma, Neurodermitis)
- immer wiederkehrende Infektionen, z.B. in Form von Schnupfen, Nasennebenhöhlenentzündung, Bronchitis usw., chronische Harnwegsinfekte, die durch Antibiotika nicht zu bessern sind
- Erkrankungen des Magen-Darm-Traktes

Auch, wenn Ihr Kind ein Antibiotikum einnehmen mußte, ist es anschließend sinnvoll, die dadurch gestörte Darmflora gezielt durch Mikrobiologische Therapie wieder aufzubauen.

Sonstige Methoden

Über die hier aufgeführten Methoden hinaus gibt es noch einige weitere Behandlungsmethoden in der Ganzheitsmedizin. Allerdings sind die hier aufgeführten auch die wichtigsten. Die klinische Hypnose, künstlerische Therapien, die Musiktherapie und andere werden integriert.

Selbstverständlich spielt eine gesunde Ernährung in Form von Vollwertkost und auch eine gesunde Lebensführung eine ganz außerordentliche Rolle bei der Gesundheit eines jeden Menschen. Also sind alle Fragen der gesunden Ernährung und gesunden Lebensführung natürlich auch Thema in der Ganzheitsmedizin und werden bei einer Behandlung berücksichtigt.

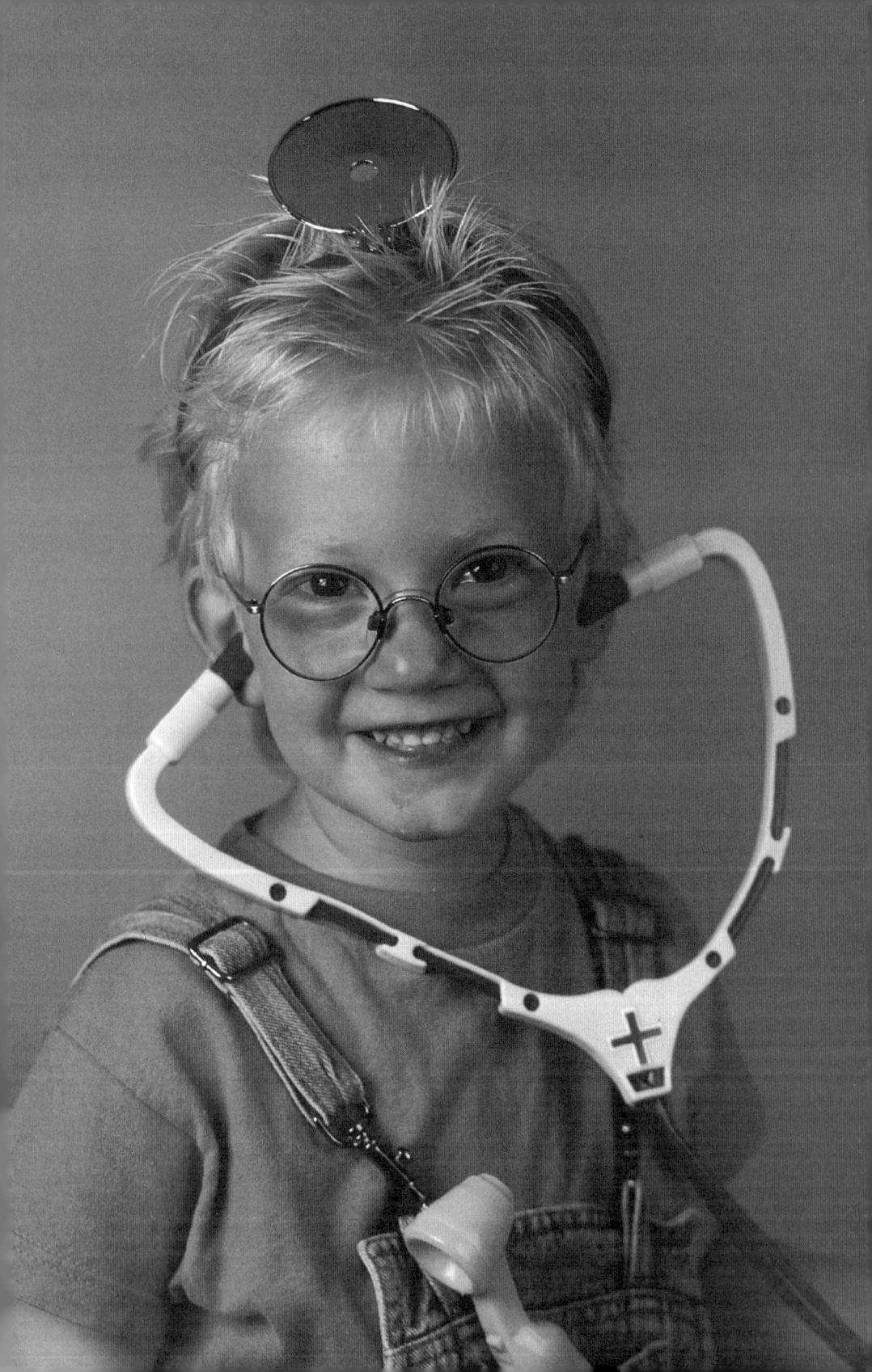

Krankheiten ganzheitsmedizinisch behandeln

Ist Ihr Kind akut erkrankt und suchen Sie die dahinterstehende Krankheit, haben Sie im folgenden Therapieteil die Möglichkeit, über einen Vergleich des oder der Hauptsymptome der Erkrankung (siehe Seite 48) Ihres Kindes mit den dargestellten Symptomen eine eigene Einordnung der Erkrankung vorzunehmen.

Die entsprechenden Seitenverweise leiten Sie zu der möglichen Krankheit. Dort finden Sie ausgesuchte Informationen und Behandlungshinweise aus ganzheitsmedizinischer Sicht, und vor allem auch einen Hinweis darauf, ob eine eigene Behandlung ohne ärztliche Diagnose vorübergehend erfolgen darf.

Die wichtigsten Leitsymptome im Überblick

Symptomfahrplan

Um Ihnen den Umgang mit diesem Buch möglichst übersichtlich und einfach zu machen, haben wir auf den folgenden Seiten – zusätzlich zum Symptomfahrplan auf den Umschlagklappen – die wichtigsten Krankheitssymptome angeführt, so daß Sie durch einen Vergleich mit den Symptomen bei Ihrem Kind schnell zu den gewünschten Informationen und Behandlungsvorschlägen gelangen können.

Fieber

Fiebermessung

Haben Sie das Gefühl, Ihr Kind könnte krank sein, sollte eine der ersten Maßnahmen das Messen der Körpertemperatur sein. Bei Kindern bis zum Schulalter sollten Sie die Temperatur rektal, also im Po messen. Bei älteren Kindern ist das Messen auch in der Achselhöhle möglich. Die so gemessene Temperatur ist allerdings ein Grad Celsius niedriger als die rektal gemessene Temperatur. Die normale rektal gemessene Körpertemperatur liegt zwischen 36 °C und 37,5 °C.

- Temperaturen unter 36 °C gelten als Untertemperatur, Sie sollten einen Arzt fragen, wenn Ihr Kind Temperaturen unter 36 °C hat.
- Rektal gemessene Temperaturen zwischen 37,5 °C und 38,0 °C gelten als erhöhte Temperatur (nicht als Fieber) und müssen beobachtet werden. Wenn Sie sich unsicher über die Ursache sind, holen Sie Rat von Ihrem Arzt.

38,0 °C als Grenze

- Temperaturen über 38,0 °C gelten als Fieber. Temperaturen zwischen 38,0 °C und 39,5 °C bedürfen, wenn sie länger als 24 Stunden anhalten, der Abklärung durch den Arzt.
- Temperaturen über 39,5 °C gelten als hohes Fieber. Sie sollten dies in jedem Fall Ihrem Arzt mitteilen.
- Temperaturen über 41 °C sind lebensbedrohlich. Sie sollten den Notarzt holen.

Husten

Husten ist zunächst ein Symptom und keine Krankheit. Je nachdem, wann, wie oft und wie der Husten auftritt, muß er einer Erkrankung zugeordnet werden, denn nur durch die richtige Diagnose ist auch die richtige ursächliche Behandlung möglich.

Symptome und Beschwerden

Der Husten als Begleitung eines Schnupfens tritt in überwiegend leichter Form auf, weil die Viren, die den Schnupfen verursachen, meist nicht die tieferen Atemwege betreffen (siehe Seite 69).

Schnupfen

Bei Grippe kann es zu stärkeren Hustenanfällen kommen, besonders wenn zusätzlich zu den grippeverursachenden Viren eine bakterielle Infektion der Luftwege hinzutritt (siehe Seite 76).

Grippe

Eine der typischen Hustenerkrankungen ist die Bronchitis, die mit einer Entzündung der Schleimhaut der Atemwege einhergeht. Der Husten beginnt meist sehr rasch und ist trocken, kann bei einer leichteren Bronchitis aber auch feucht und produktiv sein, so daß ständig Sekret abgehustet wird. Ist auch die Luftröhre mitbetroffen, wird der Husten bellend (siehe Seite 79).

Bronchitis

Kann die Entzündung noch weiter vordringen, wird aus einer Bronchitis unter Umständen eine Lungenentzündung. Auch diese geht mit Husten, ähnlich der Bronchitis (siehe Seite 89), sowie mit Fieber einher.

Lungenentzündung

Pseudokrupp geht mit vor allem nachts auftretender Atemnot und trockenen, typisch bellenden Hustenanfällen einher (siehe Seite 87).

Pseudokrupp

Denken Sie auch daran, daß viele Kinderkrankheiten zunächst mit allgemeinen Symptomen, wie Schnupfen und eben auch Husten, einhergehen können. Ist also eine Zuordnung zu einer genannten Erkrankung nicht möglich, kann es sein, daß Ihr Kind eine Kinderkrankheit hat, was sich in den nächsten Tagen allerdings herausstellen wird (siehe ab Seite 162).

Kinderkrankheiten

Keuchhusten

Während der Husten im ersten Stadium des Keuchhustens sehr uncharakteristisch ist, treten im zweiten Stadium typische Hustenanfälle auf, bei denen die Kinder zunächst immer wieder abgehackt hintereinander husten, um danach die Luft mit einem weithin hörbaren juchzenden Geräusch wieder einzuziehen. Danach erfolgt sofort der nächste Hustenanfall, und es kann zu Atemnot kommen (siehe Seite 186).

Fremdkörper

Insbesondere bei kleinen Kindern kann es durch das Einatmen von z.B. kleinen Spielzeugteilen zu plötzlichen Hustenanfällen kommen, um den Fremdkörper so wieder loszuwerden.

Es gibt noch einige andere seltenere Gründe, warum Husten auftreten kann, die hier nicht näher aufgeführt sind.

Ganzheitsmedizinische Behandlung

Diagnose suchen

Zunächst ist es immer wichtig, die richtige Diagnose zu stellen, um dann richtig und ursächlich behandeln zu können. Wir beschreiben im folgenden zunächst die symptomatische Behandlung von Husten. Bitte lesen Sie, sobald sich der Husten einer bestimmten Erkrankung zuordnen läßt, dann unter der jeweiligen Krankheit die weiteren Maßnahmen.

Flüssigkeit

Viel trinken ist die beste Behandlung, um den Schleim zu lösen und eine Verfestigung des Hustens zu verhindern.

Anthroposophie

Ein Mittel, das in keiner Hausapotheke fehlen sollte, ist das *Hustenelixier (Weleda)*. Wenden Sie es immer bei feuchtem Husten an, wenn also Ihr Kind Sekret abhustet. Geben Sie entweder über den Tag verteilt 3–5 Teelöffel, je nach Schwere des Hustens, oder noch besser jeweils 1 Teelöffel in einer Tasse warmen (nicht heißen!) Tees, am besten nach unten angegebenem Rezept für Hustentee.

Sitzt der Husten fest und ist trocken, geben Sie zur Linderung *Spiritus contra tussim-Tropfen (Weleda);* Säuglingen und Kleinkindern 3mal 5 Tropfen, Schulkindern 3mal 10 Tropfen.

Schulmedizin

Von schulmedizinischen Hustenmitteln raten wir ab. Unsinnig ist die Kombination aus hunstenunterdrückenden und schleimlösenden Substanzen, denn der gebildete Schleim muß abgehustet werden. Bei unterdrücktem Hustenreiz kann der gelöste Schleim in die tieferen Atemwege absinken. Vorsicht auch vor Präparaten, die Kodein enthalten, weil hierbei die Möglichkeit einer Suchtentwicklung besteht.

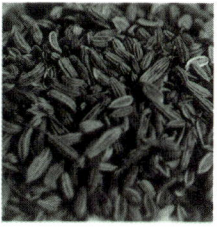

Fenchelsamen, getrocknet

So setzen Sie Heilpflanzen ein

Hustentee

Zur innerlichen Anwendung sollten Sie stets Kräuter zur Herstellung eines Hustentees in Ihrer Hausapotheke vorrätig halten. Sie bekommen Sie in jeder Apotheke. Für den Hustentee brauchen Sie je zu gleichen Anteilen:

Fenchelsamen	30 g
Thymiankraut	30 g
Salbeiblätter	30 g
Huflattichblätter	30 g

Mischen Sie jeweils einen Teelöffel dieser Heilpflanzen und zerkleinern Sie die *Fenchelsamen* mit einem Mörser oder Teelöffel, damit die darin enthaltenen ätherischen Öle wirksam werden können. Übergießen Sie das entstandene Gemisch mit ½ Liter kochendem Wasser, lassen 10 Minuten ziehen und seihen dann ab. Süßen Sie mit etwas Honig, und geben Sie davon Ihrem Kind 3mal täglich eine Tasse, wenn es mag, auch mehr.

Quarkwickel

Besonders bei festsitzendem Husten lassen sich sehr gute Resultate mit einem Quarkwickel erzielen. Zur Zubereitung legen Sie ein dünnes Baumwolltuch (z.B. Baumwollwindel) zur Hälfte auf ein Frotteehandtuch, das Sie so breit gefaltet haben sollten, daß es den Brustkorb Ihres Kindes gerade umschließt. Die andere Hälfte des Baumwolltuches hängt herunter. Auf das Baumwolltuch streichen Sie ca. 1 cm dick Quark, der Zimmertemperatur angenommen haben muß. Die ausgestrichene Fläche sollte ungefähr der Fläche der Brust Ihres Kindes, die Sie mit dem Quarkwickel bedecken möchten, entsprechen. Nach dem Ausstreichen schlagen Sie die herabhängende Seite des Baumwolltuches über den

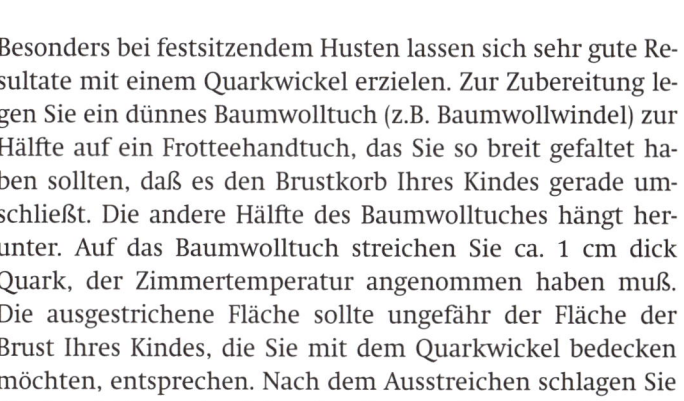

20–30 Minuten

Quark, so daß dieser durch das Baumwolltuch eingeschlossen ist. Das Frotteehandtuch mit dem Quarkwickel wickeln Sie nun um den Bruskorb Ihres Kindes, so daß der Quark über der Brust liegt. Der Quarkwickel sollte höchstens für 20–30 Minuten belassen und dann entfernt werden. Bitte Ihr Kind sofort danach warm anziehen oder gut zudecken. Bei festsitzendem Husten sollte der Quarkwickel 2–3mal täglich angewendet werden. Sie können dabei als Auflagefläche zwischen Brust und Rücken wechseln.

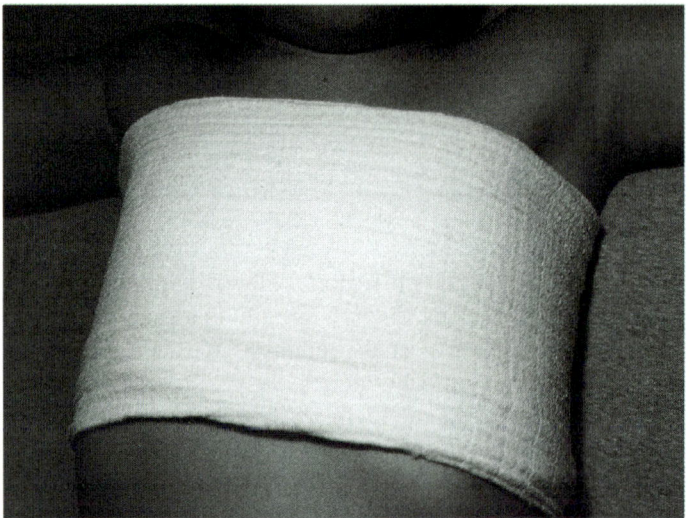

Brustwickel

Homöopathie

Husten läßt sich auch ausgezeichnet homöopathisch behandeln. Vor der Behandlung muß allerdings eine genaue Diagnose gestellt werden, auch wenn Sie das Homöopathikum nach den Symptomen, nicht nach der Diagnose auswählen! Geben Sie nach der Wasserglas-Methode (siehe Seite 38):

• Bei trockenem Husten, der stürmisch beginnt und durch Unterkühlung zustande gekommen ist: *Aconitum D12-Globuli (DHU)*.
• Bei trockenem, krampfartigem Husten, auffallend hochrotem Gesicht und großen Pupillen: *Belladonna D12-Globuli (DHU)*.

- Wenn der Husten mit stechenden Brustschmerzen verbunden ist, die Schmerzen durch Bewegung verschlimmert werden und Ihr Kind über großen Durst klagt: *Bryonia D6-Globuli (DHU)*.
- Wenn Ihr Kind ununterbrochen hustet und der Husten eher krampfartigen Charakter hat: *Corallium rubrum D6-Globuli (DHU)*. Mit diesem Mittel lassen sich auch bei Keuchhusten sehr gute Resultate erzielen.
- Bei ständig auftretendem, trockenem Husten, von dem Ihr Kind sehr erschöpft ist und der durch kalte Luft sofort verschlechtert wird: *Rumex crispus D6-Globuli (DHU)*.
- Wenn der Husten morgens locker und mit Auswurf einhergeht, abends aber eher festsitzt: *Pulsatilla D6-Globuli (DHU)*.

Zusätzlich empfehlen sich zwei Akupressurpunkte.

Akupressur

> **Akupressur zur Selbstbehandlung**
>
> Allgemeine Anleitungen zur Akupressur finden Sie auf Seite 27. Massieren Sie zur Hustenunterdrückung vorsichtig folgende Punkte (siehe Seite 54), die bei Husten meist sehr empfindlich sind:
>
> **KG 17** Genau in der Mitte des Brustbeins.
> **KG 21** Genau am oberen Ende des Brustbeins.

Heiserkeit

Das Symptom Heiserkeit tritt auf, wenn Kehlkopf und Luftröhre bei einer Erkrankung beteiligt sind, meist im Rahmen einer Infektion der oberen Atemwege wie Schnupfen, Nasennebenhöhlenentzündung, Bronchitis, Mandelentzündung oder Grippe. Diese Infektionen sind meistens durch Viren bedingt, können aber auch von Bakterien ausgelöst sein. Einige der typischen Kinderkrankheiten, insbesondere die Diphtherie, aber auch die Masern können mit einer Kehlkopfentzündung und somit mit Heiserkeit einhergehen. Auch eine Allergie und – bei Kindern ehe selten – eine Überanstrengung der Stimmbänder sind als Ursache denkbar.

 Vor Behandlungsbeginn sollte die Diagnose durch den Arzt erfolgen.

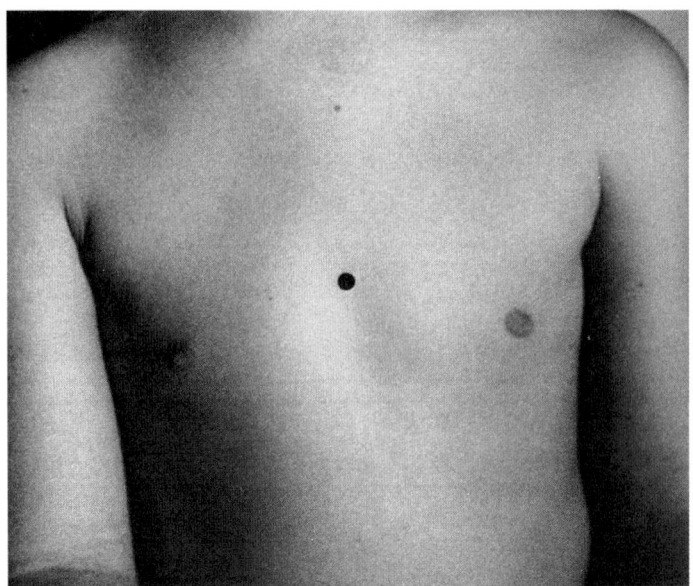

Akupunkturpunkt Konzeptionsgefäß 17/KG 17

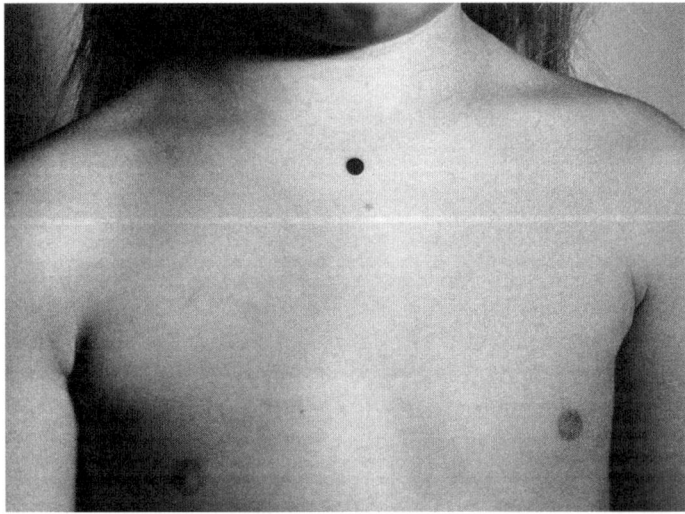

Akupunkturpunkt Konzeptionsgefäß 21/KG 21

Ganzheitsmedizinische Behandlung

Die Behandlung der Grundkrankheit, also Schnupfen, Nasennebenhöhlenentzündung, Bronchitis usw., steht an erster Stelle. Bitte lesen Sie in den entsprechenden Kapiteln nach.

Sollte bei einer Erkrankung die Heiserkeit im Vordergrund stehen und wollen Sie diese symptomatisch mitbehandeln, geben Sie Ihrem Kind *Pyrit/Zinnober-Tabletten (Weleda)*. Ihr Kind läßt 2–3mal täglich 1 Tablette ¼ Stunde vor dem Essen im Munde zergehen.

Anthroposophie

Sollte es darauf ankommen, eine Kehlkopfentzündung mit Heiserkeit möglichst schnell zu beseitigen, so ist dies ausgezeichnet mit Akupunktur möglich. Meistens ist die Heiserkeit schon nach der ersten Akupunktur deutlich gebessert oder sogar ganz verschwunden. Sprechen Sie dazu bitte mit einem erfahrenen Akupunkturarzt.

Akupunktur

Durchfall (Diarrhö)

Als Durchfall wird das häufige Entleeren dünner Stühle, in der Regel häufiger als fünfmal pro Tag, bezeichnet. Dem Symptom Durchfall können viele Ursachen zugrunde liegen. Um die richtige Behandlung einleiten zu konnen, muß die Durchfallursache gefunden werden. Diese kann eine Infektion, ein Ernährungsfehler, eine Vergiftung oder eine seltenere organische Krankheit sein.

Infektionen werden durch Viren ausgelöst (was häufiger im Winter der Fall ist) oder durch Bakterien verursacht (öfter im Sommer), z.B. durch den Verzehr verdorbener Nahrungsmittel. Hier sind besonders die Salmonellen und Shigellen gefürchtet.

Auslöser

»Einfache« Ernährungsfehler, beispielsweise wenn Ihr Kind beim Kindergeburtstag zu viel und durcheinander gegessen hat, können zu Durchfall und Erbrechen führen, außerdem kommen Lebensmittelvergiftungen oder andere Vergiftungen als Ursache in Betracht. Auf organische Ursachen des

Durchfalls gehen wir hier nicht ein, befragen Sie dazu Ihren Arzt.

Beschwerden und Symptome

❶
Ein Medikament, das den Darm ruhigstellt, ist nicht sinnvoll.

Durchfälle gehen meistens mit krampfartigen Schmerzen einher, häufig treten auch Erbrechen und Fieber hinzu. Der Stuhlgang ist schmerzhaft, der After durch die scharfen Stühle entzündet. Der Stuhl ist wäßrig und übelriechend, bei vielen Erkrankungen auch ansteckend. Blut gehört nicht in den Stuhl, sollten Sie welches finden, müssen Sie sofort den Arzt aufsuchen. Durchfall ist zwar lästig und oft sogar gefährlich, der Körper versucht aber auf diese Art, Bakterien und Giftstoffe möglichst schnell wieder loszuwerden.

Ganzheitsmedizinische Behandlung

Gefahr durch Elektrolytverlust

Größte Gefahr bei Durchfall ist der Verlust von Flüssigkeit und Elektrolyten. Elektrolyte sind Salze, die jede einzelne Zelle des Menschen braucht, um leben zu können. Besonders Säuglinge und Kleinkinder sind davon schnell bedroht. Wichtigste Maßnahme ist also das Ersetzen von Flüssigkeit und Salzen. Dazu legen Sie zunächst einen Teetag ein.

Teetag und Kostaufbau

Geben Sie dünnen schwarzen Tee oder noch besser *Kamillentee.* Übergießen Sie dazu 1 Teelöffel *Kamillenblüten* mit ¼ Liter kochendem Wasser, lassen 6 Minuten ziehen und seihen dann ab. Geben Sie dem lauwarmen Tee eine Prise Salz und eine Prise Zucker zu und verabreichen Ihrem Kind zunächst alle 10 Minuten einen Teelöffel, später, bei guter Verträglichkeit der ersten Löffel, schluckweise, und dann tassenweise. Babys füttern Sie die Lösung mit dem Fläschchen.

- Nach spätestens zwei Tagen sollte der Durchfall nachlassen. Beginnen Sie dann mit langsamem Kostaufbau.

Säuglinge
- Säuglinge erhalten zunächst
  – Reisschleim (25 g Reis in 250 ml Wasser mit etwas Salz weichkochen und durch ein Sieb streichen)

- Gerstenschleim (25 g Gerstenschleim auf ½ Liter Wasser mit etwas Salz kochen und dann durch ein Sieb streichen)
- oder geriebenen Apfel
- später auch zerdrückte gedämpfte Karotten oder Kartoffelbrei

- Größere Kinder erhalten

  Größere Kinder

  - zunächst Zwieback oder auch Salzstangen, was sehr beliebt ist, oder Toastbrot (ausnahmsweise kein Vollkorntoast, sondern Weißbrot, um den Verdauungstrakt zu schonen). Ihr Kind sollte es gut kauen und einspeicheln, um dem Darm die Arbeit zu erleichtern.
  - Am nächsten Tag geben Sie dann Karotten, Kartoffeln, Reis, Äpfel oder Bananen. Alles sollte gut gekaut werden und vorher zerkleinert oder am besten püriert.
  - Nach diesen zwei Tagen Schonkost können Sie langsam auch wieder Fett, z.B. in Form von Butter auf Toastbrot zubereiten. Fritiertes und Gebratenes sowie Süßigkeiten können dann zum Abschluß des Kostaufbaus nach weiteren 3–4 Tagen wieder gegessen werden.
  - Zu trinken geben Sie weiter Kamillentee, weil er gleichzeitig entzündungslindernd wirkt, oder *dünnen schwarzen Tee* (1 EL auf 1 Liter kochendes Wasser, 5–6 Minuten ziehen lassen, abseihen), oder *Brombeertee* (1 EL auf ¼ Liter kochendes Wasser, 15 Minuten ziehen lassen, abseihen), weil die Gerbstoffe zusammenziehend auf die Schleimhäute wirken. Fencheltee ist ebenfalls geeignet. Bitte keine Milch, Fruchtsäfte oder Limonaden.

Da Durchfall meist mit erheblichem Krankheitsgefühl, oft **Bettruhe** auch mit Fieber einhergeht, legen Sie Ihr Kind ins Bett. Es fühlt sich dort am wohlsten. Die meisten Kinder legen sich sogar freiwillig hin.

Geben Sie *Birkenkohle compositum-Kapseln (Weleda),* die die Gift- **Anthroposophie** stoffe bindet und dadurch Krankheitssymptome lindert:

- kleine Kinder 2–3 Kapseln täglich
- Schulkinder bis 2mal 5 Kapseln

Homöopathie

Zur homöopathischen Behandlung geben Sie entsprechend den Symptomen Ihres Kindes nach der Wasserglas-Methode (siehe Seite 38):

- Bei Erbrechen, Kopfschmerzen und raschem Austrocknen (dann auch unbedingt sofort zum Arzt!): *Arsenicum album D12-Globuli (DHU)*.
- Besonders bei Säuglingen, die bei der Zahnung Durchfall bekommen. Außerdem immer, wenn Ärger oder Zorn eine Rolle spielen: *Chamomilla D6-Globuli (DHU)*. Chamomilla-Kinder verlangen mit Nachdruck etwas; wenn man es dann bringt, wollen sie es nicht mehr.
- Besonders bei Krämpfen, schneidenden Bauchschmerzen und starker Erschöpfung: *Cuprum arsenicoṣum D12-Globuli (DHU)*.
- Bei Durchfall mit starkem Wasserverlust und großer Erschöpfung (sofort den Arzt aufsuchen!): *Camphora D3-Tropfen (DHU)*, kleine Kinder alle 20 Minuten 1 Tropfen, größere Kinder 3 Tropfen.

Wann zum Arzt?

Jeder Durchfall, bei dem das Kind »verfällt« (ausgehöhlte Wangen, tiefliegende Augenhöhlen, starke Mattigkeit), oder der unvermindert länger als 2 Tage anhält, gehört in ärztliche Behandlung.

Erbrechen

Die häufigsten Ursachen für Erbrechen sind Ernährungsfehler und Infektionen des Verdauungstraktes. Erbrechen kann am Anfang eines Infektes der Atemwege oder einer der Kinderkrankheiten stehen. Durch die immer weiter steigenden Anforderungen schon an Kinder z.B. in der Schule, kann es zu Erbrechen vor einer Prüfung, Arbeit oder einfach morgens vor der Schule kommen. Manche Kinder erbrechen, weil sie sich vor etwas ekeln oder gezwungen werden, bestimmte Speisen zu essen.

Von den psychischen Gründen abgesehen, ermöglicht das Erbrechen dem Organismus, sich unverträglicher oder verdorbener Speisen und Giftstoffe schnell wieder zu entledigen, bevor sie größeren Schaden anrichten. Insofern ist das Erbrechen ein Schutzmechanismus des Körpers und, wenn auch nicht angenehm, so doch in diesem Zusammenhang sinnvoll.

Symptome und Beschwerden

Beim Erbrechen wird Mageninhalt über die Speiseröhre entleert, entweder im Anschluß an eine Mahlzeit oder völlig unvorbereitet infolge einer Infektion. Gerade bei Infektionen wird oft der gesamte Mageninhalt auf einmal erbrochen.

 Erbrechen von Kot ist ein äußerst ernstes Zeichen. Rufen Sie unverzüglich den Notarzt.

Nach vollständiger Magenentleerung, spätestens nach 3- bis 4maligem Erbrechen hintereinander, bessern sich Übelkeit und Brechreiz in der Regel deutlich. Erbrechen kann mit Bauchschmerzen und Übelkeit einhergehen, empfindlichen Kindern kann während des Erbrechens oder kurze Zeit später auch schwindlig werden.

Gerade bei kleinen Kindern ist Erbrechen ernst zu nehmen, da der Wasser- und Elektrolytverlust (Verlust an Salzen) im Verhältnis zum Körpervolumen gesehen werden muß, das noch gering ist. Die Kinder trocknen daher schnell aus, so daß der Kreislauf zusammenbrechen kann. Bei Säuglingen und Kleinkindern, bei denen die Schädelknochen noch nicht vollständig zusammengewachsen sind, erkennt man die gefährliche Austrocknung am Einfallen der Fontanellen, der Knochenlücken im Schädel.

Ganzheitsmedizinische Behandlung

Denken Sie daran, daß besonders überraschend auftretendes Erbrechen für Kinder oft erschreckend ist und sie sich hilflos oder verängstigt fühlen. Gehen Sie, um Ihrem Kind die Situation zu erleichtern, darauf ein, indem Sie ihm während erneuten Erbrechens den Kopf halten, ihm helfen, sich danach den Mund zu spülen und durch Ihre Gegenwart beruhigend auf es einwirken.

Ruhe

Zunächst ist eine Teepause angebracht. Geben Sie *Kamillen-* oder *Fencheltee,* jeweils 1 Teelöffel auf ¼ Liter kochendes Wasser, 10 Minuten ziehen lassen, abseihen, zunächst in kleinen Portionen, bei Kleinkindern zunächst löffelweise, sobald das Erbrechen nachläßt, auch in größeren Mengen. Geben Sie dem Tee jeweils eine Prise Salz und eine Prise Zucker hinzu.

Teepause

Kostaufbau

Am ersten Tag ohne Erbrechen beginnen Sie langsam mit dem Kostaufbau, wie auf Seite 56/57 beschrieben.

Homöopathie

Zur homöopathischen Behandlung hier einige Beispiele. Vergleichen Sie die Symptome bei Ihrem Kind genau, um das passende Mittel zu finden.

- Bei verdorbenem Magen nach zuviel und durcheinander Gegessenem, z.B. nach einem Kindergeburtstag: *Nux vomica D6-Globuli (DHU)* nach der Wasserglas-Methode (Seite 38).
- Bei Erbrechen nach einer Lebensmittelvergiftung, Ihr Kind ist sehr elend und erschöpft, hat Angst vor dem Alleinsein, brennende Schmerzen im Bauch: *Arsenicum album D12-Globuli (DHU)* 3mal 5 Kügelchen täglich.
- Bei beständigem Vorhandensein von Übelkeit, Brechreiz und Erbrechen; Kopfschmerzen: *Ipecacuanha D12-Globuli (DHU)* nach der Wasserglas-Methode.

Akupunktur

Akupressur zur Selbstbehandlung

Zur schnellen Linderung von Übelkeit und Erbrechen können Sie den Akupunkturpunkt Kreislauf 6 behandeln.

KS 6   Der Punkt liegt innen auf dem Unterarm, etwa 3 cm über der Falte des Handgelenks und ist auf Druck sehr empfindlich. Fragen Sie Ihr Kind nach dem empfindlichsten Punkt und massieren diesen dann nach den Grundregeln der Akupressur (siehe Seite 27) für ca. 30 Sek. Wiederholen Sie dies alle 10 Minuten.

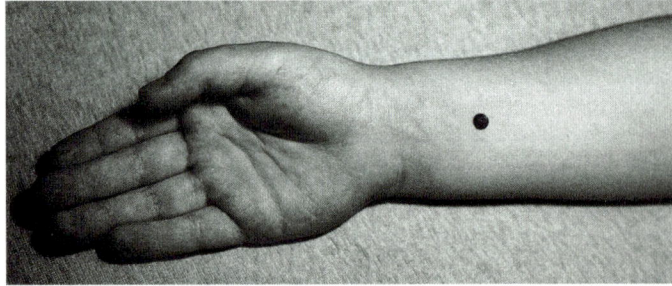

Akupunkturpunkt Kreislauf 6 / KS 6

Erbrechen, das länger als 2 Tage anhält, gehört dringend in ärztliche Behandlung, ebenso wenn andere Symptome wie Fieber, Krämpfe, Schmerzen, Austrocknung oder ähnliches hinzutreten. Bei Koterbrechen ist der Notarzt zu rufen! — **Wann zum Arzt?**

Nervöses (psychogenes) Erbrechen
Das nervöse Erbrechen tritt auf, ohne daß eine körperliche Ursache zu finden wäre. Betroffen sind besonders empfindsame Kinder oder Kinder in kritischen Lebensphasen. So leiden beispielsweise häufig Kinder in der Trotzphase mit ausgeprägten Wutanfällen an psychisch bedingtem Erbrechen. Sie steigern sich in den Wutanfall so sehr hinein, daß sie schließlich anfangen, zu würgen und zu erbrechen.

Kinder, die unter starkem Leistungsdruck in der Schule stehen, können unter morgendlichen Bauchschmerzen und Erbrechen leiden, insbesondere vor Klassenarbeiten ist ein Hineinsteigern in die Aufregung Grund für Erbrechen.

Ganzheitsmedizinische Behandlung
Vor allem sollten Sie in einer solchen Situation versuchen, Ruhe auszustrahlen. Wenn Sie merken, daß sich Ihr Kind in den Anfall sehr hineinsteigern, nehmen Sie es fest in die Arme, sprechen Sie ruhig auf es ein und fordern Sie es ruhig, aber bestimmt dazu auf, aufzuhören. — **Ruhe**

Alle akuten Situationen lassen sich sehr gut mit dem Bachblütenmittel *Rescue Remedy* auffangen. Sie können es sich in der Apotheke mischen lassen und geben ihm dann einen festen Platz in Ihrer Hausapotheke. Geben Sie Ihrem Kind, wenn es beginnt, sich in eine Situation hineinzusteigern, 10 Tropfen in den Mund. Als Möglichkeit einer dauenden Behandlung mittels Bachblüten sollte eine auf Ihr Kind passende Mischung an Bachblüten gefunden werden, da diese besonders die seelische Reaktionsweise abmildern kann. Sprechen Sie dazu mit einem Arzt, der mit Bachblütenmitteln behandelt. — **Bachblüten**

Sie sollten sich überlegen, wie Sie Ihrem Kind helfen, seine übertriebene Reaktionsweise abzulegen. Wenn Sie dazu fachliche Unterstützung benötigen, können Sie Rat bei einem ganzheitsmedizinisch behandelnden Arzt oder einem Psychologen/Psychotherapeuten einholen. — **Seelische Unterstützung**

Überdenken Sie gemeinsam mit Ihrem Kind, ob gute Zensuren wirklich das Wichtigste im Leben sind. Versuchen Sie zu ergründen, ob Ihr Kind sich selbst unter Druck setzt, weil es gute Leistungen erbringen möchte, oder ob der Druck von außen kommt, z.B. aus der Schule. Stellen Sie auch andere Werte, wie schöpferische Qualitäten, z.B. Malen, Modellieren, Musizieren, in den Vordergrund.

Entspannungs-training

Sehr bewährt hat sich das Erlernen eines Entspannungstrainings, vielleicht sogar gemeinsam mit Ihrem Kind. Besonders empfehlenswert ist das Autogene Training. Wir haben Kurse schon mit 6–8jährigen Kindern abgehalten, die sehr davon profitieren konnten. Sie werden Ihrem Kind so zu der nötigen Gelassenheit verhelfen, auch streßbelastete Situationen besser zu meistern.

Homöopathie

Als homöopathisches Arzneimittel empfiehlt sich ein Versuch mit *Ignatia D12-Globuli (DHU)* 3mal 5 Kügelchen täglich. Ignatia paßt zu sehr sensiblen Kindern, die in Folge von Aufregung, Strafe oder Kummer anfangen zu würgen oder zu erbrechen.

Bauchschmerzen

Viele Krankheiten können sich hinter Bauchschmerzen verbergen, von harmlosen Magenverstimmungen bis hin zur Blinddarmentzündung, die operiert werden muß.

Ursachen

Die Magen-Darm-Grippe, die Magenschleimhautentzündung, Blähungen, Koliken und weitere Krankheiten der Verdauungsorgane kommen als Ursache in Frage. Lesen Sie hierzu bitte das Kapitel »Krankheiten des Magen-Darm-Traktes« ab Seite 92. Aber auch eine Blasenentzündung oder die klassischen Kinderkrankheiten können Bauchschmerzen verursachen. Psychische Ursachen bewirken besonders oft gerade bei Kindern Bauchschmerzen.

Projektion von Schmerzen auf den Bauchraum

Neben den genannten Gründen für Bauchschmerzen projizieren kleine Kinder häufig Schmerzen aller Art auf den Bauchraum. Das Kind klagt also über Bauchschmerzen, obwohl es ihm in Wirklichkeit z.B. im Kopf, an den Ohren oder im Rücken weh tut. Wenn Sie nicht sicher sind, sollten Sie durch leichten Druck mit den Fingerkuppen auf Körperteile, die betroffen sein könnten, den wahren Schmerzherd herausfinden. Hier kommen besonders die Fläche hinter den Ohren bei Mittelohrentzündungen, die Nierengegend am Rücken über den Beckenknochen, bei Blasen- und Nierenentzündungen, Klopfschmerz auf den Schädelknochen, z.B. nach Stürzen bei Gehirnerschütterungen und anderes in Frage.

Schmerzherd

Symptome und Beschwerden

Man unterscheidet Bauchschmerzen im Oberbauch, im Mittelbauch und im Unterbauch. Der Oberbauch liegt über dem Bauchnabel und reicht bis an die Rippen, der Mittelbauch liegt um den Nabel herum, und der Unterbauch liegt zwischen Nabel und Schambein.

Die Art der Schmerzen kann sehr unterschiedlich sein, z.B. brennend, stechend, ziehend, hell, dumpf, druckartig usw. Die Schmerzen können dauernd bestehen oder aber in Schüben kommen, kolikartige Schmerzen weisen auf die Gallenblase oder Niere hin. Mit Kolik bezeichnet man einen sehr starken, krampfartig und anfallsweise kommenden Schmerz. Immer, wenn Ihnen der Bauch Ihres Kindes sehr hart erscheint und das Kind Ihre Berührungen am Bauch durch vermehrte Anspannung abwehrt, könnte ein Notfall vorliegen. Sie sollten dann schnellstmöglich einen Arzt aufsuchen, ebenso, wenn Sie sich über die Ursache der Bauchschmerzen im unklaren sind.

Kolik

Ganzheitsmedizinische Behandlung

Bauchschmerzen sollten immer der entsprechenden zugrundeliegenden Krankheit zugeordnet werden und dann entsprechend behandelt werden. Schlagen Sie dazu in den entsprechenden Kapiteln nach.

Appetitlosigkeit

Über Appetitlosigkeit klagen Kinder häufig. Zwar tritt bei vielen Erkrankungen Appetitlosigkeit auf, aber vor allem auch psychische Gründe oder eine falsche Ernährung sind oft alleinige Auslöser.

Während und unmittelbar nach Krankheiten ist Appetitlosigkeit normal und sinnvoll. Der Körper benutzt seine Heilungskräfte, um die Krankheit zu besiegen und spart sich den anstrengenden Verdauungsprozeß.

Als Vorbote beginnender Krankheit ist Appetitlosigkeit ein Allgemeinsymptom bei Magen-Darm-Erkrankungen, Infektionen, Erkältung oder Krankheiten der Harnwege.

Streß

Appetitlosigkeit tritt auf infolge von Streß, z.B. Schulstreß, aber auch infolge unbewältigter Konflikte, die Ihr Kind mit sich herumträgt. Das können Ängste sein oder auch Wut über eine bestimmte Situation.

Appetitlosigkeit als Waffe

Bei kleineren Kindern kommt es zur Appetitlosigkeit, wenn das Thema Essen zu wichtig genommen wird. Manche Eltern oder auch Großeltern haben sehr enge Vorstellungen von einer gesunden Ernährung und auch vom richtigen Zeitpunkt der Essensaufnahme. So heißt es beispielsweise: »Lebertran ist gesund, das war schon immer so«, folglich muß das Kind auch Lebertran essen, wozu es zur Not unter Strafe gezwungen wird. Damit wird das natürliche Verhältnis zum Essen zerstört, Appetitstörungen sind die Folge. Ist ein solcher »Kampf« um das Essen zwischen Eltern und Kindern erst einmal entbrannt, benutzt Ihr Kind die Appetitlosigkeit als »Waffe«, um Ihnen gegenüber Macht auszuüben.

Ernährungsfehler

Natürlich gibt es auch einfache Ernährungsfehler, die zu Appetitlosigkeit führen. Das »Zwischendurchessen« und Naschen von Süßigkeiten und ähnlichem hat zur Folge, daß Ihr Kind zu den Mahlzeiten wenig Appetit verspürt. Leider enthalten die Dinge, die Kinder gerne zwischendurch essen, also z.B. Gummibärchen, Schokolade, Kekse, zwar viel Zucker und Fett, aber wenig lebenswichtige Mineralstoffe, Vitamine, Eiweiß und Ballaststoffe, so daß diese Form der Appetitlosigkeit sogar zu Mangelerscheinungen führen kann.

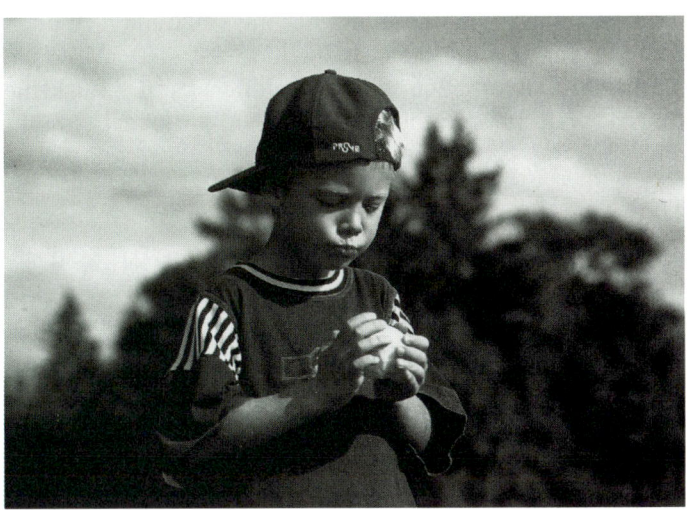

Ähnlich verhält es sich mit gesüßten Getränken wie Limonaden und Cola, die Ihrem Kind den Bauch füllen und dazu führen, daß es zu der Mahlzeit zu wenig ißt, weil es bereits satt ist. Bieten Sie Ihrem Kind statt süßer Limonaden lieber Tees und verdünnte Obstsäfte an.

Besonders häufig ist auch das Problem des schlechten Essers. Der schlechte Esser hat durch seine Appetitlosigkeit das Essen zu einem wichtigen Thema hochstilisiert. Sorge und Ratlosigkeit der Eltern sichern ihm immer wieder große Aufmerksamkeit. Aus diesem Kreislauf müssen Sie unbedingt ausbrechen. Dies geschieht am besten dadurch, daß Sie über das Essen nicht mehr sprechen. Drängen Sie Ihr Kind weder zum Essen, noch bieten Sie ihm immer wieder die verschiedensten Sachen an. Ignorieren Sie das Thema Essen vollständig. Außerdem ist es wichtig, Ihrem Kind – ohne weiteren Kommentar – nur kleinste Portionen auf den Teller zu geben. Ißt Ihr Kind die Portion auf, fragen Sie nicht, ob es noch mehr möchte, sondern warten Sie, bis es selbst nach mehr verlangt. Ist es nach dieser kleinen Portion satt oder ißt es auch diese nicht auf, ignorieren Sie auch das. Dieses Verhalten müssen Sie so lange konsequent beibehalten, bis sich das Eßverhalten Ihres Kindes normalisiert hat. Diese Zeit ist für

Der schlechte Esser

die Eltern häufig schwierig und nur mit viel Geduld zu überstehen, aber es lohnt sich, da Ihr Kind auf diese Weise ein natürliches Eßverhalten zurückgewinnen kann. Und keine Angst: Ihr Kind verhungert aus diesem Grunde bestimmt nicht.

Symptome und Beschwerden

Machtkampf?

Appetitlosigkeit ist nicht schwer zu erkennen. Das Kind stochert lustlos in seinem Essen und pickt nur kleinste Mengen. Ist das Thema Essen zu einem Machtkampf zwischen Ihnen und Ihrem Kind entbrannt, werden Sie merken, daß es die Mahlzeiten benutzt, um diesen Kampf fortzuführen.

Ganzheitsmedizinische Behandlung

Tritt die Appetitlosigkeit im Zusammenhang mit einer Erkrankung auf, nehmen Sie Rücksicht auf Ihr Kind und geben ihm nur so viel, wie es mag, oder lassen es eine Weile pausieren. Sobald sie wieder gesund sind, holen Kinder das Versäumte schnell wieder auf.

Streß

Ist Streß die Ursache der Appetitlosigkeit, gilt es, an den Ursachen zu arbeiten. Beim Schulstreß können das Gespräche mit dem Lehrer und (oder) mit Ihrem Kind sein, um den Druck, unter dem es steht, zu mildern. Andere seelische Probleme sind oft weniger offensichtlich, so daß Sie unter Umständen fachlichen Rat eines ganzheitsmedizinisch arbeitenden Arztes oder Psychologen einholen sollten.

Seelische Unterstützung

Appetitlosigkeit ist ein vergleichsweise harmloses Symptom; wenn aber die seelischen Konflikte weiterbestehen, ist die Wahrscheinlichkeit hoch, daß sich schwerere, Erkrankungen einstellen. Ermöglichen Sie bei solchen Problemen Ihrem Kind immer das Erlernen eines Entspannungstrainings, z.B. des Autogenen Trainings, weil das ein Ventil sein kann, das letztlich Gesundheit wieder herstellt.

Kein Essensentzug

Zwingen Sie Ihr Kind nicht, bestimmte Nahrungsmittel zu essen, und vermeiden Sie auch, es durch Essensentzug zu strafen. Hier liegt eine wichtige Quelle von Störungen, nicht nur von Eßstörungen. Achten Sie darauf, daß sich Ihr Kind gesund ernährt und bieten Sie ihm regelmäßig Mahlzeiten an, zwingen Sie es aber nicht zu bestimmten Essensportionen. Sie fixieren Ihr Kind unnötig auf dieses Thema und provozieren den beschriebenen Machtkampf.

Bei Appetitmangel sollten Kinder zwischen den drei Hauptmahlzeiten nichts essen, schon gar keine Süßigkeiten oder gezuckerte Getränke. Viel zu trinken ist zwar wichtig, aber der Flüssigkeitsbedarf sollte durch Mineralwässer oder Tees gedeckt werden. Beachten Sie, daß auch die Kohlensäure im Mineralwasser den Appetit verderben kann!

Keine Zwischenmahlzeiten

Sollte es bereits dazu gekommen sein, daß Essen ein Streitpunkt in Ihrer Familie geworden ist und Ihr Kind gemerkt hat, daß es Ihre Aufmerksamkeit und Sorge seines mangelnden Appetites wegen erlangt hat, wird es diese auch immer wieder auf solche Weise verlangen. Es wird Ihnen nichts anderes übrig bleiben, als mit viel Geduld und der nötigen Konsequenz alles, was mit dem Thema Essen zu tun hat, zu ignorieren. Verfahren Sie, wie oben beschrieben.

Unterstützen können Sie Ihre Bemühungen mit einem Kräutertee (siehe Kasten).

Phytotherapie

So setzen Sie Heilpflanzen ein

Appetitsteigernder Kräutertee

Besorgen Sie sich in der Apotheke folgende Heilkräuter:

Wermut	15 g
Ysop	30 g
Pfefferminze	30 g
Zitronenmelisse	30 g

Nehmen Sie 1 EL dieser Mischung auf ½ Liter kochendes Wasser. 5 Minuten ziehen lassen, absehen und vor jeder Mahlzeit eine Tasse trinken lassen.

Wollen Sie zusätzlich innerlich behandeln, bietet sich *Gentiana lutea, äthanol. Decoctum D1 (Weleda)* an. Geben Sie 15 Minuten vor jedem Essen 10 Tropfen in den Mund. Bewährt hat sich bei zart veranlagten Kindern auch die Gabe von *Nährkraftquell (Weleda)* 3mal täglich 1 Tablette.

Anthroposophie

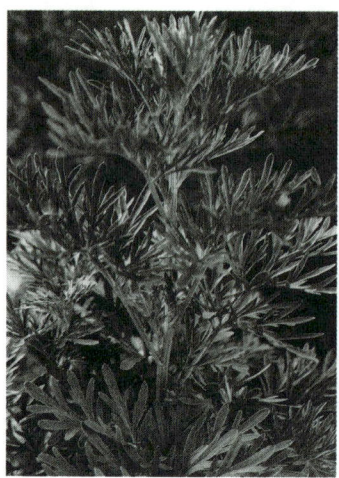 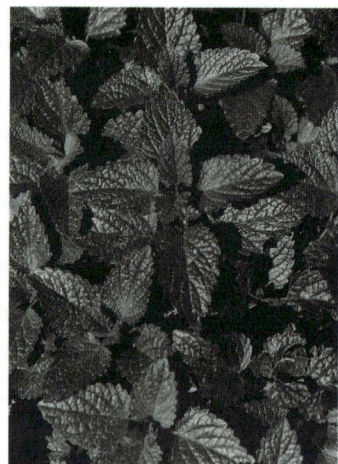

Wermut   Zitronenmelisse

Kopfschmerzen

Kopfschmerzen und Migräne sind in einem eigenen Kapitel abgehandelt. Bitte lesen Sie hierzu ab Seite 218.

Atemwegs- und »Erkältungs- krankheiten«

Die Gruppe der Atemwegskrankheiten umfaßt alle Erkran-kungen, die sich an den Atemwegen (Nase, Nasenneben-höhlen, Rachen/Kehlkopf, große und kleine Bronchien, Lun-gengewebe) auswirken. Etliche dieser Krankheiten werden traditionell als »Erkältungskrankheiten« bezeichnet. Es han-delt sich um akute oder chronische Entzündungen der obe-ren Atemwege. Bei tieferem Eindringen der verursachenden Keime in den Körper können auch das Bronchialsystem und die Lunge mitbetroffen sein.

Obere und untere Atemwege

Die meisten »Erkältungen« werden durch Viren hervorgeru-fen. Komplizierend können auch bakterielle Entzündungen hinzutreten. Der Name »Erkältungskrankheiten« bezieht sich auf die Beobachtung, daß Abkühlung die Krankheit nicht selten zum Ausbruch bringt, jedoch auch jede andere Schwächung des Immunsystems kann mit einer »Erkältungskrankheit« einhergehen.

Wir warnen ausdrücklich vor der weit verbreiteten Praxis, eine leichte Bronchitis oder eine Grippe mit einem Antibiotikum zu behandeln. Da diese Atemwegsinfekte meist durch Viren ausgelöst werden, sind Antibiotika, die ja gegen bakterielle Entzündungen helfen, wirkungslos. Nebenwirkungen der Antibiotika können sich dagegen durchaus bemerkbar machen.

Antibiotika

Alle in diesem Kapitel genannten Erkrankungen lassen sich in den meisten Fällen ganzheitsmedizinisch behandeln. Von den häufig verordneten Nasentropfen mit rasch abschwellender Wirkung raten wir ab. Dem vorübergehend schleimhautabschwellenden Effekt folgt nach einigen Stunden eine noch hartnäckigere Verstopfung der Nase, so daß immer mehr Nasentropfen benötigt werden. Vorsicht vor der entstehenden Abhängigkeit. Sollten Symptome länger als erwartet bestehen oder sollten Sie Symptome nicht zuordnen können, konsultieren Sie bitte Ihren Arzt.

Nasentropfen

Schnupfen (akute Rhinitis)

Der Schnupfen wird meist durch Rhinoviren verursacht, er wird begünstigt durch Unterkühlung. Die Inkubationszeit (siehe Seite 162) beträgt 2–4 Tage.

Heuschnupfen (allergische Rhinitis) löst zwar ähnliche Symptome aus, ist aber keine Erkältungskrankheit und deswegen unter Allergien abgehandelt (siehe Seite 138). Ein Schnupfen dauert eine bis höchstens zwei Wochen.

Dauer

Beschwerden und Symptome

Der Schnupfen äußert sich durch Niesen, behinderte Nasenatmung und verstopfte Nase durch Anschwellung der Nasenschleimhäute. Manchmal geht er mit Kopfschmerzen und Nasenbluten, teilweise auch mit Fieber einher. Das abgesonderte Sekret ist zunächst wäßrig und klar, dann schleimig bis eitrig und gelb.

69

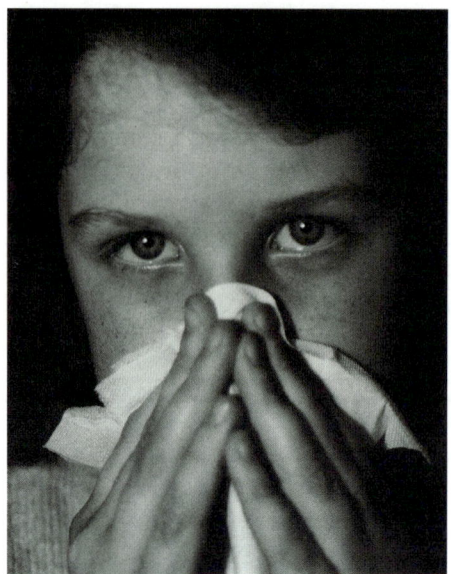

Komplikationen

Ausdehnung

Ein Schnupfen kann bei schlechter Abwehrlage die tieferen Atemwege betreffen und zu Bronchitis oder Lungenentzündung führen. Die Infektion kann sich auch auf Nasennebenhöhlen und Mittelohren ausdehnen.

Ganzheitsmedizinische Behandlung

Die bei allen Erkältungskrankheiten und Krankheiten der Atemwege geeigneten Allgemeinmaßnahmen finden Sie auf Seite 72.

Akupunktur

Akupressur zur Selbstbehandlung

Bei behinderter Nasenatmung drücken Sie mehrmals täglich, besonders um das Einschlafen zu erleichtern, den Akupunkturpunkt PaM 3.

PaM 3 Er liegt in der Mitte einer gedachten Verbindungslinie zwischen beiden Augenbrauen, genau über der Nasenwurzel (siehe Seite 71). Der Punkt wirkt sofort nasenschleimhautabschwellend. Bei kleinen Kindern und Säuglingen massieren Sie diesen Punkt vorsichtig. Bei älteren Kindern üben Sie kräftigeren Druck aus.

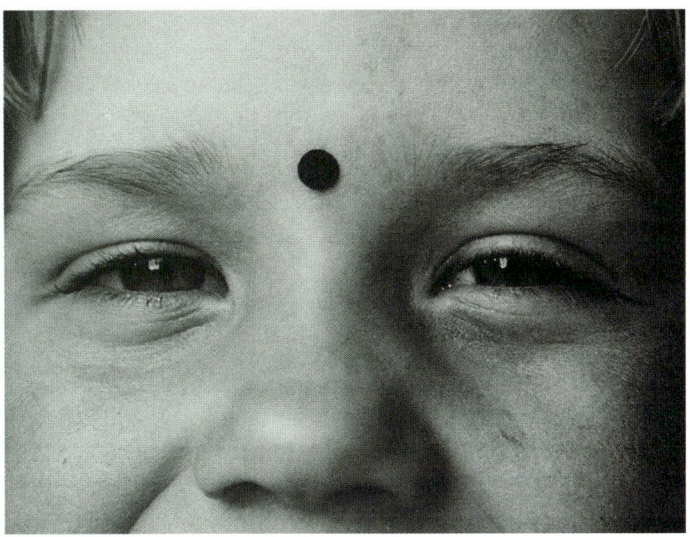

Akupunkturpunkt Punkt außerhalb der Meridiane 3/PaM 3

Bei sehr hartnäckigen Symptomen lassen Sie Ihr Kind inha- **Inhalation** lieren. Bereiten Sie dazu ein Dampfbad mit *Kochsalz, Kamillen-blüten* oder einigen Tropfen *Weleda Bronchialbalsam.*

So bereiten Sie ein Dampfbad

Übergießen Sie 1 EL *Kamillenblüten* mit 1 Liter kochendem Wasser bzw. geben Sie 1 EL Kochsalz oder 10 Tropfen Bronchialbalsam auf 1 Liter kochendes Wasser. Lassen Sie alles in einer Schüssel einige Minuten abkühlen. Dann lassen Sie Ihr Kind, zunächst mit etwas Abstand zur Schüssel, inhalieren und decken ein großes Handtuch über Schüssel und Kopf Ihres Kindes. Vorsicht vor Verbrennungen! Wir empfehlen das Dampfbad meist erst Kindern im Schulalter.

Bei kleineren Kindern können Sie den Topf mit dem Dampf- **Auch offenes** bad einfach in die Nähe des Kinderbettes stellen. So atmet **Verdampfen** Ihr Kind die Dämpfe ein und die Zimmerluft wird angefeuch- **möglich** tet (aber Vorsicht: Das heiße Wasser muß für das Kind unerreichbar sein!)

**Abschwellende
Maßnahmen**

Träufeln Sie mehrmals täglich eine *0,9%ige Kochsalzlösung* (1–2 Tropfen) in jedes Nasenloch; dadurch schwillt die Nasenschleimhaut ab. Das ist besonders bei chronischem Schnupfen sehr wirkungsvoll. Die Lösung stellen Sie her, indem Sie einen halben TL Kochsalz in 100 ml Wasser auflösen. Pipetten zum Einträufeln gibt es in der Apotheke.

Bei gestillten Säuglingen hat sich das Einträufeln von Muttermilch in die Nasenlöcher, besonders vor den Mahlzeiten, sehr bewährt. 2 Tropfen je Nasenloch abdrücken und die Verstopfung der Nase bessert sich schnell.

Hinweis

Kinder verkraften einen Schnupfen und auch die anderen sogenannten banalen Erkältungskrankheiten wesentlich besser als Erwachsene. Sollte dies bei Ihrem Kind nicht so sein oder sollte es sich besonders häufig »erkälten«, muß unbedingt nach den Ursachen gesucht werden. Ist das Immunsystem beispielsweise durch vorangegangene Antibiotika-Einnahme geschwächt, läßt es sich recht gut und anhaltend durch eine Mikrobiologische Therapie (Symbioselenkung, siehe Seite 43) wieder aufbauen. Infekte treten danach wesentlich seltener auf.

Allgemeine Behandlungsmaßnahmen bei Krankheiten der Atemwege

Bettruhe

• Halten Sie Ihr Kind warm. Gleichmäßige Bettwärme schafft die Voraussetzung für einen schnellen Heilungsprozeß. Wenn es sich um mehr als nur einen einfachen Schnupfen handelt, sollte Ihr Kind daher Bettruhe einhalten. Jede Störung kann die Erkrankung verlängern. Wenn Ihr Kind aufsteht, denken Sie an Schal und warme Kleidung.

• Sollte Ihr Kind im Bett liegen, sollten Sie regelmäßig lüften. Der Erregergehalt der Zimmerluft wird dadurch drastisch vermindert. Auch im Winter regelmäßig, aber kurz lüften.

• Befeuchten Sie besonders im Winter die Zimmerluft. Hängen Sie ein feuchtes Handtuch oder ähnliches nachts in die Nähe des Bettes Ihres Kindes.

- Beträufeln Sie das Tuch mit einigen Tropfen *Weleda-Bronchialbalsam* (aus der Apotheke). Die sich entfaltenden ätherischen Öle wirken schleimhautabschwellend und lassen Ihr Kind besser schlafen.
- Ihr Kind sollte unnötige Anstrengungen (Sport usw.) vermeiden.

Keine Anstrengungen

- Kleine Kinder können warm angezogen im Kinderwagen an die frische Luft.
- Lassen Sie Ihr Kind viel trinken. Nichts löst Schleim so gut wie ausreichende Flüssigkeitszufuhr.

Nasennebenhöhlenentzündung (Sinusitis)

Man unterscheidet die akute und die chronische Nasennebenhöhlenentzündung. Die chronische Form geht meist aus der akuten hervor. Eine Nasennebenhöhlenentzündung ist chronisch, wenn sie über Wochen besteht oder in Schüben immer wieder akut auftritt. Nasennebenhöhlenentzündungen werden fast immer durch Bakterien ausgelöst.

Zu den Nasennebenhöhlen gehören die Stirnhöhlen, die Kieferhöhlen und die Siebbeinzellen. Im wesentlichen betroffen sind meistens die Stirnhöhlen, die zwischen und über den Augenbrauen liegen sowie die Kieferhöhlen, die neben der äußeren Nase und unter den Augen liegen. Bei Säuglingen und Kleinkindern sind die Nebenhöhlen noch nicht luftgefüllt, so daß sie nicht an Nebenhöhlenentzündungen erkranken können.

Stirn- und Kieferhöhlen

Nasennebenhöhlenentzündungen treten am häufigsten als Komplikation eines Schnupfens (akute Rhinitis, siehe Seite 69) auf, aber auch das Eindringen von verschmutztem Wasser, z.B. beim Baden, kann Ursache sein.

Symptome und Beschwerden
Charakteristisch sind Druckgefühl in den Nasennebenhöhlen, Kopfschmerzen, besonders beim Bücken sowie Klopfschmerz über den Nasennebenhöhlen. Eitriges Sekret läuft aus der Nase oder – meist nur für den Arzt sichtbar – an der Rachenhinterwand entlang. Darüber hinaus bestehen häufig Schnupfensymptome (siehe Seite 69).

Eitriges Sekret

Tip

Gerade kleinere Kinder können Schmerzen häufig nicht genau lokalisieren. Wenn Sie den Verdacht haben, Ihr Kind könnte an einer Sinusitis leiden, klopfen Sie mit der Fingerkuppe des Zeigefingers auf die Wangenknochen, auf und über den Augenbrauen und zwischen den Augenbrauen. Wenn Ihr Kind jetzt über Schmerzen klagt, ist eine Nasennebenhöhlenentzündung sehr wahrscheinlich.

Wann zum Arzt?

Eine akute Nasennebenhöhlenentzündung sollte sich innerhalb der ersten ein bis zwei Tage deutlich bessern. Sollte dies nicht der Fall sein oder sind die Schmerzen sehr stark, ziehen Sie bitte einen Arzt zu Rate. Er kann die Nebenhöhlen beispielsweise mit Hilfe von Ultraschall untersuchen.

Komplikationen

Wird die Krankheit verschleppt, kann sich die Entzündung auf die umgebenden Knochen oder auf die Hirnhäute ausdehnen, kenntlich an schwerem Krankheitsgefühl. Eine Nebenhöhlenentzündung kann aber auch einmal umgekehrt Folge eines vereiterten Zahnes sein.

Ganzheitsmedizinische Behandlung

Grundsätzliches zur Behandlung lesen Sie bitte auf Seite 72 nach. Denken Sie also vor allem an Schonung (Kindergarten- und Schulkinder bleiben zu Hause), Bettwärme und viel Trinken zur Lösung des Schleimes.

Homöopathie

Eine akute Nasennebenhöhlenentzündung läßt sich sehr gut homöopathisch behandeln. Besonders bei schnellem und heftigem Beginn der Entzündung sowie bei klopfendem Schmerz im Bereich der Stirn- oder Kieferhöhlen geben Sie

• *Belladonna D6-Globuli (DHU)* nach der Wasserglas-Methode (siehe Seite 38).

Auch chronische Nasennebenhöhlenentzündungen lassen sich gut homöopathisch behandeln. Die Mittelauswahl eines Konstitutionsmittels ist allerdings komplizierter und sollte von einem homöopathischen Arzt getroffen werden.

Nasennebenhöhlenentzündungen lassen sich in der über- **Akupunktur** wiegenden Zahl der Fälle mit Akupunktur, bei kleineren Kindern mit Laserakupunktur behandeln. Diese Behandlung sollte von einem Arzt ausgeführt werden, der über möglichst langjährige Erfahrungen in der Akupunktur verfügt. Wollen Sie Ihr Kind zunächst selbst behandeln, ist ein Behandlungsversuch mit Akupressur möglich. Die Technik ist auf Seite 27 beschrieben.

Akupressur zur Selbstbehandlung

PaM 3   In der Mitte einer gedachten Verbindungslinie zwischen beiden Augenbrauen, genau über der Nasenwurzel (siehe Seite 71).

Bl 2   Am nasalen Ende der Augenbraue jeweils rechts und links.

Di 20   In der Falte am Übergang von der Nase zur Oberlippe rechts und links (siehe Seite 76).

Di 4   Bei an den Zeigefinger angelegtem Daumen auf der höchsten Erhebung des Muskelbauches, der sich auf dem Handrücken bildet (siehe Seite 76).

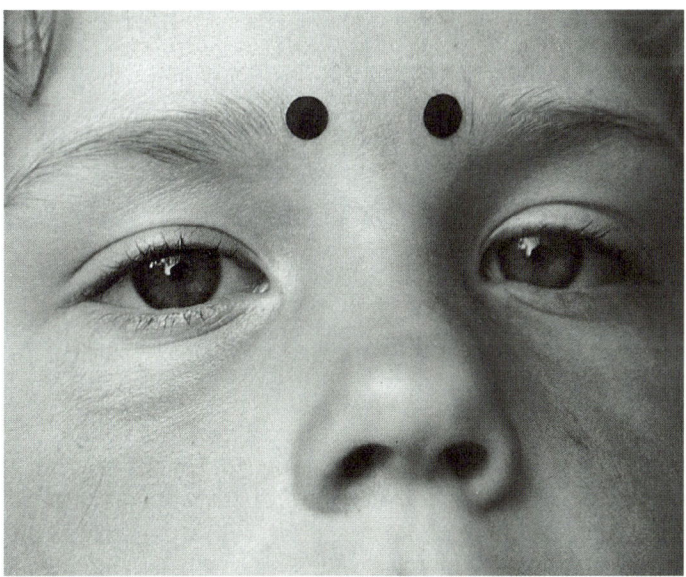

Akupunkturpunkt Blase 2/Bl 2

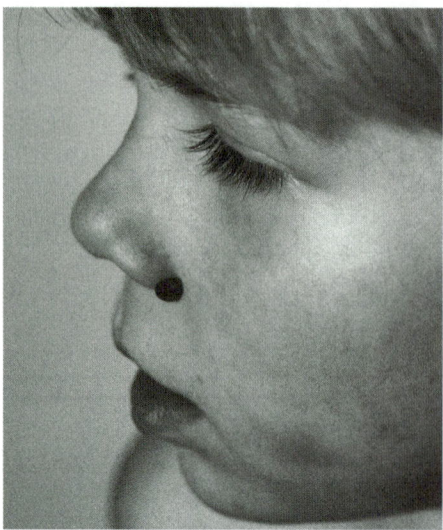

Akupunkturpunkt
Dickdarm 20/Di 20

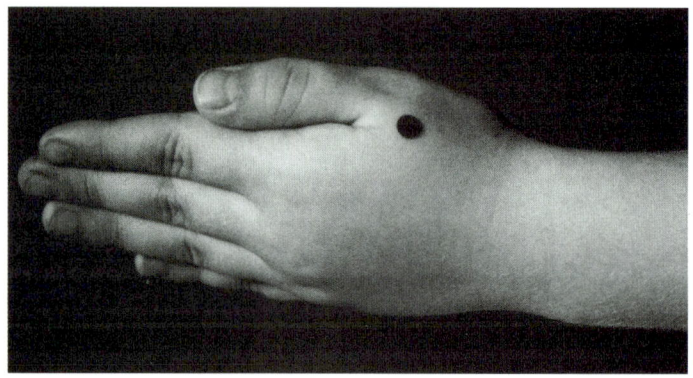

Akupunkturpunkt Dickdarm 4/Di 4

Grippe (grippale Infekte)

Auslöser

Grippale Infekte werden durch zahlreiche unterschiedliche Viren ausgelöst, deren Eigenschaften sich ändern können. Eine Grippe-Impfung kann immer nur gegen bereits bekannte, nicht aber gegen neu entstandene Viren gerichtet sein, so daß sie niemals sicher schützen kann. Wir raten von der Impfung daher in den meisten Fällen ab. Auch das Bundesgesundheitsamt empfiehlt nur bei sehr alten oder immungeschwächten Menschen eine Impfung, weil die Gefahr von Grippe-Komplikationen hier eher gegeben ist. Die Gabe eines Antibiotikums ist bei unkomplizierter Grippe ebenfalls nicht sinnvoll, da Antibiotika nur gegen Bakterien, nicht aber gegen Viren wirken.

Beschwerden und Symptome

Eine Grippe unterscheidet sich von einem Schnupfen dadurch, daß Kopf- und Gliederschmerzen sowie Fieber hinzutreten, der Allgemeinzustand Ihres Kindes deutlich gestört ist und es sich krank fühlt. Das Fieber kann sehr hoch sein. Als Komplikationen können eine Gehirnentzündung (Enzephalitis), eine Herzmuskelentzündung (Myokarditis) sowie Lungenentzündungen hinzutreten, allerdings meistens nur bei stark immungeschwächten Menschen.

Komplikationen

Ganzheitsmedizinische Behandlung

Die Stärkung des Immunsystems und damit die Überwindung der Erkrankung aus eigener Kraft steht bei Ihrem Kind im Vordergrund. Beachten Sie dazu bitte die allgemeinen Ratschläge auf Seite 72. Bei Grippe muß Ihr Kind Bettruhe bis zum zweiten fieberfreien Tag einhalten. Bitte vergessen Sie nicht, für ausreichend feuchte, nicht zu warme Zimmerluft und regelmäßiges Lüften zu sorgen. Ihr Kind soll unnötige Anstrengungen vermeiden und reichlich trinken.

Schonung bei Grippe

Geben Sie Ihrem Kind leichte, aber vitaminreiche Kost, z.B. Haferbrei mit zerdrückter Banane, Grießbrei mit Kirschen oder Quark mit geriebenen Äpfeln. Zum Trinken sind vitaminreiche Säfte geeignet, z.B. Apfel-, Möhren- oder Holundersaft.

Ernährung

Bei behinderter Nasenatmung empfiehlt sich der auf Seite 70 beschriebene Akupunkturpunkt PaM 3.

In der Anthroposophischen Medizin hat sich ein Medikament bewährt, *Ferrum phophoricum compositum (Weleda),* das aus homöopathischen Arzneimitteln zusammengesetzt ist, die die meisten Grippesymptome lindern; häufig kann bei Einnahme dieses Medikamentes auch die Krankheitsdauer abgekürzt werden. Dieses »Mittel für alle Fälle« gehört in jede Hausapotheke.

Anthroposophie

> ## Ferrum phosphoricum compositum
>
> - Zur Vorbeugung einer Grippe oder Erkältung:
>   Säuglinge und Kleinkinder erhalten 3mal 5 Kügelchen,
>   ältere Kinder erhalten 3mal 10 Kügelchen über den Tag ver-
>   teilt.
> - Bei bereits ausgebrochener Krankheit:
>   alle 2 Stunden jeweils 5 Kügelchen;
>   ab dem 3. Tag 3mal 5 Kügelchen (Säuglinge und Kleinkin-
>   der) bzw. 3mal 10 Kügelchen (ältere Kinder).

Fieberbehandlung

Fieber fördert den Heilungsprozeß. Deshalb sollte es nur gesenkt werden, wenn es über mehrere Tage anhält, das Kind
stark beeinträchtigt und deutlich über 39 °C liegt.

Phytotherapie

Lindenblütentee hat sich bei allen fieberhaften Infekten bewährt. Besorgen Sie sich dafür Lindenblüten aus der Apotheke und überbrühen 1 EL mit ½ Liter Wasser, lassen Sie 5 Minuten ziehen und seihen Sie ab. Mit etwas Honig süßen und
Ihrem Kind mehrmals am Tag davon eine Tasse heiß zubereiten.

Homöopathie

Wenn Sie sich schon sicherer im Umgang mit ganzheitsmedizinischen Methoden fühlen, können Sie Ihr Kind mit einem passenden homöopathischen Mittel behandeln. Vergleichen Sie die typischen Symptome Ihres Kindes mit der Beschreibung der geeigneten homöopathischen Arzneimittel,
geben Sie entsprechend

Dosierung:
Säuglinge 3mal
3 Kügelchen täglich,
Kleinkinder 3mal
5 Kügelchen,
ältere Kinder 3mal
10 Kügelchen

- bei schlagartig auftretendem hohem Fieber, das mit
  großer Unruhe einhergeht: *Aconitum D12-Globuli (DHU)*.
- Bei sehr hohem Fieber, stark schwitzendem Kind mit ro-
  tem Gesicht und weiten Pupillen: *Belladonna D12-Globuli
  (DHU)*.
- Wenn das Fieber weniger hoch ist, Ihr Kind sehr müde ist
  und besonders unter Kopfschmerzen leidet: *Gelsemium
  D12-Globuli (DHU)*.
- Wenn Ihr Kind besonders über Rücken- und Glieder-
  schmerzen (»Glieder wie zerschlagen«) klagt: *Eupatorium
  D12-Globuli (DHU)*.

Bronchitis

Die Bronchitis ist eine Entzündung der Bronchialschleimhaut, die meist mit Schleimbildung einhergeht. Sie kann mit Schnupfen, einer Nasennebenhöhlenentzündung oder einer Hals- und Kehlkopfentzündung verbunden sein. Erreger sind meistens Viren, es können Bakterien hinzutreten. Die akute Bronchitis sollte innerhalb von zwei Wochen ohne Komplikationen ausheilen. Bei einer chronischen Bronchitis besteht der Husten länger als drei Monate. Hier muß auch an eine Allergie gedacht werden.

Erreger

Symptome und Beschwerden

Eine Bronchitis tritt entweder mit oder ohne Fieber meist in der Folge eines Schnupfens oder einer Mandelentzündung auf. Zunächst ist der Husten trocken, später lockert er sich. Unter Umständen kann Atemnot hinzutreten. Die Hustenanfälle können so schwer sein, daß sich das Kind erbricht. Als Komplikationen kann sich eine Bronchitis zu einer Lungenentzündung ausweiten. Es können aber auch Entzündungen des Mittelohrs, des Kehlkopfes oder der Nasennebenhöhlen hinzutreten. Kleinkinder klagen nicht selten zusätzlich über Bauchschmerzen.

Erbrechen möglich

Eine akute Bronchitis sollte nach zwei Wochen wieder abgeheilt sein. Treten immer wieder Rückfälle auf, kann die chronische Form entstehen.

Ganzheitsmedizinische Behandlung

Die allgemeinen Maßnahmen für Erkältungskrankheiten lesen Sie bitte ab Seite 72 nach. Bei akuter Bronchitis soll Ihr Kind Bettruhe einhalten. Lüften Sie regelmäßig, und feuchten Sie im Winter die Zimmerluft mit feuchten Tüchern an. Geben Sie Ihrem Kind leichte, vitaminreiche Kost, und lassen Sie es, vor allem zur Schleimlösung, viel trinken.

In den Fällen, in denen zu der viralen Entzündung auch Bakterien hinzugetreten sind, was besonders bei kleineren Kindern der Fall sein kann, würde ein Antibiotikum zwar wirken, wir raten allerdings davon ab, weil es bei ganzheitsmedizinischer Behandlung fast immer entbehrlich ist und die Nebenwirkungen daher nicht in Kauf genommen werden müssen.

Antibiotika?

Phytotherapie und Wickel

Den Husten behandeln Sie mit *Hustenelixier (Weleda)*, wenn der Husten feucht ist, und mit *Spiritus contra tussim (Weleda)* bei festsitzendem Husten. Bereiten Sie einen Hustentee aus *Fenchelsamen, Thymian, Salbei-* und *Huflattichblättern,* und wenden Sie bei festsitzendem Husten *Quarkwickel* an (siehe auch Seite 51). Besonders bei kleinen Kindern hat sich bewährt, nachts zur Symptomlinderung auf jede Schulter des Schlafanzuges oder Schlafsackes ein bis zwei Tropfen *Bronchialbalsam (Weleda)* zu träufeln.

Sollte Fieber über mehrere Tage anhalten und sehr hoch sein, können Sie es mit Wadenwickeln (siehe Seite 168) senken. Denken Sie aber daran: Fieber ist eine sinnvolle Maßnahme des Körpers und heilt. Ebenfalls zur Linderung des Fiebers können Sie der Hustenteemischung *Lindenblüten* zu je gleichen Anteilen hinzufügen.

Homöopathie

Zur homöopathischen Behandlung eignen sich die auf Seite 78 beschriebenen Mittel *(Belladonna D12, Bryonia D6, Corallium rubrum D6, Rumex crispus D6 oder Pulsatilla D6,* je nach den dort beschriebenen Symptomen).

Akupunktur

Zur Behandlung eines starken Hustenreizes können Sie die auf Seite 53 beschriebenen Akupunkturpunkte massieren.

Mandelentzündung (Angina)

Die Mandelentzündung wird durch Bakterien oder Viren hervorgerufen. Man unterscheidet Gaumenmandeln und Rachenmandeln. Die Gaumenmandeln liegen bei geöffnetem Mund hinten zwischen den Gaumenbögen und sind meist recht gut zu sehen. Die Rachenmandel liegt hinter dem Zäpfchen, oben am Nasen-Rachenraum, und ist dem Blick meist verborgen. Unter dem Begriff »Mandelentzündung« (Angina

Gaumenmandeln

tonsillaris) versteht man nur die Entzündung der Gaumenmandeln, die akut oder chronisch verlaufen kann. Ist die Rachenmandel von einer in der Regel chronischen Entzündung betroffen, spricht man von »Polypen« (siehe Seite 83).

Während man früher der Meinung war, daß die Mandeln überflüssig sind und deshalb bei jeder Entzündung rasch zur Operation geraten hat, weiß man heute, daß die Mandeln wichtige Abwehrfunktionen im Körper wahrnehmen. Sie sind die erste Station des Abwehrsystems und sollen Krankheitserreger abwehren und bekämpfen. Operationen führen dazu, daß die nächst tiefergelegene Station der Abwehr, nämlich die Halslymphknoten, diese Aufgabe übernehmen müssen und entsprechend anschwellen. Die Notwendigkeit zur Operation sollte daher sehr sorgfältig überdacht werden; eine ganzheitsmedizinische Behandlung ist in den allermeisten Fällen vorrangig und erfolgreich.

Ganzheitsmedizin geht vor Operation

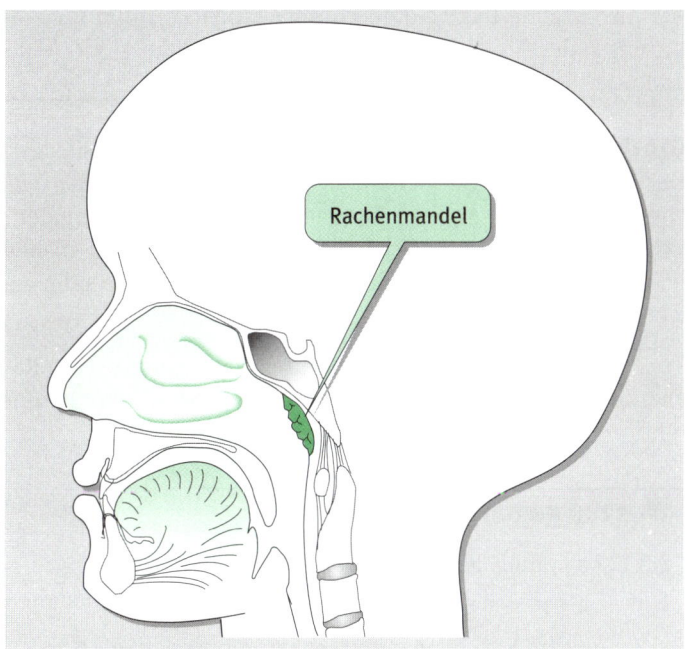

Lage der Rachenmandel

Symptome und Beschwerden
Man unterscheidet akute und chronische Mandelentzündungen.

Bei der akuten Mandelentzündung bestehen oft Allgemeinsymptome wie Kopf- und Gliederschmerzen, Müdigkeit, Appetitmangel und Fieber bis 40 °C. Typisch sind meistens auch

Akute Entzündung

Schluckbeschwerden. Gerade bei kleineren Kindern gibt es aber auch Verlaufsformen, bei denen kaum Symptome auffallen und lediglich etwas Fieber auftritt. Haben Sie den Eindruck, Ihr Kind sei krank, so gilt einer der ersten Blicke immer dem Mundraum. Erscheinen die Gaumenmandeln vergrößert und gerötet oder lassen sie Beläge erkennen, ist eine Mandelentzündung sehr wahrscheinlich.

Chronische Entzündung

Bei der chronischen Mandelentzündung besteht eine Entzündung weiter fort, oder es treten immer wieder Schübe akuter Mandelentzündungen auf. In der Praxis beobachten wir als Ursache häufig eine vorangegangene Antibiotikagabe, entweder für eine frühere Mandelentzündung oder eine andere Erkrankung.

Ganzheitsmedizinische Behandlung

Operation?

Durch eine geeignete Behandlung läßt sich, gerade bei den chronischen Formen, eine Operation fast immer vermeiden. Wir haben in unserer Praxis, trotz schwerer Fälle, bisher noch kein Kind erlebt, bei dem eine Operation notwendig geworden wäre.

Rachenabstrich

Zur Sicherheit sollte vor Behandlungsbeginn immer ein Rachenabstrich angefertigt werden, um eine Streptokokkeninfektion und Scharlach auszuschließen (siehe Seite 179).

◆
Wenn es sich wirklich um Scharlach handelt, muß mit einem Antibiotikum behandelt werden.

Was tun gegen Halsschmerzen?

Zur Bekämpfung der Halsschmerzen gibt es zwei ausgezeichnete Methoden, die Sie am besten miteinander kombinieren:

• Zerkleinern Sie einige nach Möglichkeit frische *Salbeiblätter* oder nehmen einen Teelöffel getrocknete *Salbeiblätter* aus der Apotheke, die Sie mit ½ Liter kochendem Wasser überbrühen. Lassen Sie 10 Minuten ziehen und gießen danach ab. Lassen Sie Ihr Kind mit diesem Tee gurgeln, sobald es Halsschmerzen verspürt. Besonders wenn Sie frische *Salbeiblätter* nehmen, verschwinden die Halsschmerzen fast augenblicklich.

• Bereiten Sie Ihrem Kind dreimal täglich einen Halswickel. Dazu nehmen Sie ein Lein- oder Baumwolltuch und falten es bis auf eine Breite von ca. 10 cm zusammen, nachdem Sie es in kaltes Wasser getaucht haben. Wickeln Sie dieses Tuch dann um den Hals Ihres Kindes und geben darüber ein weiteres trockenes Lein- oder Baumwolltuch, das das feuchte Tuch um jeweils 1 cm nach oben und unten überlappen sollte. Darüber kommt abschließend ein Frottéehandtuch oder Wollschal. Lassen Sie den Halswickel 10 Minuten wirken, nehmen ihn dann ab, frottieren den Hals dann kurz trocken und geben dann ein normales Halstuch um den Hals Ihres Kindes.

Anwendungsdauer

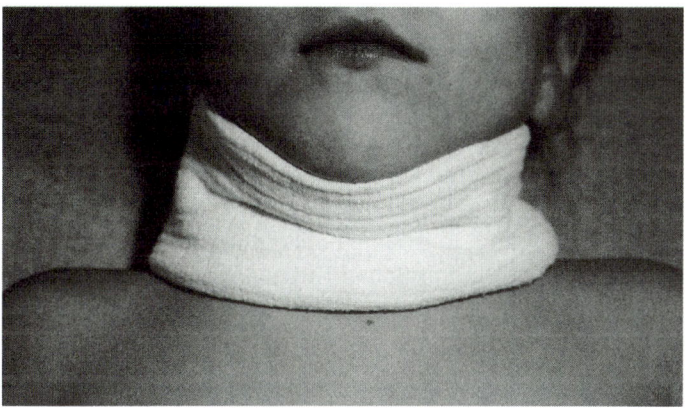

Halswickel

Zur innerlichen Behandlung von Halsschmerzen eignen sich *Anis Pyrit D3-Tabletten (Weleda)*: alle zwei Stunden eine Tablette im Mund zergehen lassen.

Anthroposophie

Bei akuter Mandelentzündung haben sich *Belladonna D6-Globuli (DHU)* bewährt (3mal 5 Kügelchen für kleinere Kinder, 3mal 10 Kügelchen für ältere Kinder).

Homöopathie

Polypen (Adenoide; Wucherung der Rachenmandel)

Polypen sind Schleimhautwucherungen. Im Volksmund werden als »Polypen« die Wucherungen der Rachenmandel bezeichnet. Meistens sind Kinder mit einer sogenannten »lym-

Vergrößerte Mandeln führen häufig zu chronischen Mittelohrentzündungen, die zu einer deutlichen Beeinträchtigung des Gehörs führen können.

phatischen Konstitution« betroffen, bei denen dann oft auch weitere lymphatische Gewebe, wie z.B. die Halslymphknoten, angeschwollen sind. Bei dieser Veranlagung erkranken besonders kleinere Kinder an verschiedenen Infekten. Eine ganzheitsmedizinische Behandlung sollte unbedingt versucht werden, da sie eine Operation nicht selten entbehrlich macht.

Symptome und Beschwerden

Kinder mit Polypen fallen auf durch eine ständig verlegte Nase und folglich, um Luft zu bekommen, einem immer offenen Mund. Die Sprache ist meist nasal und verwaschen, und auch das Gehör kann durch die Anschwellung des lymphatischen Gewebes beeinträchtigt sein. Nachts tritt häufig Schnarchen als Symptom hinzu. Die Lymphknoten am Hals lassen sich meist vergrößert tasten.

Ganzheitsmedizinische Behandlung

Operation?

Da es sich um eine konstitutionelle Störung, also um eine Veranlagung, handelt, ist eine Behandlung über eine längere Zeit notwendig. Die in solchen Fällen angeratenen Operationen lassen sich durch eine ganzheitsmedizinische Behandlung meistens vermeiden.

Symbioselenkung

Zunächst sollte eine Mikrobiologische Therapie durchgeführt werden, nicht zuletzt auch, um die gesteigerte Infektanfälligkeit in den Griff zu bekommen. Meist verkleinert sich das lymphatische Gewebe unter dieser Therapie schon, so daß die Symptome nachlassen. Wie Sie es machen, lesen Sie auf Seite 43.

Homöopathie

Immer, wenn es um die Behandlung der Konstitution geht, ist die Homöopathie eine ausgezeichnete Therapiemethode. Allerdings sollte das entsprechende Konstitutionsmittel gefunden werden, was unter der Vielzahl der verschiedenen Mittel nicht ganz einfach ist. Sie sollten deswegen einen homöopathisch tätigen Arzt zu Rate ziehen. Erfahrungsgemäß kommen häufig in Frage: *Calcium carbonicum, Calcium phosphoricum, Barium carbonicum, Barium jodatum, Hepar sulfuris, Silicea, Dulcamara und Thuja.*

Für den Versuch der Eigenbehandlung bietet sich ein Komplexmittel an, in den die wichtigsten homöopathischen Bestandteile bereits enthalten sind:

Komplexmittel

• *Thuja similiaplex (Pascoe*; erhältlich in der Apotheke)

Regelmäßige Inhalationen mit Salzwasser (siehe Seite 71) wirken abschwellend und können regelmäßig angewendet werden. Zusätzlich zu den genannten Verfahren sind Akupunktur bzw. Laserakupunktur häufig erfolgreich. Sie sollten von einem erfahrenen Akupunkturarzt durchgeführt werden.

Weitere Möglichkeiten

Mittelohrentzündung (Otitis media)

Die Mittelohrentzündung ist eine meist bakterielle Entzündung des Mittelohrs, die bei Kindern recht häufig vorkommt und entweder akut oder chronisch verlaufen kann. Am häufigsten ist sie zwischen dem ersten und zweiten Lebensjahr sowie zwischen dem vierten und sechsten Lebensjahr.

Zur Anatomie: Der äußere Gehörgang beginnt an der Ohrmuschel und endet am Trommelfell. Hinter dem Trommelfell befindet sich das Mittelohr, das durch eine Röhre mit dem Nasen-Rachen-Raum verbunden ist und durch diese Röhre belüftet wird. Durch die Schleimhautanschwellung bei einer Entzündung verschließt sich diese Verbindungsröhre, wodurch im Mittelohr dann ebenfalls eine Entzündung, evtl. auch mit Eiter, entstehen kann.

Eustachi-Röhre

Symptome und Beschwerden
Eine akute Mittelohrentzündung tritt oft im Zusammenhang mit einer anderen Erkältungskrankheit wie Schnupfen, Grippe, Bronchitis oder Nasennebenhöhlenentzündung, aber auch isoliert, beispielsweise als Badeotitis auf. Meistens tritt Fieber hinzu. Charakteristisch sind die zum Teil sehr heftigen Ohrenschmerzen. Besonders Kleinkinder können die Ohrenschmerzen aber noch nicht zuordnen und weinen nur. Oft greifen sie aber unwillkürlich nach dem kranken Ohr. Die Ohrmuschel und die Umgebung des Ohres ist meist nach Berührung sehr schmerzhaft und macht die Diagnose Mittelohrentzündung wahrscheinlich. Zusätzlich kann eine Schwerhörigkeit aufgrund der Eiter- oder Flüssigkeitsbil-

Heftige Ohrenschmerzen

dung im Mittelohr festgestellt werden. Der Arzt inspiziert das Trommelfell und sieht dort deutliche Entzündungszeichen.

Chronische Mittel-ohrentzündung

Bei der chronischen Mittelohrentzündung fehlen häufig Schmerzen und Fieber. Zu erkennen sind eine Schwerhörigkeit und das Laufen von Sekret aus dem Ohr. Da die Entzündung eher schleichend verläuft, wird die Schwerhörigkeit oft als Ungezogenheit des Kindes fehlgedeutet (»es will nicht hören«); hält sie länger an, ist die Entwicklung des Kindes womöglich beeinträchtigt.

Komplikationen

Eine eitrige Mittelohrentzündung kann die Gehörknöchelchen im Mittelohr zerstören und so auf Dauer zu Schwerhörigkeit führen. Eine schwere Entzündung kann auch auf die umgebenden Knochen übergreifen, das Kind wirkt hierbei schwer krank. Besonders bei chronischem Verlauf wird die Schwerhörigkeit wahrscheinlich. Unkomplizierte Verläufe sind allerdings die Regel, etliche Kinder machen mehr als eine Otitis durch.

Ganzheitsmedizinische Behandlung

Auf die Einnahme eines Antibiotikums kann meistens verzichtet werden, wenn qualifiziert ganzheitsmedizinisch behandelt wird.

Phytotherapie

Bei Verdacht auf eine Mittelohrentzündung sollten Sie zunächst ein *Zwiebelsäckchen* anfertigen. Schneiden Sie dazu eine frische Zwiebel in kleine Würfel und erhitzen diese vorsichtig in einer Pfanne. Bitte nicht anbraten, sondern nur anwärmen, so daß die Zwiebelwürfel leicht glasig erscheinen. Geben Sie diese dann in ein mehrmals zusammengelegtes dünnes Baumwolltuch und formen ein kleines Säckchen daraus. Lassen Sie es einige Minuten abkühlen und überprüfen an der eigenen Gesichtshaut die Temperatur. Ist diese erträglich, legen Sie das Zwiebelsäckchen auf das kranke Ohr und belassen es dort für ca. 20 Minuten. Es ist oft verblüffend, wie gut die Schmerzen dadurch nachlassen.

Nach dem *Zwiebelsäckchen* geben Sie in das oder die betroffenen Ohren jeweils 1–2 Tropfen *Levisticum-Ohrentropfen (Wala)*.

Zusätzlich geben Sie *Levisticum RHD3-Preßsaft (Weleda)* innerlich 3mal 10 Tropfen, jeweils ¼ Stunde vor den Mahlzeiten über den Tag verteilt. Die meisten Mittelohrentzündungen lassen sich mit dieser Behandlung sehr gut wieder ausheilen.

Bitte suchen Sie den Arzt auf bei sehr starken Schmerzen oder wenn Sie innerhalb von längstens 2 Tagen keine deutliche Besserung erzielen können.

Wann zum Arzt?

Pseudokrupp (subglottische Laryngitis)

Beim Pseudokrupp kommt es, häufig aus vollem Wohlbefinden heraus, nachts, ohne Anzeichen einer Infektion, zu plötzlichen Hustenanfällen und Schleimhautanschwellung im Kehlkopf. Diese Anfälle können wiederholt auftreten und durchaus bedrohlichen Charakter annehmen. Auslöser kann entweder eine Virusinfektion in Form von Schnupfen oder Halsentzündung sein, die einem nächtlichen Anfall 1–2 Tage vorausgeht, oder es handelt sich um eine Reaktion auf Schadstoffe. Es konnte beobachtet werden, daß Pseudokrupp besonders im Winterhalbjahr und bei Inversionswetterlage auftritt, während einer Wetterlage also, bei der sich die Abgase der Autos, der Heizungen und der Industrie sammeln, weil sie wegen einer darüberliegenden Luftschicht nicht abziehen können. Gerade in Gebieten mit kurzfristig starkem Anstieg von Schadstoffkonzentrationen in der Luft wird Pseudokrupp sehr häufig bei Kindern beobachtet.

Auslöser

Symptome und Beschwerden
Ein Pseudokruppanfall geht mit bellendem Husten und Heiserkeit einher. Er tritt vorwiegend nachts auf, und es fällt auf, daß die Kinder die Luft nur sehr schwer einatmen können (im Gegensatz zum Asthma, bei dem die Luft nur sehr schwer ausgeatmet werden kann, siehe Seite 153). In schweren Fällen kann es zur Atemnot kommen, und das Kind wird blau.

Bellender Husten

Betroffen sind vor allem Kinder zwischen dem 3. Lebensmonat und dem 6. Lebensjahr mit einem Gipfel zwischen dem 2. und 3. Lebensjahr. In schweren Fällen läßt sich die Gabe von Cortison nicht umgehen; über die Einweisung ins Krankenhaus sollte Ihr Arzt entscheiden. Mit ganzheitsmedizinischen Methoden können die Anfälle gemildert werden.

Ganzheitsmedizinische Behandlung

Wichtigste Regel beim Pseudokrupp: Ruhe bewahren. Je aufgeregter Sie durch die Notlage Ihres Kindes sind, um so aufgeregter wird auch Ihr Kind sein, wodurch sich die Anfälle verschlechtern.

Erstmaßnahme

Gehen Sie mit Ihrem Kind ins Bad und drehen dort alle heißen Wasserhähne auf. Der entstehende Wasserdampf beruhigt die Schleimhäute und löst den Schleim. Noch besser ist Kamillentee, den Sie im Zimmer verdampfen lassen. Bereiten Sie einen großen Topf vor, geben Sie 4 EL *Kamillenblüten* hinein, die Sie mit 2 Litern kochenden Wassers übergießen. Lassen Sie diese Abkochung im Zimmer verdampfen. Hängen Sie im Zimmer feuchte Tücher oder Bettlaken auf, auch frische Luft ist nützlich (z.B. Spaziergang im Freien mit dem Kind auf dem Arm).

Bachblüten-Therapie

Bei allen akuten und mit Angst besetzten Zuständen wirkt das Bachblütenmittel *Rescue* unterstützend. Geben Sie Ihrem Kind 10 Tropfen aus der Einnahmeflasche direkt in den Mund, und bereiten Sie danach ein Glas nach der Wasserglas-Methode (siehe Seite 38) zu. Lassen Sie Ihr Kind davon alle 10 Minuten einen kleinen Schluck trinken. Nehmen Sie am besten auch selbst 10 Tropfen, um sich zu beruhigen.

Ernährung

Lassen Sie Ihr Kind grundsätzlich viel trinken, damit sich der Schleim besser löst.

Akupunktur

Um Pseudokruppanfälle grundsätzlich zu bessern, empfehlen wir eine Akupunkturbehandlung, die recht erfolgversprechend ist, wenn sie fachgerecht von einem erfahrenen Akupunkturarzt ausgeführt wird.

Zur homöopathischen Behandlung geben Sie nach der Wasserglas-Methode:

Homöopathie

- *Aconitum D6-Globuli (DHU)* im akuten Anfall, wenn der Anfall zwischen 23 und 24 Uhr auftritt.
- *Belladonna D6 Golboli (DHU)*, wenn der Husten nach Mitternacht auftritt.
- *Spongia D6-Globuli (DHU)* im akuten Anfall.

Bewährte homöopathische Langzeittherapie

Zur dauerhaften Behandlung geben Sie, besonders über das Winterhalbjahr, drei homöopathische Mittel im Wechsel, ein Verfahren, das sich in der Praxis sehr gut bewährt. Kleinkinder bekommen täglich jeweils 5, größere Kinder jeweils 10 Kügelchen folgender Arzneimittel:

Im Winter

- morgens *Rumex crispus D12-Globuli (DHU)*
- mittags *Spongia D12-Globuli (DHU)*
- abends *Aconitum D12-Globuli (DHU)*

Verfahren Sie so über längere Zeit. Die Pseudokruppanfälle sollten sich dadurch ganz deutlich bessern; wenn nicht, sollte ein homöopathisch erfahrener Arzt die Mittelwahl überprüfen und gegebenenfalls ändern.

Lungenentzündung (Pneumonie)

Eine Lungenentzündung kann durch Viren, Bakterien, Pilze oder chemische Reize ausgelöst werden. Die Entzündung betrifft das Lungengewebe und da oft die Lungenbläschen (Alveolen). Meist tritt sie nicht isoliert auf, sondern ist Folge einer vorausgegangenen Bronchitis (siehe Seite 79). Lungenentzündungen können akut auftreten oder chronisch bestehen, können nur einen Lungenlappen und da auch nur ein Segment betreffen oder die gesamte Lunge. Wegen der entzündlichen Veränderung der Lunge findet der Gasaustausch in der Lunge nur noch unzureichend statt, so daß weniger Sauerstoff ins Blut aufgenommen werden kann. Die Lungenentzündung stellt daher eine ernste Krankheit dar und kann mit Lebensgefahr einhergehen.

Die Behandlung einer Lungenentzündung gehört in jedem Fall in ärztliche Hände.

Symptome und Beschwerden

Eine Lungenentzündung tritt meist in der Folge einer Bronchitis auf, wenn diese nicht ausheilt. Hohes Fieber wird ebenso beobachtet wie nur gering erhöhte Temperatur, was die Diagnose erschwert. Der Husten ist zunächst trocken, später löst er sich dann. Besonders, wenn auch Lungen- und Rippenfell beteiligt sind, ist der Husten sehr schmerzhaft. Atemnot und Kurzatmigkeit können hinzutreten, das Kind hat das Gefühl, es kann nicht mehr tief einatmen. Als Zeichen der schlechten Sauerstoffversorgung kann es zur Blaufärbung der Lippen kommen. Ob Ihr Kind zu Hause behandelt werden kann oder ob ein Krankenhausaufenthalt notwendig ist, entscheidet der Arzt.

Ganzheitsmedizinische Behandlung

Pflege

Allgemeine Maßnahmen, wie gleichmäßige Bettwärme, regelmäßiges Lüften und Anfeuchten der Zimmerluft sowie Hinweise zur Ernährung, zur Schleimlösung und genügender Trinkmenge, lesen Sie bitte ab Seite 72 nach.

Antibiotika?

Bei einer durch Viren ausgelösten Lungenentzündung helfen keine Antibiotika. Diese sind lediglich bei bakteriellen Lungenentzündungen sinnvoll, je nach Lage des Einzelfalles aber auch zu vermeiden. Dies ist allerdings nur in enger Zusammenarbeit mit einem Arzt möglich, der diese Handlungweise unterstützt. Behandelt werden kann dann homöopathisch, mit Akupunktur bzw. Laserakupunktur und mit Hilfe der Anthroposophischen Medizin sowie der Phytotherapie. Wir haben dies in unserer Praxis schon häufig mit Erfolg durchgeführt.

Voraussetzung für den Einsatz ganzheitsmedizinischer Verfahren sind sehr gute Pflege und genaueste Befolgung der ärztlichen Anweisungen.

Für weitere Hinweise lesen Sie bitte auch unter »Bronchitis« ab Seite 79 nach. Sie sollten aber die homöopathische Mittelwahl oder Behandllung mittels Akupunktur einem erfahrenen ganzheitsmedizinischen Arzt überlassen.

Sollte sich ein Antibiotikum nicht vermeiden lassen, empfehlen wir nach Ausheilung der Lungenentzündung zur Sanierung der Darmflora eine Symbioselenkung (siehe auch Seite 43). Sprechen Sie bitte auch darüber mit Ihrem Arzt.

Klopfmassage

Je besser die Durchblutung im Brustkorb ist und je besser Ihr Kind Schleim abhusten kann, desto besser kann der Körper eine schwere Bronchitis oder Lungenentzündung bekämpfen. Hierbei hilft eine regelmäßige Klopfmassage.

Die Lunge ist immer in der nach unten gerichteten Seite am besten durchblutet. Um also die Durchblutung in allen Lungenabschnitten anzuregen, sollten Sie Ihr Kind regelmäßig umlagern: Auf dem Rücken/auf dem Bauch mit erhöhtem Oberkörper/mit horziontalem Oberkörper/in Kopftieflage. Das sind schon sechs verschiedene Lagerungen. Dann ebenso in Seitenlage rechts und links verfahren.

Lagerung

In jeder Lage klopfen Sie den Brustkorb mit kleinen, aber festen Bewegungen. Sie formen Ihre Hand zur »Pfötchenstellung«. Klopfen Sie immer von außen in Richtung Brustkorbmitte. Abschließend sollte das Kind versuchen, abzuhusten.

Fordern Sie Ihr Kind auch immer wieder auf, trotz der erschwerten Einatmung möglichst tief zu atmen!

Asthma bronchiale

Wird im Kapitel »Allergien« ausführlich geschildert (Seite 153).

Krankheiten des Magen-Darm-Traktes

Der Verdauungstrakt des Menschen besteht in der Reihenfolge der Nahrungspassage aus Mund, Rachen, Speiseröhre, Magen, Zwölffingerdarm, Dünndarm mit anhängendem Blinddarm, Dickdarm, Enddarm und After. Krankheiten der Verdauungsorgane können die unterschiedlichsten Ursachen haben, die sowohl auf körperlichem als auch auf seelischem/geistigem Gebiet liegen können.

Ursachen

Anzeichen

Die häufigsten Krankheiten des Magen-Darm-Traktes äußern sich durch Übelkeit, Erbrechen und (oder) Durchfall. Orientieren Sie sich ab Seite 58 und 92, ob die Symptome Ihres Kindes auf eine Magen-Darm-Krankheit hinweisen oder ob diesen Symptomen eine andere Ursache zugrunde liegen kann, denn nicht immer ist beispielsweise Erbrechen ein Hinweis auf eine Störung, die vom Magen-Darm-Trakt ausgeht.

Zu Durchfall finden Sie auf den Seiten 55 und 93 Wissenswertes. Im folgenden besprechen wir zwei spezielle Durchfallkrankheiten.

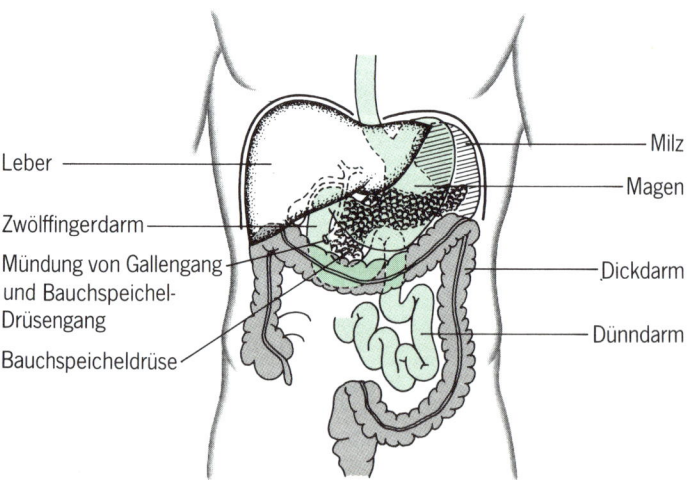

Leber

Zwölffingerdarm

Mündung von Gallengang und Bauchspeichel-Drüsengang

Bauchspeicheldrüse

Milz

Magen

Dickdarm

Dünndarm

Lage von Magen und Darm in der Bauchhöhle

Salmonellen- und Shigellen-Infektion (Salmonellenenteritis)

Eine Infektion mit Salmonellen oder Shigellen, hervorgerufen durch verdorbene Nahrungsmittel wie Eier, Mayonnaise oder Kartoffelsalat geht mit Erbrechen, schweren Durchfällen über mehrere Tage und mit erheblichem Flüssigkeitsverlust, teilweise auch mit hohem Fieber einher. Durchfall ist allerdings kein Symptom, das in jedem Fall bei Salmonellen-Infektion auftreten muß!

Je kleiner die betroffenen Kinder sind, desto gefährlicher sind die Auswirkungen des Wasserverlustes, so daß eine Salmonellen- noch eher eine Shigelleninfektion für Säuglinge lebensbedrohlich sein kann. Die Kinder wirken eingefallen und regelrecht vertrocknet.

Bei solchen Anzeichen gehört Ihr Kind umgehend zur ärztlichen Behandlung in ein Krankenhaus. Nur dort kann der lebensgefährliche Flüssigkeitsverlust beispielsweise mit Infusionen behandelt werden.

Ein Zeichen für eine gefährliche Stoffwechselentgleisung ist der Azetongeruch in der Atemluft Ihres Kindes, der an den Geruch von Klebstoff erinnert.

Gefahr

Durchfall nach Antibiotika-Einnahme (Antibiotikaenteritis)

Durch mehrmalige oder längere Antibiotikagaben wird unter anderem die Darmflora nachhaltig geschädigt. Die im Darm siedelnden nützlichen Bakterien werden durch das Antibiotikum ebenfalls vernichtet und damit das Immunsystem geschwächt. Problematisch sind aber auch Bakterien, die sich an die Antibiotika »gewöhnen«, gegen sie resistent werden und folglich auch nicht mehr mit Antibiotika behandelt werden können. In jedem Fall kann der Darm seine Aufgabe, nämlich die Eindickung des Stuhls, nicht mehr erledigen. Immer wiederkehrende Durchfälle sind die Folge.

Hier ist eine Darmsanierung mittels Symbioselenkung (siehe Seite 43) anzuraten. Dadurch wird die natürliche Bakterienflora des Darmes wieder hergestellt und so die Durchfälle beseitigt. Sprechen Sie darüber mit Ihrem Arzt.

Darmsanierung

Eine zweite Art des Durchfalls im Zusammenhang mit Antibiotikaeinnahme ist die Antibiotika-Enteritis im engeren

Blutiger Schleim

Sinne, die umgehend vom Arzt behandelt werden muß. Sie ist erkennbar an heftigen Durchfällen und teilweise blutigen Schleimbeimengungen zum Stuhl.

Reisekrankheit

Unter Reisekrankheit versteht man Übelkeit mit oder ohne Erbrechen in Zusammenhang mit Reisen, entweder per Auto, Bahn, Flugzeug oder Schiff. Weiterhin kann es zu Schwindel, Schweißausbrüchen und Kopfschmerzen kommen. Ursache ist die Stimulation des Gleichgewichtsorgans, das mit dem Hirnstamm in Verbindung steht und dort oben genannte Symptome auslöst.

Ganzheitsmedizinische Behandlung

Verhalten

Vor Reisebeginn sollten Sie nur leichte Nahrung zubereiten, alles Schwerverdauliche ist zu vermeiden. Am günstigsten ist etwas Zwieback und Tee. Da auch die seelische Verfassung eine Rolle spielt, beruhigen Sie Ihr Kind insbesondere vor weiteren Reisen. Achten Sie auf eine möglichst aufrechte Sitzhaltung, so daß Magen und Darm nicht zusammengedrückt werden. Sorgen Sie für regelmäßige Pausen auf Autoreisen.

Auf keinen Fall sollte Ihr Kind lesen oder sich auf ein Spiel konzentrieren. Durch den sich bewegenden Körper, aber einen festen Blick auf ein Buch wird das Gleichgewichtsorgan stark gereizt. Leiten Sie Ihr Kind an, z.B. auf Bahnreisen nicht auf die vorbeiziehenden Oberleitungsmasten zu schauen, sondern sich einen Punkt in der Ferne zu suchen, den es fixiert. Das entlastet das Gleichgewichtsorgan.

Homöopathie

Zur homöopathischen Behandlung geben Sie ab 2 Tage vor Reisebeginn und während der Reise:

- Bei Schwindel mit Schwächegefühl und Übelkeit mit Neigung zum Kollaps: *Cocculus D30-Globuli (DHU)* 3mal 5 Globuli täglich.
- Bei Übelkeit, besonders bei Autofahrten ins Tal oder Luftlöchern beim Fliegen, keine Kollapsneigung: *Borax D12-Globuli (DHU)* 3mal 5 Kügelchen.

Bewährt ist das Komplexmittel *Nausyn-Tabletten (Weleda).* Geben Sie ab 2 Tage vor Reisebeginn 3mal täglich 1 Tabl., die Ihr Kind im Munde zergehen läßt, und während der Reise alle 3 Stunden 1 Tabl.

Anthroposophie

Zur schnellen Linderung der Übelkeit können Sie den Akupunkturpunkt Kreislauf 6 (siehe Seite 60) massieren. Alle 10 Minuten für 30 Sekunden.

Akupunktur

Weiterhin hat sich das Similiaplexmittel *Cocculus Similiaplex-Tropfen* bewährt. Geben Sie 3mal täglich

Komplexmittel

- 3mal 2 Tropfen beim Säugling
- 3mal 5 Tropfen beim Kleinkind
- 3mal 10 Tropfen beim Schulkind

Sie können bei akuten Beschwerden während der Fahrt auch die Wasserglas-Methode (siehe Seite 38) anwenden. Säuglingen und Kleinkindern geben Sie die Mischung aus dem Wasserglas ins Fläschchen.

Magen-Darm-Grippe

Die Magen-Darm-Grippe oder der akute Brechdurchfall gehören neben den Erkältungskrankheiten zu den häufigsten Erkrankungen des Kindesalters. Gerade im Sommer erkranken Kinder durch das leichte Verderben vieler Nahrungsmittel sehr häufig daran. Sowohl Bakterien als auch Viren können die lästige, meist aber leicht verlaufende Erkrankung auslösen. Magen-Darm-Grippen sind hochgradig ansteckend, d.h. hat erst einmal ein Familienmitglied sich die Krankheit eingefangen, erkranken die anderen mit ziemlicher Sicherheit innerhalb von 24 bis 48 Stunden auch daran. Die Übertragung erfolgt durch Kontakt mit infektiösem Material, also Stuhl, Erbrochenem, verschmutzter Bettwäsche etc. Hygiene tut also not!

Dauert eine Magen-Darm-Grippe mit hohem Fieber länger als 24 Stunden, muß ein Arzt hinzugezogen werden.

Die allermeisten Kinder verkraften eine Magen-Darm-Grippe ohne Schwierigkeiten und Komplikationen.

Symptome und Beschwerden
Die Magen-Darm-Grippe beginnt mit auffälliger Appetitlosigkeit, Blässe und Übelkeit. Die Kinder wirken ruhig, kleine

Kinder geradezu apathisch und bewegungsarm. Dann setzt häufig zunächst ganz plötzlich das Erbrechen ein, meist mehrmals hintereinander im Abstand von 10–60 Minuten, bis der Mageninhalt vollständig entleert ist und endet damit, daß nur noch grünliche Magenflüssigkeit und Schleim erbrochen wird. Manchmal setzt bereits während der Phase des Erbrechens, sonst kurze Zeit später, der Durchfall ein, oft einhergehend mit schmerzhaften Darmkrämpfen.

Schmerzhafte Krämpfe

Der Stuhl ist meist wäßrig und ausgesprochen übelriechend. Das krampfartige Entleeren des Magens und des Darmes empfinden die Kinder als erschreckend. Sie fühlen sich hilflos und ausgeliefert, so daß sie meist verängstigt und anlehnungsbedürftig sind.

Ganzheitsmedizinische Behandlung

Allgemeine Maßnahmen

Da die Magen-Darm-Grippe sich hauptsächlich aus den Symptomen Erbrechen und Durchfall zusammensetzt, behandeln Sie Ihr Kind bitte wie unter Durchfall, ab Seite 55, und wie unter Erbrechen, ab Seite 58 angegeben. Im Vordergrund steht also die Flüssigkeitszufuhr und der Ausgleich des Salzverlustes, damit Ihr Kind nicht austrocknet. Besonders kleine Kinder sind hier gefährdet. Zunächst führen Sie eine Teepause durch, danach bauen Sie die Ernährung langsam wieder auf. Bettruhe ist angebracht, eine homöopathische Behandlung sehr anzuraten. Denken Sie zum Entgiften des Körpers an *Birkenkohle compositum (Weleda)*.

Jeder länger als 2 Tage dauernde Durchfall mit Erbrechen gehört in ärztliche Behandlung.

Symbioselenkung

Nach erfolgreicher Behandlung einer Magen-Darm-Grippe ist die natürliche Bakterienflora des Darms, die wichtige Abwehrfunktionen wahrnimmt, gestört. Sie sollten zum Aufbau der natürlichen Bakterienflora eine Symbioselenkung mit den Präparaten *Symbioflor 1* und *Symbioflor 2* als Tropfen durchführen. Dazu gehört auch eine entsprechende Ernährung, weil die Symbioselenkung ansonsten erfolglos bliebe. Lesen Sie zur Durchführung bitte ab Seite 43 nach.

Nach einer Magen-Darm-Grippe tritt übrigens häufig eine leichte Verstopfung auf. Dies ist normal, da nach den häufigen Darmentleerungen erst wieder Stuhl gebildet werden muß. Dauert die Verstopfung nicht länger als 3 Tage, gibt es keinen Grund zur Sorge.

Verstopfung (Obstipation)

Von Verstopfung spricht man bei Darmentleerungen, die seltener als alle 4 Tage stattfinden. Eine Verstopfung ist zunächst ein Symptom; ob auch eine Krankheit vorliegt, muß abgeklärt werden. Sind Sie sich selbst unsicher, fragen Sie Ihren Hausarzt. Ursache für eine Verstopfung ist häufig eine Nahrungsumstellung (z.B. durch Urlaub) oder eine Änderung der Lebensumstände, z.B. durch einen Umzug. Infekte und Krankheiten jeder Art können zunächst mit Verstopfung einhergehen, weil die Darmfunktion pausiert. Trinkt das Kind zu wenig oder verliert es viel Flüssigkeit, weil es schwitzt oder fiebert, kann sich ebenfalls eine Verstopfung einstellen. Verschiedene Medikamente können eine Verstopfung als Nebenwirkung verursachen. Häufig sind Kinder einfach falsch ernährt oder haben zu wenig Bewegung. Es gibt einige schwerwiegende organische Veränderungen, die mit mangelnder Stuhlabgabe einhergehen.

◆ Grundsätzlich sollten Sie bei hartnäckigen Verstopfungen einen Arzt konsultieren.

Fissuren

In seltenen Fällen kann eine kleine Verletzung am After (Analfissur), die sehr schmerzhaft sein kann, für eine Verstopfung verantwortlich sein, weil das Kind den Stuhlgang aus Angst vor den Schmerzen absichtlich zurückhält. Der Einriß der Afterschleimhaut ist oft selbst schon Folge eines zu harten Stuhls.

Psyche

Zuletzt gibt es auch rein psychische Gründe für Verstopfungen, bei denen Kinder z.B. durch eine zu strenge Sauberkeitserziehung zu sehr auf ihren Stuhlgang fixiert werden. Sowohl ein Zuviel als auch ein Zuwenig an Aufmerksamkeit für die Ausscheidungen gerade kleiner Kinder ist schlecht.

Stopfende Nahrungsmittel

Der Genuß stopfender Nahrungsmittel kann zum einen eine Verstopfung auslösen, zum anderen zur Behandlung eines dünnen Stuhls eingesetzt werden. Dazu gehören u. a.:

- alle faserarmen Lebensmittel (v. a. Weißmehlprodukte)
- Bananen
- Kakao und Produkte daraus
- gerbsäurereiche Lebensmittel, z.B. länger als 5 Minuten gezogener Schwarztee
- getrocknete Heidelbeeren

Symptome und Beschwerden

Eine Verstopfung entsteht erst, wenn der Kot zulange im Darm bleibt und dadurch soweit eingedickt wird, daß er sehr hart wird und nur schwer zu entleeren ist. Das ist häufig mit Schmerzen verbunden, außerdem entsteht Völlegefühl und ein aufgetriebener Bauch. Die Kinder haben keinen Appetit mehr.

Wenn Ihr Kind regelmäßig, aber nur alle zwei Tage Stuhlgang hat und dieser eine normale Beschaffenheit zeigt, ist das keine Verstopfung. Bei an der Brust ernährten Säuglingen ist ein Stuhlgang alle 2–3 Tage noch normal, bei noch selteneren Stuhlgängen bekommt es womöglich nicht genug Muttermilch und müßte zugefüttert werden.

Ganzheitsmedizinische Behandlung

Nahrungs-umstellung

Neigt Ihr Kind zur Verstopfung, ist eine grundsätzliche Nahrungsumstellung auf ballaststoffreiche Vollwertkost dringend anzuraten. Besonders Vollkorn- und Kleieprodukte enthalten Quellstoffe, die sich vorteilhaft auf die Darmtätigkeit und die mühelose Stuhlentleerung auswirken. Den Genuß von Schokolade, Süßigkeiten, Weißbrot und Nudeln sollten Sie zugunsten einer Vollwerternährung mit reichlich Obst und Gemüse einschränken.

Trinken

Zweite wichtige grundsätzliche Maßnahme gegen Verstopfung ist das ausreichende Trinken. Auf Seite 262 ist der Flüssigkeitsbedarf abhängig vom Lebensalter wiedergegeben. Manche Verstopfung hat sich schon nach ausreichender Trinkmenge gegeben. Besonders zu empfehlen sind Kräuter- und Früchtetees sowie verdünnte Fruchtsäfte aller Art.

Bewegung

Dritte grundsätzliche Maßnahme: Verschaffen Sie Ihrem Kind ausreichend Bewegung. Gerade Schulkinder, besonders die älteren, sind so oft in den Schulalltag eingespannt, daß sie kaum noch Bewegung bekommen. Verstopfung ist die Folge. Alle Ausdauersportarten, also beispielsweise Radfahren, Laufen etc., aber auch alle Bewegungsspiele, so z.B. Fußball, Handball, sind hier geeignet. Kleine Kinder sollten draußen spielen und toben gehen.

Hausmittel bei Verstopfung

- Für Kinder ab 3 Jahren empfiehlt es sich, einen halben geriebenen Apfel mit 100 ml Dickmilch und 1 EL Leinsamen zu mischen, abends vor dem Zubettgehen mit reichlich Flüssigkeit geben.
- Oder: Vier Trockenpflaumen, über Nacht in Wasser eingeweicht, morgens mit 100 ml Apfelmus und 1 EL Weizenkleie mischen und Ihrem Kind zu essen geben. Dazu soll es reichlich trinken.
- Für Kinder ab 5 Jahren: Salat von Weißkohl roh oder kurz gekocht.
- Heilkräutertee: *Wegwarte, Quecke, Anissamen, Kamillenblüten.* Zu gleichen Teilen in der Apotheke mischen lassen; einen Teelöffel der Mischung auf eine Tasse kochendes Wasser geben, 10 Minuten ziehen lassen, abseihen. 3mal täglich eine Tasse trinken lassen, Kleinkindern ins Fläschchen geben und etwas mit Honig süßen.
- *Milchzucker:* Für Kinder jeden Alters können Sie Milchzucker statt normalem Zucker oder Honig verwenden. Zwei Teelöffel täglich haben einen abführenden Effekt. Aber Vorsicht! Milchzucker wirkt als Abführmittel, deswegen nicht über längere Zeit geben, weil der Darm sich daran gewöhnt und die Verstopfung noch hartnäckiger werden kann.

Symbioselenkung

Ist die Verstopfung in Folge einer gestörten oder zerstörten Darmflora, z.B. nach der Einnahme eines Antibiotikums entstanden, sollten Sie eine Symbioselenkung durchführen. Anleitung dazu ab Seite 43.

Entspannung

Bei chronischen Verstopfungen wirkt sich das Erlernen eines kindgerechten Entspannungstrainings (z.B. Autogenes Training) sehr positiv aus. Achten Sie darauf, daß der Kurs von einem Arzt geleitet wird.

Abführmittel?

Von der Gabe von Abführmitteln sowie der Verabreichung von Einläufen raten wir ab. Abführmittel führen zur Gewöhnung und letztlich zu verschlimmerter Verstopfung. Einläufe führen durch die damit verbundene Manipulation am After zu einer zusätzlichen analen Fixierung des Kindes, das ja ohnehin schon durch die seltene Darmentleerung besonders auf seine Ausscheidungsfunktionen aufmerksam ist. Häufig kommt es zu einer Verschlimmerung des Symptombildes.

Erziehung

Von der früheren Vorstellung, Kinder müßten jeden Tag möglichst zur gleichen Zeit ihr »Geschäft« verrichten, warnen wir nachdrücklich. Aus psychosomatischer Sicht kann hier viel Schaden angerichtet werden. Lassen Sie ihr Kind selbst bestimmen, wann es Stuhlgang haben will. Wenn der Stuhlgang erstmal zum Thema zwischen Mutter und Kind geworden ist, wird das Kind immer versuchen, damit zu manipulieren. Das ist von Ihrem Kind nicht böse gemeint, sondern Teil der normalen kindlichen Entwicklung.

Homöopathie

Verstopfungen lassen sich auch sehr gut homöopathisch behandeln. Die Mittelwahl ist allerdings nicht ganz einfach, da sehr viele zur Verfügung stehen und gerade bei chronischer Verstopfung möglichst ein Konstitutionsmittel, also ein Mittel, das auch alle anderen Symptome Ihres Kindes miteinbezieht, gefunden werden sollte. Das kann ein ganzheitsmedizinischer oder homöopathischer Arzt.

Anthroposophie

Als Versuch einer Selbstbehandlung gibt es aus der Anthroposophischen Medizin ein Komplexmittel mit homöopathischen Bestandteilen: *Laxadoron-Pulver (Weleda)*. Geben Sie Ihrem Kind abends 1–2 Messerspitzen des Pulvers in Flüssigkeit gerührt, bei Bedarf auch mehr.

Akupunktur

Besonders gegen chronische Verstopfung hilft sehr gut die Akupunktur. Sie können Ihr Kind wieder akupressieren, indem Sie Druck auf Akupunkturpunkt ausüben. Wie das geht, lesen Sie auf Seite 27.

Akupressur zur Selbstbehandlung

Verwenden Sie bei Verstopfung die Punkte

Ma 25 etwa 2 cm seitlich des Nabels (siehe Seite 101).

Bl 25 Tasten Sie den untersten Lendenwirbel Ihres Kindes. 2 cm links und rechts neben der Wirbelsäule liegt der Akupunkturpunkt (siehe Seite 101).

Di 4 Bei an den Zeigefinger angelegtem Daumen auf der höchsten Erhebung des Muskelbauches, der sich auf dem Handrücken bildet (siehe Seite 76).

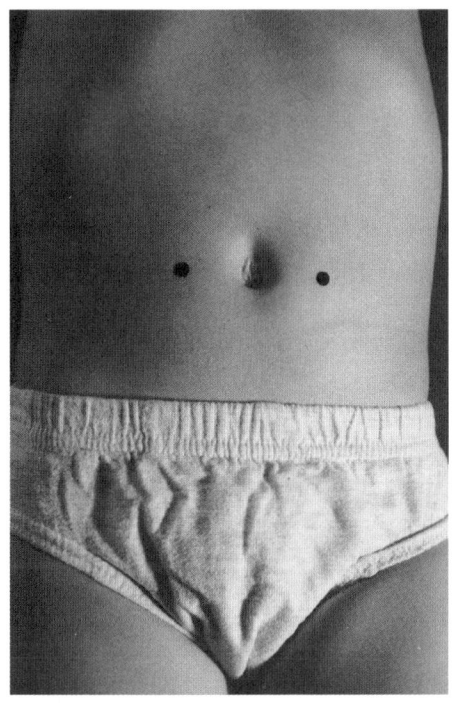

Akupunkturpunkt
Magen 25/Ma 25

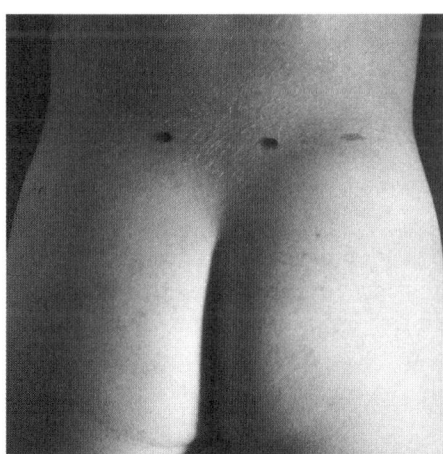

Akupunkturpunkt
Blase 25/Bl 25

Massage

Unterstützend wirkt besonders auch bei Säuglingen eine Bauchmassage. Massieren Sie vorsichtig mit einer Hand im Uhrzeigersinn (!) in kleinen kreisenden Bewegungen, am besten unter Verwendung von *Kamillenöl* aus der Apotheke, entlang des Dickdarms.

Magenschleimhautentzündung/ Der empfindliche Magen

Eine Magenschleimhautentzündung im Kindesalter ist sehr selten. Um so häufiger gibt es aber Kinder mit empfindlichem Magen. Gerade empfindsame und sensible Kinder reagieren auf Ängste, Streßsituationen und Leistungsdruck mit Magenschmerzen, Magendrücken und Völlegefühl. Betroffen sind hier kleine Kinder, die sich bedrängt fühlen, häufig auch ältere Schulkinder, die sich den Anforderungen des Schulalltags nicht gewachsen fühlen. Diese Symptomatik kann sich bis zu einer akuten Magenschleimhautentzündung ausweiten.

Symptome und Beschwerden

Eine Entzündung der Magenschleimhaut erkennen Sie an Bauchschmerzen meist im Oberbauch, die aber auch auf den gesamten Bauch ausstrahlen kann. Es können Sodbrennen und Übelkeit, womöglich auch Erbrechen hinzutreten.

Handelt es sich um einen chronisch empfindlichen Magen, klagen die Kinder über Übelkeit, Völlegefühl, Aufstoßen, Appetitmangel und ein Druckgefühl im Oberbauch.

Ganzheitsmedizinische Behandlung

Teepause

In der akuten Phase einer Magenschleimhautentzündung ist zunächst eine Teepause angezeigt, also nichts mehr essen, sondern nur noch Tee trinken. Bereiten Sie dazu *Kamillenblütentee* zu, indem Sie 1 Teelöffel *Kamillenblüten* aus der Apotheke mit einer Tasse kochenden Wassers überbrühen, 10 Minuten ziehen lassen und dann abseihen. Geben Sie Ihrem Kind immer wieder in kleinen Schlucken davon zu trinken.

Rollkur

In hartnäckigen Fällen machen Sie eine sogenannte Rollkur mit *Kamillentee*. Bereiten Sie dazu den *Kamillentee* wie eben beschrieben und lassen Ihr Kind eine Tasse davon trinken. Dann legen Sie Ihr Kind 3 Minuten auf den Bauch, dann 3 Minuten auf die rechte Seite, dann 3 Minuten auf den Rücken und zum Schluß 3 Minuten auf die linke Seite. Auf diese Weise benetzt der entzündungslindernde Kamillentee alle Magenwände und beruhigt die Symptome.

Müssen Sie auch Symptome wie Übelkeit und Erbrechen mitbehandeln, lesen Sie bitte dort nach.

Kamillenwickel

Als weitere Maßnahme zur Krampf- und Schmerzlösung haben sich warme Kamillenwickel bewährt. Dazu tränken Sie ein langes Baumwolltuch (z.B. Baumwollwindel) mit warmem Kamillentee (Temperatur vorher an der eigenen Wange testen), den Sie nach oben genanntem Rezept zubereitet haben und legen dieses Tuch Ihrem Kind auf den Bauch. Über das mit *Kamillentee* getränkte Baumwolltuch wickeln Sie ein warmes, weiches Wolltuch. Anwendungsdauer: 15 bis 20 Minuten.

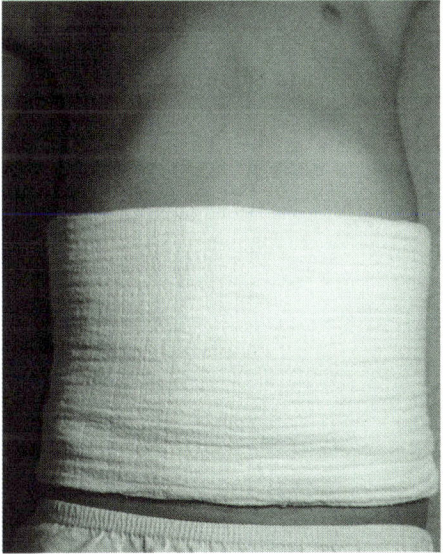

❖

Bei einer Blinddarmentzündung sind alle Wärmeanwendungen verboten. Diagnose erforderlich.

Bauchwickel

Bettruhe

Legen Sie Ihr Kind ins Bett, gleichmäßige Bettwärme und Ruhe sorgen für die jetzt notwendige Entspannung. Geben Sie ihm eine Wärmflasche, wenn ihm dies angenehm ist.

Kostaufbau

Symptome eines empfindlichen Magens lassen sich so bald bessern, so daß Sie auch bald mit dem Kostaufbau, wie auf Seite 56 beschrieben, beginnen können. Nach einer Magenschleimhautentzündung müssen Sie vorsichtiger verfahren, also die Teepause ausweiten, bis die Symptome wirklich besser werden. Dann stufenweiser Kostaufbau.

Akupunktur

Akupressur zur Selbstbehandlung

Zur Beruhigung des Magens, auch bei Magenkrämpfen, können Sie jeweils am rechten und linken Bein den Akupunkturpunkt Magen 36 akupressieren.

Ma 36 Zur Punktsuche fahren Sie das Schienbein Ihres Kindes mit dem Finger nach oben ab. Wenn Sie kurz vor dem Knie eine rauhe Stelle spüren, gehen Sie 2 cm nach außen, dort liegt der Punkt. Massieren Sie den Punkt mit etwas Druck, aber so, daß es noch angenehm ist.

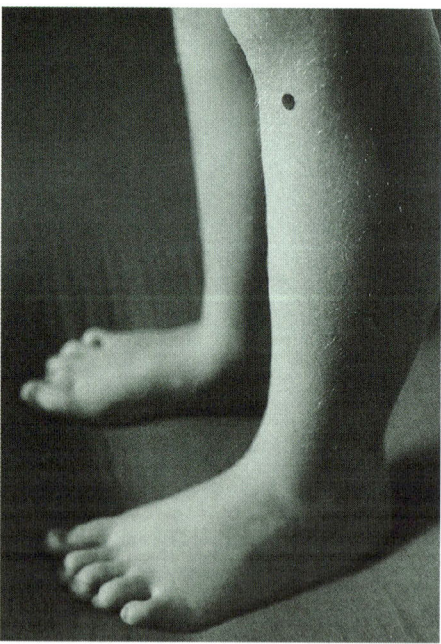

Akupunkturpunkt
Magen 36/Ma 36

Entspannung

Wenn Sie wissen, daß Ihr Kind schnell mit empfindlichem Magen oder Bauchschmerzen reagiert, sollten Sie Ihm das Erlernen eines Entspannungstrainings, am besten das Autogene Training, ermöglichen, da dieses sich bei streßbedingten Erkrankungen besonders positiv auswirkt. Das Erlernen ist etwa ab einem Alter von 6–7 Jahren möglich. Weitere Informationen dazu auf Seite 31.

Blähungen

Unter Blähungen haben häufig Babys zu leiden. Besonders während der ersten drei Lebensmonate können die lästigen und sehr schmerzhaften Darmkrämpfe auftreten, die man deshalb Dreimonatskoliken nennt. Leider machen sich Dreimonatskoliken häufig nachts bemerkbar, so daß auch die Eltern leidgeprüft sind.

Dreimonatskoliken

Ursachen sind die Schwierigkeiten des Säuglings, seine Nahrung ohne allzu heftige Gasbildung zu verdauen, und Anpassungsschwierigkeiten an die ihm angebotene Nahrung außerhalb des Mutterleibs nach der Geburt.

Bei älteren Kindern können Blähungen entweder auf organische Veränderungen, z.B. der Verdauungsorgane hinweisen, oder sie sind seelisch bedingt.

Symptome und Beschwerden

Die Babys krümmen sich, ziehen die Beinchen an und schreien vor Schmerzen. Bei älteren Kinder können Bauchschmerzen unter Umständen auch mit Koliken verbunden auftreten. Deshalb sollte besonders bei älteren Kindern eine organische Ursache ausgeschlossen werden. Babys mit Dreimonatskoliken können Sie sehr gut selbst behandeln.

Ganzheitsmedizinische Behandlung

Ein Baby, das an Dreimonatskoliken leidet, nehmen Sie unter beruhigendem Zureden hoch. Häufig lösen sich dabei schon die ersten Winde. Halten Sie das Baby aufrecht an Ihrem Körper, oder legen Sie es in Bauchlage auf Ihren Unterarm (Wiegehaltung), bis es sich beruhigt hat. Die Darmwände bestehen aus glatter Muskulatur, die sich leicht verkrampfen kann, gerade bei kleinen Kindern. Je wohler sich Ihr Kind fühlt, desto weniger Verkrampfungen treten auf. Tragen Sie Ihr Baby so oft wie möglich in einem Tragetuch

Hautkontakt und Wärme

am Körper. Ihre Körperwärme und die schaukelnden Bewegungen, die Sie Ihrem Baby vermitteln, wirken sich positiv aus, so daß weitere Verkrampfungen gelöst werden können.

Eine Wärmflasche mit ins Bettchen gegeben kann zur weiteren Entspannung und zum Wohlbefinden beitragen.

Massage

Machen Sie zusätzlich bei Blähungen regelmäßig Bauchmassagen. Massieren Sie 2mal täglich sanft den Bauch Ihres Babies im Uhrzeigersinn mit *Cuprum metallicum präparatum 0,4%-Salbe (Weleda)*. Achten Sie unbedingt auf die Massagerichtung im Uhrzeigersinn, sonst wird alles noch schlimmer.

Ernährung

Denken Sie bei Säuglingen an einen regelmäßigen Ernährungsrhythmus. Viele Eltern berichten, ihr Baby fange 20 Minuten nach dem Stillen an, schrill zu schreien, so daß sie der Meinung gewesen seien, es habe vielleicht wieder Hunger. Halten Sie unbedingt einen Rhythmus beim Stillen oder Fläschchengeben ein, denn wenn sich halbverdaute mit frischer Milch mischt, entstehen erst recht Verdauungsprobleme. Lassen Sie Ihr Baby nach den Mahlzeiten ausgiebig »Bäuerchen« machen, so daß nicht noch zusätzlich verschluckte Luft drücken kann.

Phytotherapie

Wenn ältere Kinder unter Blähungen leiden und keine organischen Störungen vorliegen, geben Sie Kümmel als *Kümmelsamentee* und in Form von *Kümmelöl*. Hierzu überbrühen Sie ½ Teelöffel *Kümmelsamen,* den Sie vorher in einem Mörser oder mit einem Löffel auf einer Untertasse zerkleinert haben, mit ½ Liter kochendem Wasser. 10 Minuten ziehen lassen und dann abseihen. Klein- und Schulkinder trinken davon 1–2 Tassen täglich.

Das Kümmelöl wenden Sie als Einreibung an. Nehmen Sie dazu 2–3 Tropfen Kümmelöl, die Sie sanft zwischen Brustbein und Nabel und um den Nabel herum verreiben.

Symbioselenkung

Treten Blähungen häufiger auf, sollten Sie ab Kleinkindalter aufwärts unbedingt eine Symbioselenkung durchführen, die die natürliche Darmflora wiederherstellt, so daß Blähungen (wie auch viele andere Darmbeschwerden) behoben werden können. Die Durchführung ist ab Seite 43 beschrieben.

Geben Sie dazu, besonders bei Dreimonatskoliken, 20 Minuten vor jeder Mahlzeit 3 Globuli der geeigneten Arznei direkt in den Mund oder ins Fläschen mit Fencheltee:

Homöopathie

- Bei besonders zornig schreienden Babys, die auch durch Herumtragen sich nur für kurze Zeit beruhigen und die ungeduldig, ärgerlich und gereizt wirken: *Chamomilla D6 (DHU)*.
- Bei sehr ängstlichen Babys und Kindern, die unter kolikartigen Schmerzen und Blähungen leiden, deren Bauch von der Luft sichtbar aufgetrieben ist: *Carbo vegetabilis D6-Globuli (DHU)*.
- Bei gestillten Babys, bei denen nach der Nahrungsaufnahme krampfartige Schmerzen auftreten (Erbrochenes und die Stühle riechen sauer, das Kind verträgt keine Milch): *Magnesium carbonicum D6-Globuli (DHU)*.

Ein Hinweis für geplagte Eltern

Jeder, der schon einmal versucht hat, ein schrill schreiendes Baby zu beruhigen, weiß, wie sehr dies an den Nerven zehren kann. Besonders nachts, wenn Sie selbst müde sind, sollten Sie darauf achten, daß Sie auch eine für sich selbst einigermaßen bequeme Lage finden. Bewährt haben sich, neben Schaukelstühlen, besonders auch Hängematten oder Hängesitze. Das sanfte Schaukeln beruhigt die Babys, und vielleicht bekommen so Mutter und Kind den notwendigen Schlaf.

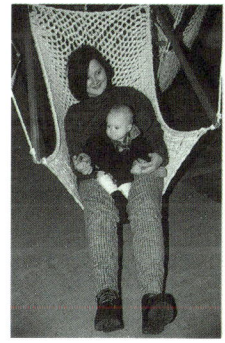

Nabelkoliken

Die Nabelkolik ist zunächst ein Symptom, von dem Kleinkinder, aber auch ältere Kinder oder sogar Schulkinder betroffen sein können. Am häufigsten treten sie zwischen dem 3. und 10. Lebensjahr auf.

Nabelkoliken liegt kein organischer Defekt zugrunde. Die Diagnose Nabelkolik kann allerdings erst gestellt werden, wenn alle anderen Ursachen für Bauchschmerzen ausgeschlossen sind. Das sind vor allem Magen- und Darmkrankheiten (z.B. auch eine Blinddarmentzündung) und Nierenkrankheiten (z.B. auch Nierensteine).

Kein organischer Defekt

Wegen der starken Schmerzen dieser Kinder wurde schon so manche unnötige Blinddarmoperation vorgenommen. Da tatsächlich aber auch einmal eine Blinddarmentzündung (Seite 110) dahinterstecken kann, ist eine sorgfältige ärztliche Klärung notwendig.

Symptome und Beschwerden

Die Kinder klagen über periodisch auftretende, krampfartige Leibschmerzen, besonders um den Nabel herum. Sie sind dabei häufig blaß, ihnen ist übel, manchmal bis zum Erbrechen, und der Kopf schmerzt.

Verstopfung und Durchfall wechseln sich ab. Auslösend wirken häufig Spannungen auf seelischer Ebene, besonders Überforderungen spielen eine wichtige Rolle. So treten die Beschwerden meist in unmittelbarer zeitlicher Nähe zu überfordernden Situationen auf, z.B. morgens, kurz vor dem Kindergarten oder Spielgruppenbesuch, vor oder während bestimmter Schulstunden oder zur Hausaufgabenzeit. Auch Konflikte zu Hause können Nabelkoliken auslösen.

Ganzheitsmedizinische Behandlung

Phytotherapie

Bereiten Sie Ihrem Kind einen warmen *Kamillenwickel* und legen diesen auf den schmerzenden Bauch. Zur Zubereitung lesen Sie bitte auf Seite 103. Belassen Sie den Wickel für ca. 15 Minuten, und streicheln Sie den Bauch im Anschluß daran vorsichtig im Uhrzeigersinn (!) mit *Chamomilla, Flos H 10%-Öl (Weleda)*.

Achten Sie darauf, daß Ihr Kind in Schule und Kindergarten nicht übermäßig belastet wird. Suchen Sie Kontakt zu Erziehern und Lehrern, und sorgen Sie dafür, daß Ihr Kind nicht zu Leistungen gedrängt wird, zu denen es noch nicht bereit ist.

Anthroposophie

Aus der Antroposophischen Medizin empfehlen wir

- kleinen Kindern: *Chamomilla Radix äthanol. Decoctum D6-Tropfen (Weleda)*, 3mal täglich 3 Tropfen,
- älteren Kindern: *Colocynthis D4-Tropfen (Weleda)*, 3mal täglich 5 Tropfen.

Ausgezeichnet wirkt eine homöopathische Behandlung. Geben Sie Ihrem Kind:

- Wenn das Kind ängstlich und schnell erschöpft ist und die Nabelkoliken durch Essen besser werden: *Calcium phosphoricum D6-Globuli (DHU)*, kleinen Kindern 3mal 5, älteren Kindern 3mal 10 Globuli täglich.
- Wenn das Kind sehr sensibel ist und schnell unter Kummer leidet oder Kummer die Symptome auslöst: *Ignatia D12-Globuli (DHU)*, 3mal 5 Globuli täglich.

Da Nabelkoliken häufig durch seelische Spannungen ausgelöst werden, sind auch Bachblüten zur Behandlung geeignet. Die Bachblütenmischung muß speziell auf Ihr Kind abgestimmt sein und in der Apotheke gemischt werden.

Da Panik, Verwirrung und Schmerz eine Rolle spielen, eignet sich sehr gut die Mischung *Rescue Remedy*. Verabreichen Sie Ihrem Kind 5 Tropfen aus der Einnahmeflasche mit Wasser vermischt. Ein Baby bekommt 2 Tropfen auf den Schnuller. Nimmt Ihr Baby keinen Schnuller oder klappt es aus anderen Gründen nicht, massieren Sie einige Tropfen ganz vorsichtig im Uhrzeigersinn auf das Bäuchlein ein.

Darmverschluß

Wenn die Nahrungsbestandteile den Darm nicht mehr passieren können, spricht man von Darmverschluß (Ileus). Dies ist ein ernstes Krankheitsbild, das schnell zum Notfall werden kann. Ein Darmverschluß kann entstehen, wenn ein Fremdkörper den Weg verlegt, eine Verschlingung der Darmschlingen untereinander auftritt, durch die eine Darmschlinge abgebunden wird, oder durch eine Lähmung der Darmmuskulatur, z.B. als Folge einer Infektion oder einer Vergiftung.

Symptome und Beschwerden

Ein Darmverschluß kann in den verschiedensten Altersstufen auftreten und sich allmählich oder rapide entwickeln. Meist ist der Bauch hochschmerzhaft gebläht, da der Darminhalt nicht weitertransportiert wird. Es gehen weder Winde

Bei Verdacht auf einen Darmverschluß muß sofort ein Arzt verständigt werden. Lebensgefahr!

ab, noch hat Ihr Kind Stuhlgang. Wenn Sie Ihr Ohr vorsichtig auf den Bauch legen, hören Sie entweder deutlich äußerst lebhafte Darmgeräusche (wenn der Darm verlegt ist) oder nicht das geringste Geräusch (wenn der Darm gelähmt ist). Hält der Ileus länger an, erbricht das Kind, in schweren Fällen sogar Kot. Nach und nach entwickelt sich ein Kreislaufversagen mit kaltem Schweiß und Blässe.

Bei Verdacht auf Blinddarmentzündung immer unverzüglich einen Arzt verständigen. Lebensgefahr!

Diagnose stellen

Blinddarmentzündung (Appendizitis)

Die Blinddarmentzündung ist eine eitrige Entzündung des kleinen, blind endenden Fortsatzes, der sich am Anfang des Dickdarmes, in der Nähe der Dünndarmeinmündung befindet. Besonders Kinder sind anfällig für die sogenannte Appendizitis.

Symptome und Beschwerden

Typisch sind plötzlich auftretende oder langsam zunehmende Bauchschmerzen, die zunächst um den Nabel, später im rechten Unterbauch lokalisiert sind. Allerdings können besonders kleine Kinder die Schmerzen nicht genau angeben, ihnen tut der ganze Bauch weh. Das Kind klagt über Übelkeit oder erbricht sich sogar. Die Temperatur ist nur wenig erhöht, oft besteht aber ein Temperaturunterschied von mehr als 1 °C zwischen der Messung unter der Achsel und im After. Meistens besteht gleichzeitig eine Verstopfung, selten auch Durchfall. Einen Hinweis gibt ihnen auch die Beobachtung, daß der Schmerz schlimmer wird, wenn Ihr Kind auf dem rechten Bein hüpft; beim Hüpfen auf dem linken Bein verschlimmert er sich meist nicht.

Vorsicht

Das Krankheitsgeschehen schreitet schnell fort. Die Gefahr liegt im Durchbrechen des Darminhaltes in die freie Bauchhöhle. In diesem Fall scheinen sich die Symptome eher zu bessern; nach einigen Stunden ist der Bauch dann jedoch bretthart, und das Fieber steigt stark an. In diesem Fall besteht akute Lebensgefahr.

Ganzheitsmedizinische Behandlung

Die Behandlung liegt ausschließlich in der Hand des Arztes. Er empfiehlt Ihnen, was zu tun ist. Manchmal gelingt es, durch Auflegen einer Eisblase auf den rechten Unterbauch den Fortgang der Entzündung zu verhindern und somit eine Operation zu vermeiden. Das kann aber nur der Arzt entscheiden.

 Bei Blinddarmentzündung auf keinen Fall Wärmeanwendungen. Lebensgefahr!

Parasiten (Wurmbefall)

Am häufigsten sind in unseren Breiten die Rundwürmer, die Saugwürmer und die Bandwürmer. Häufigster Rundwurm ist der Spulwurm oder Madenwurm, häufigster Bandwurm ist der Hundebandwurm. Rinder- und Schweinebandwürmer sind in Deutschland wegen der guten hygienischen Verhältnisse selten geworden.

Häufigste Wurminfektion, insbesondere bei Kleinkindern, ist der Befall mit Spulwürmern. Die larvenhaltigen Eier des Spulwurms liegen im Boden und werden durch Kontakt mit Erde von Hand zu Mund übertragen.

Spulwürmer

Symptome und Beschwerden

Wurmbefall kann mit Bauchschmerzen und Bauchkrämpfen einhergehen. Etliche Wurminfektionen machen sich durch starken Juckreiz am After bemerkbar. Kinder mit einem Bandwurm nehmen nicht mehr zu, manchmal sogar ab, obwohl sie offensichtlich gut essen. Dieses Zeichen sollte Sie immer zum Arzt führen.

Einige Wurmarten, wie z.B. der Spulwurm oder der Hundebandwurm, bleiben nicht auf den Darm beschränkt, sondern können auch Leber, Lunge, Knochen und weitere Organe betreffen und sind daher gefährlich. Sie sollten den Stuhlgang Ihres Kindes, ruhig auch bei größeren Kindern, ab und zu kontrollieren, weil sich dort Würmer, Wurmeier oder Wurmbestandteile finden lassen.

Gefahr

Behandlung

Bei Verdacht auf Wurmbefall sollten Sie in jedem Fall ärztliche Hilfe in Anspruch nehmen. Allgemein gilt:

Maßnahmen

- Hygiene ist von größter Bedeutung (Hände waschen vor jedem Essen).
- Fingernägel kurzgeschnitten halten, um das Einnisten der Wurmeier darunter zu verhindern.
- Abwechslungsreiche Kost.
- Reichlich rohe, geriebene Mohrrüben. In Mohrrüben konnte ein gegen Würmer wirksamer Inhaltsstoff isoliert werden.
- Um zu verhindern, daß sich das Kind nachts im Schlaf am After kratzt und später die infizierten Hände zum Mund führt, können Sie Ihrem Kind einen Schlafoverall anziehen.
- Nach Wurmbefall regelmäßige Kontrollen auf Wurmeier im Stuhl durchführen.

Erkrankungen der Harnwege (Niere/Blase)

Die ableitenden Harnwege bestehen aus den beiden Nieren, die das Blut von wasserlöslichen Giftstoffen befreien, den beiden Harnleitern, die den Urin in die Blase transportieren, der Blase selbst und schließlich der Harnröhre, durch die die Blase entleert wird.

Häufige Infekte

Es gibt unterschiedlichste Krankheiten der Harnwege. Am häufigsten treten im Kindesalter Infekte von Blase und/oder Nieren auf. Deswegen behandeln wir in diesem Kapitel die akute und die chronische Blasenentzündung sowie die Entzündung des Nierenbeckens. Als Beispiel für eine relativ häufige Veränderung der äußeren Geschlechtsorgane besprechen wir die Phimose. Ein noch viel häufigeres Krankheitsbild bei Kindern ist die Enuresis, das Einnässen über das 5./6. Lebensjahr hinaus. Dieses Krankheitsbild ist ganzheitsmedizinisch sehr gut behandelbar.

Seltenere Krankheiten der Harnwege sind Mißbildungen, an die besonders dann gedacht werden muß, wenn ein Kind häufiger an Infektionen der Harnwege leidet. Mißbildungen sind mit Ultraschall meist sehr gut zu diagnostizieren.

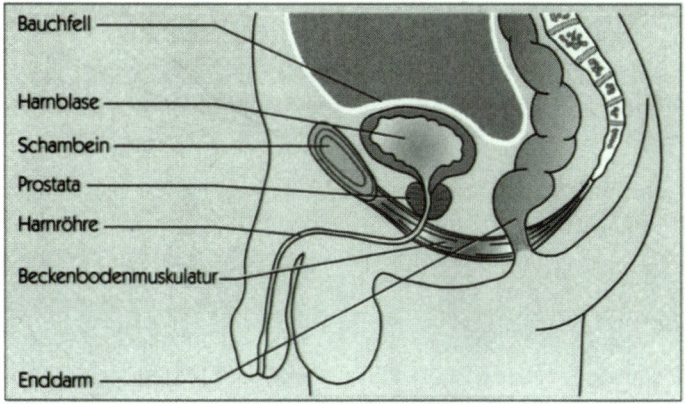

Lage der Harnblase und Harnröhre beim Jungen

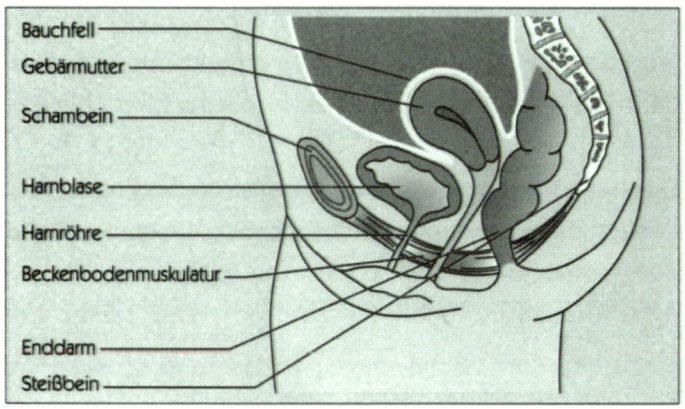

Lage der Harnblase und Harnröhre beim Mädchen

Bei den Blasenentzündungen werden akute und chronische Formen unterschieden. Während akute Blasenentzündungen einmalig auftreten und durch die Behandlung folgenlos abheilen, können chronische Blasenentzündungen über lange Zeit bestehen oder bis zu mehrmals im Monat auftreten.

Akute und chronische Formen

Akute Blasenentzündung (akute Zystitis)

Eine Blasenentzündung, besonders bei Säuglingen und Kleinkindern, verläuft oft ohne Schmerzen, so daß nicht immer gleich die richtige Diagnose gestellt wird. Sollte Ihr Kind Fieber haben, gleichzeitig aber weder über Schmerzen, Husten, Schnupfen noch über andere Symptome klagen, so sollten Sie auch an eine Entzündung der Blase oder der Nieren denken.

Ursachen

Blasenentzündungen im Kindesalter sind immer durch Bakterien verursacht und treten oft als Folge einer Unterkühlung, z.B. durch Sitzen mit nasser Badehose auf kalten Steinen im Sommer, auf. Mädchen sind dabei wegen der viel kürzeren Harnröhre viel häufiger betroffen als Jungen.

◆

Nehmen Sie eine Blasenentzündung immer ernst! Die Keime können aufsteigen und zur weit gefährlicheren Nierenentzündung führen.

Wir unterscheiden akute von chronischen Blasenentzündungen. Es ist wissenschaftlich abgesichert, daß sich bei 70 % der erkrankten Kinder nach einer Antibiotikabehandlung erneut Blasenentzündungen einstellen, wodurch aus einer akuten Blasenentzündung oft eine chronische wird.

Symptome und Beschwerden

Brennen

Vermehrter Harndrang

Urinprobe

Eine Blasenentzündung beginnt mit hohem Fieber sowie mit Brennen und Schmerzen beim oder nach dem Wasserlassen. Die Schmerzen werden typischerweise in den Unterbauch lokalisiert; die Schmerzen können aber auch ausstrahlen und so vorwiegend im Rücken, im Oberbauch oder in den Leisten empfunden werden. Auch vermehrter Harndrang ist charakteristisch. Gerade bei kleineren Kindern verläuft eine Blasenentzündung oft ohne Schmerzen, so daß Sie bei Fieber ohne erkennbare Ursache immer an die Blase oder Nieren denken und dann gleich eine Urinprobe mit zu Ihrem Arzt nehmen sollten. Lassen Sie sich dazu vom Arzt ein oder zwei sterile Urinröhrchen geben, die Sie zu Hause aufbewahren und im Bedarfsfall benutzen. Steril bedeutet keimfrei, also die Röhrchen ausschließlich zum Befüllen kurz öffnen und dann sofort wieder verschließen. Durch eine Urinuntersuchung kann dann schnell geklärt werden, ob tatsächlich eine Blasenentzündung die Ursache des Fiebers ist. Hierzu sollten Sie Mittelstrahlurin gewinnen (siehe Seite 115).

Mittelstrahlurin

Um eine für das medizinische Labor verwertbare Urinprobe zu gewinnen, verwenden Sie bitte den sogenannten Mittelstrahlurin.

Fordern Sie Ihr Kind auf, Wasser zu lassen. Die erste Portion lassen Sie in die Toilette/ins Töpfchen entleeren, die mittlere Portion fangen Sie in einem sterilen Gefäß auf, die letzte Portion geht wieder in die Toilette. Sie erhalten dadurch eine Urinprobe, die möglichst nicht mit Bakterien von außen verunreinigt ist, die die Aussage der Urinuntersuchung verfälschen würden.

Ganzheitsmedizinische Behandlung
Am wichtigsten ist es, Ihr Kind viel trinken zu lassen. Dadurch werden die Nieren und die Blase gespült, so daß reichlich Bakterien mit dem Urin ausgeschwemmt werden können.

Viel trinken!

Bei leichten und mittelschweren Blasenentzündungen reicht es oft schon, einen Tee aus Bärentraubenblättern und Kamillenblüten (aus der Apotheke) zu verabreichen.

Phytotherapie

Antibakterieller Blasen-Nieren-Tee

Nehmen Sie 3 gehäufte EL *Bärentraubenblätter* und übergießen diese mit 1 Liter kaltem Wasser. Lassen Sie die Flüssigkeit über Nacht 12 Stunden durchziehen, seihen Sie dann ab. Kochen Sie dann über den Tag verteilt immer wieder frisch *Kamillentee* (1 Teelöffel Kamillenblüten auf ¼ Liter heißes Wasser). Den frischen *Kamillentee* vermischen Sie im Verhältnis 1:1 mit dem kalten *Bärentraubenblätterabsud*. Sie erhalten so ein lauwarmes Getränk, das Sie Ihrem Kind, möglichst ungesüßt, wenn es gar nicht anders geht, mit ¼ Löffel Honig pro Tasse, anbieten. Wichtig: Neben diesem medizinisch wirksamen Tee aber auch weitere Flüssigkeit trinken lassen!

Dieser Tee ist ein Heilmittel und kein Dauergetränk! Er wirkt gut und schnell, so daß er nicht länger als eine Woche angewandt zu werden braucht.

Ernährung

Süßigkeiten sollten Sie in jedem Fall vermeiden. Meistens haben die Kinder in der akuten Phase keinen Hunger. Ansonsten geben Sie nur leichtverdauliche Kost.

Homöopathie

Bei fast allen Blasenentzündungen, auch chronischer Art, kann man auf ein Antibiotikum verzichten und homöopathisch behandeln. Nach unseren eigenen Erfahrungen kommt man damit in über 90 % der Fälle ausgezeichnet zum Ziel. Da es im homöopathischen Sinne sehr viele verschiedene Arten der Blasenentzündung gibt, sollten Sie zur Behandlung einen erfahrenen homöopathisch arbeitenden Arzt zu Rate ziehen. Wir beschreiben hier zwei homöopathische Mittel, die leicht zu erkennen und bei vielen Blasenentzündungen treffend sind.

- Wenn Ihr Kind plötzlich hohes Fieber bekommt und unter ständigem und heftigem Harndrang leidet: *Belladonna D6-Tropfen (DHU)* nach der Wasserglas-Methode (siehe Seite 38).
- Ist die Ursache feuchte Kälte mit Unterkühlung am oder im Wasser oder mit feuchten Kleidern: *Dulcamara D6 (DHU)*.
  3mal täglich
  3 Globuli für Säuglinge und Kleinkinder
  6 Globuli für Schulkinder
  10 Globuli für Jugendliche

Besonders bei der Dulcamara-Behandlung lassen die Symptome oft schon nach der ersten Gabe innerhalb einer Stunde ganz deutlich nach.

Wann zum Arzt?

In jedem Fall gilt: Sollten Sie sich im unklaren über die Diagnose sein oder sollte sich die Blasenentzündung über zwei Tage nicht bessern lassen, suchen Sie in jedem Fall einen Arzt auf.

Chronische Blasenentzündung (chronische Zystitis)

Wenn Ihr Kind an einer chronischen Blasenentzündung leidet, sollte ein Facharzt für Urologie klären, ob eine organische Ursache, also beispielsweise eine Mißbildung der Harnwege, besteht.

Für chronische Blasenentzündungen gilt grundsätzlich das gleiche wie für die akute Blasenentzündung. Chronische Bla-

senentzündungen können als Folge der Einnahme von Antibiotika entstehen, besonders wenn diese zu kurz eingenommen wurden. Durch die Bildung resistenter Keime, also von
Keimen, die sich an zuvor eingenommene Antibiotika gewöhnt haben und deshalb mit diesen Antibiotika nicht mehr
behandelt werden können, flammen immer wieder Blasenentzündungen auf. Wir haben in unserer Praxis schon 5- und
6jährige Kinder gesehen, die bereits 20 Blasenentzündungen
hinter sich hatten und denen die Einnahme eines Antibiotikums über ein Jahr »zur Vorsorge« verschrieben wurde. Solche Entwicklungen sind unbedingt zu vermeiden. Von den
Nebenwirkungen des Antibiotikums abgesehen, ist diese Art
der Behandlung rein symptomatisch, ohne Chance, das
Grundleiden wirklich auszuheilen.

**Rolle der
Antibiotika**

Symptome und Beschwerden
Die Symptome der chronischen Blasenentzündung können
sehr unterschiedlich sein. Es gibt Formen der Blasenentzündung, die mit wenigen Symptomen oder Schmerzen einhergehen, die Urinuntersuchung läßt aber dennoch massenhaft
Bakterien erkennen. In anderen Fällen klagen die Kinder
über starke Schmerzen im Unterbauch und beim Wasserlassen, und dennoch ergibt eine Urinuntersuchung keinen
Nachweis von Bakterien. Erschwerend kommt hinzu, daß
die empfundenen Schmerzen oft ausstrahlen oder vom Kind
in andere Regionen des Körpers projiziert werden.

**Vielfältige
Beschwerden**

Wie bei allen chronischen Krankheiten muß auch die psychische Komponente unbedingt beachtet werden, weil sie
die Krankheit unterhalten kann. Können diese psychischen
Ursachen behoben werden, kommt die Krankheit zum Ausheilen.

Ganzheitsmedizinische Behandlung
Auch das erneute Auftreten von Symptomen bei einer chro-
nischen Blasenentzündung wird zunächst wie eine akute
Blasenentzündung behandelt. Das bedeutet:

- viel trinken
- Zubereitung eines Tees aus *Bärentraubenblättern* und *Kamil-lenblüten* (Seite 115)
- homöopathische Behandlung (siehe Seite 116)

Symbioselenkung

Darüber hinaus sollte, um die Entstehung immer neuer Blasenentzündungen zu verhindern, eine Mikrobiologische Therapie durchgeführt werden (Seite 43).

Seelische Ursachen

Die Behandlung der chronischen Blasenentzündung gehört unbedingt in die Hand eines erfahrenen Arztes. Ein ganzheitsmedizinisch orientierter Arzt wird im Gespräch mit Ihnen auch nach der seelischen Seite Ihres Kindes fragen. Sollten sich seelische Belastungen oder Probleme herausstellen, die mit Blasenentzündungen in Zusammenhang gebracht werden können, so sollten diese mitbehandelt werden.

Akupunktur

Angemerkt sei noch, daß akute und chronische Blasenentzündungen auch mittels Akupunktur gut zu behandeln sind. Hierzu sollten Sie sich an einen erfahrenen Akupunkturarzt wenden.

Vorbeugende Hygienemaßnahmen

Besonders Mädchen sollte beigebracht werden, sich bei jedem Toilettengang von vorne nach hinten abzuwischen, um eine Keimverschleppung vom Darmausgang zur Harnröhrenöffnung zu verhindern.

Nierenbeckenentzündung (Pyelonephritis)

Die Niere besteht aus der Nierenrinde, dem Nierenmark und dem Nierenbecken, in dem sich der Urin zunächst sammelt. Entzündungen können die Nierenrinde und das Nierenmark betreffen; die entsprechenden Krankheiten werden als Glomerulonephritis oder interstitielle Nephritis (Nephritis bedeutet Nierenentzündung) bezeichnet. Diese Krankheiten sind sehr ernst zu nehmen. Da sie bei Kindern sehr selten sind, werden sie hier nicht näher beschrieben.

 Eine Nierenbeckenentzündung kann bis zum Nierenversagen und zur Abszeßbildung oder Blutvergiftung führen. Sie sollten deshalb in jedem Fall ärztliche Hilfe in Anspruch nehmen.

Die häufigste Form einer Nierenentzündung ist die Entzündung des Nierenbeckens (Pyelonephritis), die akut oder chronisch auftreten kann. Die Nierenbeckenentzündung wird meistens durch aufsteigende Bakterien aus der Blase verursacht.

Beschwerden und Symptome

Die akute Nierenbeckenentzündung macht sich durch hohes Fieber und die Symptome einer akuten Blasenentzündung, also Schmerzen und Brennen beim oder nach dem Wasserlassen bzw. Schmerzen im Unterbauch, bemerkbar. Zusätzlich treten Schmerzen rechts und links in der Nierengegend, neben der Wirbelsäule am Rücken hinzu, oft auch Kopfschmerzen.

Die chronische Nierenbeckenentzündung kann dagegen so symptomarm und uncharakteristisch verlaufen, daß die Diagnose jahrelang nicht erkannt wird. Vor allem Schmerzen fehlen häufig. Um die Diagnose zu sichern, muß in jedem Fall eine Urinuntersuchung durchgeführt werden.   **Urinuntersuchung**

Ganzheitsmedizinische Behandlung

Bei jeder Nierenbeckenentzündung sollte festgestellt werden, ob Fehlbildungen der Niere bzw. der Harnwege oder Nierensteinbildung für die Entzündungen verantwortlich sind. Das ist in den meisten Fällen mit Hilfe einer gefahrlosen Ultraschalluntersuchung möglich.

Ihr Kind muß in jedem Fall strenge Bettruhe bis zum Ver-   **Bettruhe**
schwinden der Symptome einhalten. Wenn Ihr Kind zu früh aufsteht und die gleichmäßige Bettwärme verläßt, besteht die Gefahr eines Rückfalls.

Ansonsten gilt, wie unter akuter Blasenentzündung be-   **Weitere Therapie**
schrieben: Viel trinken, auch die Teemischung mit *Bärentraubenblättern* und *Kamillenblüten* (siehe Seite 115). Die Nierenbeckenentzündung läßt sich gut mit der Akupunktur oder Homöopathie behandeln. Sie sollten dies allerdings einem erfahrenen Arzt überlassen. Mit dieser Behandlung kann auch bei einer Nierenbeckenentzündung sehr häufig auf ein Antibiotikum verzichtet werden, wenn der Krankheitsverlauf sehr sorgfältig überwacht wird.

Phimose (Vorhautverengung)

Unter Phimose versteht man die Verengung der Vorhaut des Penis. Bei Säuglingen und Kleinkindern ist die Vorhaut normalerweise mit der Eichel verklebt. Diese normale Verklebung der Vorhaut löst sich in den ersten Lebensjahren. Bei vorzeitiger Dehnung kann es zu Einrissen in der Haut kommen, die dann zur Narbenbildung führt, woraus echte Phimosen entstehen, die sich nicht mehr zurückbilden können. Sie sollten daher niemals versuchen, bei Ihrem Kind die Vorhaut zurückzuziehen.

Beschwerden und Symptome

Phimosen gehen normalerweise ohne weitere Symptome einher, es sei denn, die Phimose ist so ausgeprägt, daß die Harnentleerung behindert oder erschwert ist. Die Vorhaut bläht sich beim Entleeren des Urins ballonförmig auf.

Ganzheitsmedizinische Behandlung

Operation?

Nur bei behinderter Harnentleerung und mehreren erfolglosen Dehnungsversuchen ist eine Operation empfehlenswert. Bei allen anderen Formen der Phimose heißt die Devise Abwarten, mindestens bis zum 6. Lebensjahr, da sich in dieser Zeit viele Phimosen auch von alleine geben.

Akupunktur

Als Begleitbehandlung steht die Akupunktur, vor allem die Ohrakupunktur zur Verfügung. Sie kann einen Entwicklungsprozeß positiv beeinflussen, nicht aber eine durch Narben verursachte Phimose beseitigen.

Bettnässen (Enuresis)

Während das Einnässen bei Säuglingen und kleinen Kindern bis zum 5. Lebensjahr noch als normal anzusehen ist, spricht man bei Kindern ab dem 6. Lebensjahr von Bettnässen oder Enuresis. Das Einnässen kann ausschließlich nachts als Bettnässen auftreten (Enuresis nocturna) oder auch tagsüber.

Primär oder sekundär?

Weiterhin unterscheidet man das primäre vom sekundären Bettnässen. Beim primären Bettnässen sind die Kinder auch nach dem vollendeten 4. Lebensjahr noch nicht trocken. Vom sekundären Bettnässen spricht man, wenn das Kind bereits eine Phase von mindestens 6 Monaten, in denen es trocken war, hinter sich hat und dann wieder beginnt, einzunässen. Gelegentliches Einnässen, z.B. in Zusammenhang mit einer Erkrankung, ist völlig normal. Manchmal kann auch ein Traum das Bettnässen auslösen.

Das Bettnässen ist meist ausschließlich das körperliche Symptom einer psychischen Störung, wenn nicht eine Entwicklungsverzögerung oder eine Mißbildung der Harnwege vorliegen. Deshalb sollte der Seele Ihres Kindes in der Behandlung immer genaue Beachtung geschenkt werden, nachdem diese anderen Ursachen ausgeschlossen wurden.

Symptome und Ursachen

Beim primären Einnässen ist die Sauberkeitsentwicklung verzögert. Es tritt häufig da auf, wo die Sauberkeitserziehung zu früh begonnen und zu streng gehandhabt wurde. Dabei geht die Vorstellung, daß die Kinder möglichst schnell trocken sein müßten, nicht unbedingt von den Eltern aus, sondern wird von der näheren und weiteren Umgebung in die Familie hineingetragen. Eine erfolgreiche Sauberkeitserziehung wird dabei mit Erziehungserfolg im allgemeinen gleichgesetzt. Jeder kennt die Sprüche: »Meiner war aber schon mit zwei Jahren trocken!« oder »Was, Ihrer ist mit drei Jahren immer noch nicht sauber?«. Die Folge der Ungeduld und des Zwanges, die damit auf Ihr Kind ausgeübt werden, ist eine Entwicklungsverzögerung, die sich mit Einnässen oder sogar Einkoten bemerkbar machen kann.

Primäres Einnässen

Das sekundäre Einnässen unterscheidet sich in den Ursachen vom primären Einnässen. Es kommt bei Jungen viel häufiger vor als bei Mädchen, mit einem Häufigkeitsgipfel im 7. und im 11. Lebensjahr.

Das sekundäre Einnässen ist meistens die Reaktion Ihres Kindes auf eine Überforderung. Das kann z.B. der frühe Schuleintritt sein oder ein Schulwechsel mit gesteigerten Anforderungen, aber auch eine unvorbereitete Trennung Ihres Kindes von Ihnen, wie z.B. bei einem notwendigen Krankenhausaufenthalt oder ähnlichem. Weiter gibt es Situationen, in denen sich Ihr Kind möglicherweise vernachlässigt fühlt, z.B. bei der Geburt eines Geschwisterkindes oder bei Scheidung der Eltern. Beim sekundären Einnässen handelt es sich meistens um nächtliches Einnässen, also Bettnässen.

Sekundäres Einnässen

Für beide Arten des Einnässens gilt nicht nur, daß Ihr Kind mit dem Einnässen auf eine seelische Überforderung reagiert, sondern auch, daß die betroffenen Kinder das Einnässen selbst als eine schwere Belastung empfinden und sich dafür sehr schämen.

Ganzheitsmedizinische Behandlung

Geduld

Sie sollten sich von der Vorstellung lösen, Ihr Kind müsse zu einem bestimmten Zeitpunkt, beispielsweise bis zum dritten Geburtstag, trocken sein. Zeigen Sie Ihrem Kind durch eine liebevolle, geduldige Haltung, daß es genügend Zeit hat, diesen wichtigen Entwicklungsschritt selbst zu vollziehen. Geben Sie nicht den Druck, den Ihre Umgebung möglicherweise auf Sie ausübt, an Ihr Kind weiter. Von der Benutzung von Weckern oder Klingelhosen, die beim Naßwerden ein Signal geben, raten wir ab. Ein auf seelischer Ebene entstandenes Problem sollte auch dort wieder gelöst werden. Das Verbot von Getränken am Nachmittag und Abend ist sinnlos und völlig abzulehnen.

Psychische Stützung

Trösten und ermutigen Sie Ihr Kind, das ja selbst unter der Situation leidet, und versuchen Sie in behutsamen Gesprächen mit Ihrem Kind, evtl. auch unter therapeutischer Anleitung (Arzt oder Psychologe), die Ursache des Einnässens herauszufinden. Versuchen Sie, Überforderungen des Kindes abzubauen, z.B. durch Unterstützung und Anerkennung in der Schule, oder indem Sie seine Bedürfnisse berücksichtigen, auch trotz der Geburt eines Geschwisterkindes.

Bachblüten

Zur Unterstützung dieser Bemühungen haben sich verschiedene Methoden in der Praxis sehr bewährt. Insbesondere Bachblütenmittel können hier eine wertvolle Hilfe sein. Bedenken Sie aber, daß das beste Bachblütenmittel nicht helfen kann, wenn Ihr Kind unter einer seelischen Problematik leidet, die ungelöst bleibt. Das Bachblütenmittel kann aber in jedem Fall helfen, die seelische und damit die Gesamtsituation Ihres Kindes zu stabilisieren. Die Auswahl der Mittel ist nicht immer ganz einfach, weil sie auf die persönliche Situation Ihres Kindes zugeschnitten sein muß. Sollten Sie sich unsicher sein, ziehen Sie einen Arzt, der mit Bachblütenmitteln behandelt, zu Rate.

Im folgenden einige Beispiele:

- *Agrimony* hilft Ihrem Kind, wenn ihm etwas auf dem Herzen liegt, es aber nicht darüber sprechen kann.

- *Mimulus* hilft Kindern, die sehr scheu und schüchtern sind und Angst haben, man könnte sie erneut ausschimpfen.
- *Rock Rose* hilft Kindern, die etwas Schlimmes erlebt haben oder panische Angst vor etwas haben.
- *Walnut* hilft Kindern, die verunsichert sind und den Schritt in die Trockenheit, besonders bei einem primären Einnässen, nicht so recht schaffen.
- *Chicory hilft,* wenn Sie bei Ihrem Kind das Gefühl haben, es möchte durch das Einnässen besondere Aufmerksamkeit erregen.
- *Star of Bethlehem* hilft, wenn Ihr Kind eine seelische oder körperliche Erschütterung noch nicht verkraftet hat.

Dieses sind nur einige Beispiele. Wenn Sie Ihr Kind in einem oder mehreren dieser Mittel wiedererkannt haben, lassen Sie sich die ausgewählten Mittel in der Apotheke zu dem für Ihr Kind persönlichen Bachblütenmittel zusammenmischen.

Auch homöopathisch läßt sich sehr gut unterstützend behandeln. Wie bei jeder homöopathischen Behandlung kommt es darauf an, genau das passende Mittel für Ihr Kind zu finden. Um das richtige Konstitutionsmittel zu finden, d.h. das Mittel, das in der Gesamtheit aller Symptome (auch der seelischen) genau für Ihr Kind paßt, sollten Sie einen homöopathisch erfahrenen Arzt konsultieren. Sollte das Einnässen infolge einer der nachgenannten psychischen Gründe entstanden sein, können Sie einen Behandlungsversuch auch selbst unternehmen.

Homöopathie

- Wenn Ihr Kind schnell aufgeregt oder erregt ist: *Gelsemium D12-Globuli (DHU)*, 2mal täglich 5 Kügelchen.
- Entsteht das Einnässen infolge von Heimweh (z.B. im Urlaub oder bei Kindern aus zerbrochenen Familien): *Capsicum C30-Globuli (DHU)*, 2mal wöchentlich, jeweils 5 Kügelchen.
- Frißt Ihr Kind leicht Kränkungen oder Beleidigungen in sich hinein: *Staphisagria C30-Globuli (DHU)*, 2mal wöchentlich 5 Kügelchen.
- Ist Ihr Kind sehr empfindsam und schnell von etwas enttäuscht: *Ignatia C30-Globuli (DHU)*, 2mal wöchentlich 5 Kügelchen.

- Ist Ihr Kind sehr verschlossen und introvertiert, oft traurig, läßt es sich nicht trösten: *Natrium muriaticum C30-Globuli (DHU)*, 1mal wöchentlich 5 Kügelchen.
- Braucht Ihr Kind auffällig viel Zuwendung und Harmonie: *Causticum D12-Globuli (DHU)*, 2mal täglich 5 Kügelchen.

Akupunktur

Auch mit Akupunktur lassen sich sehr gute Erfolge erzielen. Eine Selbstbehandlung ist jedoch nicht möglich. Wenden Sie sich an einen in Akupunktur erfahrenen Arzt.

Sie sehen, daß eine Vielzahl von Methoden in Betracht kommt. Sie könnten also zunächst einen Versuch der Selbstbehandlung unternehmen. Wenn Sie nicht zum gewünschten Ziel kommen, sollten Sie einen ganzheitsmedizinisch tätigen Arzt konsultieren, der gerade in der Kombination der verschiedenen Methoden Erfahrung hat.

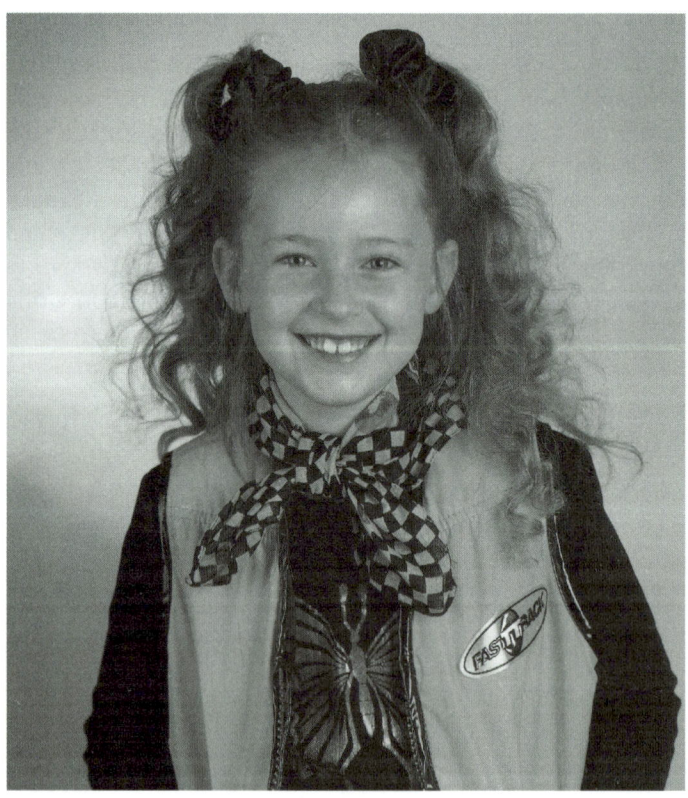

Franziska

Eine Mutter brachte vor vier Jahren ihre 5½jährige Tochter Franziska in die Praxis und berichtete, daß Franziska bereits seit dem 2. Lebensjahr immer wieder Harnwegsinfekte bis hin zur Nierenbeckenentzündung bekommen habe. Der Hausarzt hatte mehrmals ein Antibiotikum verschrieben. Nach immer weiteren Blasenentzündungen hatte die Mutter einen Urologen und dann auch die Universitätsklinik konsultiert. Nach ausführlicher Diagnostik konnte zwar rechts eine Doppelniere diagnostiziert werden, die aber in keinem Zusammenhang mit den immer wieder auftretenden Harnwegsinfekten stand. Bei jeder erneuten Blasenentzündung wurde ein Antibiotikum verordnet. Nachdem sich bis zum 5. Lebensjahr nichts geändert hatte und Franziska durchschnittlich einmal monatlich einen Harnwegsinfekt bekam, empfahl die Universitätsklinik die Einnahme eines Antibiotikums regelmäßig, zur Vorbeugung, über den Zeitraum von einem Jahr.

Chronische Blasenschwäche

Nachdem Franziska drei Monate regelmäßig das Antibiotikum genommen hatte, trotzdem aber zwei weitere Blasenentzündungen aufgetreten waren, stellte die Mutter Franziska in unserer Praxis vor. Seit etwa vier Monaten hatte Franziska begonnen, auch nachts wieder einzunässen.

Einnässen

Da das Antibiotikum nicht den erwünschten Effekt hatte, wurde es abgesetzt und ein Behandlungsversuch mit Homöopathie unternommen. Um die durch das Antibiotikum hervorgerufene Schädigung der bakteriellen Mikroflora zu beseitigen, empfahlen wir eine Mikrobiologische Therapie, die die Mutter bei Franziska konsequent über 16 Wochen durchführte. Sowohl gegen die chronischen Harnwegsinfekte als auch zur Behandlung der Enuresis (Einnässen) wurde Franziska in zehn Sitzungen mit Laserakupunktur behandelt.

Gespräche mit Franziska und ihrer Mutter brachten zutage, daß das erneute Einnässen einige Tage nach dem Tod von Franziskas Großmutter aufgetreten war. Die Mutter berichtete, daß für Trauer damals keine Zeit gewesen sei. Nach weiteren Gesprächen mit der Familie erkannten die Eltern, daß Trauer etwas sehr Notwendiges ist und Franziska so mit der Situation nicht fertig geworden war.

Erfolge ohne Antibiotika

Nach dieser Gesprächsbehandlung, kombiniert mit Mikrobiologischer Therapie, Homöopathie und Akupunktur, war Franziska bald beschwerdefrei. Das Einnässen gab sich innerhalb von vier Wochen ganz, eine Blasenentzündung trat innerhalb der nächsten drei Jahre nur ein einziges Mal auf und konnte sofort homöopathisch behandelt werden. Die Symptome waren nach zwei Tagen gänzlich verschwunden. Ein Antibiotikum mußte nicht angewendet werden. Seitdem ist Franziska beschwerdefrei.

Hautkrankheiten

Die Haut ist ein lebenswichtiges Organ, das mit einer sehr großen Oberfläche mit der Umwelt in Kontakt steht. Hautkrankheiten ähneln sich für den Laien sehr, da die Hautreaktionen relativ einförmig sind. Die meisten Veränderungen gehen mit Hautrötung einher. Ist die Rötung im Hautniveau, spricht man von einem Fleck, ist die Hautveränderung erhaben, spricht man vom Knötchen, sind die Erhebungen flüssigkeitsgefüllt, spricht man von Bläschen oder Blase. Außerdem kann die Haut Schuppen oder nach Verletzungen Krusten bilden.

Spiegel der Seele

Wichtigste Frage aus ganzheitsmedizinischer Sicht ist: »Fühlt sich Ihr Kind wohl in seiner Haut?« Die Haut wird oft als »Spiegel der Seele« bezeichnet. Besonders Hautkrankheiten sind oft mit seelischen Ursachen verknüpft.

Die Zunahme von Hautkrankheiten bei Kindern, gerade auch von Allergien, die sich an der Haut äußern, ist auf die zunehmende Umweltverschmutzung und auch auf Umweltgifte zurückzuführen, die in Luft, Wasser und Nahrungsmitteln in immer höherer Konzentration aufzufinden sind. Hautkrankheiten können durch psychische Belastungen, wie häufiger Streit innerhalb einer Familie oder die Trennung der Eltern mit Verlust- und Verlassenheitsängsten der Kinder oder durch Eifersucht bei der Geburt eines Geschwisterkindes ausgelöst werden. Infektionskrankheiten, wie die klassischen Kinderkrankheiten, gehen mit Hauterscheinungen einher, aber auch andere Infektionen der Haut, z.B. durch Pilzbefall bei Soor. Einige Hautveränderungen sind auch angeboren. Über Verletzungen, Verbrennungen und Verbrühungen der Haut lesen Sie bitte im Kapitel Unfälle und Verletzungen (siehe S. 192) nach.

Hauterscheinungen bei Kinderkrankheiten

»Empfindliche Haut«

Besonders Säuglinge neigen zu Hautentzündungen. Gerade in den ersten Lebensmonaten hat die Haut noch keine immunologischen Qualitäten entwickelt, weswegen Infektionen leichter auftreten können. Die Haut neigt zum Wundsein in den Achselhöhlen, besonders aber auch im Windelbereich. Hier kann die Windeldermatitis entstehen, eine entzündliche Reaktion der Haut auf den Kontakt mit Fäkalien. Bei älteren Kindern sollte sich die Situation der Haut stabilisieren und sich auch eine immunologische Leistung entwickeln. Treten bei ihnen Hautprobleme auf, lassen sie sich meistens eindeutigen Krankheiten zuordnen, wie z.B. der Neurodermitis oder einem Pilzbefall.

Windeldermatitis

Symptome und Beschwerden
Die Symptome der Haut bestehen in Rötung, evtl. mit Knötchenbildung oder sogar offenen Stellen, die bluten können, Schuppung und Juckreiz.

Ganzheitsmedizinische Behandlung
Die Haut Ihres Kindes versucht von Geburt an, ein Gleichgewicht zu finden. Allzuviel Cremen und Waschen stört dieses Gleichgewicht und kann zu Hauterscheinungen führen. Baden Sie Ihr Kind also nicht zu oft. Einmal pro Woche reicht völlig und kann bei einigen Hautkrankheiten sogar schon zuviel sein. Zur Reinigung reicht es, wenn Sie Ihr Kleines waschen. Wenn Sie es baden, am besten in lauwarmem Kamillentee. Baden Sie nicht zu lange, allerhöchstens 10 Minuten, und reiben Ihr Kind danach mit *Calendula-Öl* oder *Chamomilla*

Weniger Cremen und Waschen

Flos H 10% -Öl (Weleda) ein. Am besten verbinden Sie dies mit einer Babymassage, wie auf Seite 275 beschrieben.

Windeln

Bei Windeldermatitis wechseln Sie möglichst häufig die Windeln und lassen möglichst viel Luft an den Po Ihres Kindes. Wenn sich die Nässe unter Plastikwindeln zu sehr staut, können Sie auch auf Baumwollwindeln ausweichen, die sich gerade bei einer chronisch wunden Haut im Windelbereich sehr bewährt haben. Um die damit verbundene Arbeit zu verringern, gibt es in den meisten großen Städten heute schon Windelhol- und -bringdienste. Allerdings sind die Einmalwindeln neuester Generation, bei denen der Kunststoffanteil reduziert wurde, gleichwertig. Nässe kann sich auch stauen, wenn Sie zuviel cremen.

Puder

Um den Windelbereich Ihres Babys trocken zu halten, hat sich *Wecesin-Puder (Weleda)* ausgezeichnet bewährt. Es enthält Pflanzenbestandteile, die die Haut beruhigen und entzündungslindernd wirken.

Tip

Verzichten Sie auf den allgemeinen Brauch, ein Baby nach der Geburt sofort zu baden, sondern belassen Sie die Käseschmiere, mit der das Baby bedeckt ist, als natürlichen Schutz vor Kälte und Trockenheit, auf der Haut. Die Haut saugt sie meist innerhalb der ersten Lebensstunden und Tage auf, was einen sehr positiven Einfluß auf die Hautentwicklung hat.

Bei älteren Kindern

Empfindliche Haut bei älteren Kindern läßt sich meist einer bestimmten Hautkrankheit zuordnen. Wunde Stellen im Genital- oder im Achselbereich können auf eine Pilzerkrankung hinweisen, trockene Hautstellen in Ellenbeugen oder auch am übrigen Körper auf eine Neurodermitis (siehe dort).

Als ganzheitsmedizinisches Verfahren bei Hautproblemen kommt immer die Mikrobiologische Therapie (siehe Seite 43) in Betracht.

Milchschorf

Unter Milchschof versteht man Schuppen, Nässen und Krustenbildung der Kopfhaut bei Säuglingen und Kleinkindern. Der Milchschorf kommt oft in Verbindung oder als Vorläufer der Neurodermitis vor und wird zu den Atopien (siehe Seite 135) gerechnet. Ein Milchschorf kann, muß sich aber nicht zu einer schlimmeren Erkrankung weiterentwickeln. Er ist für sich alleine zunächst harmlos.

Allergie

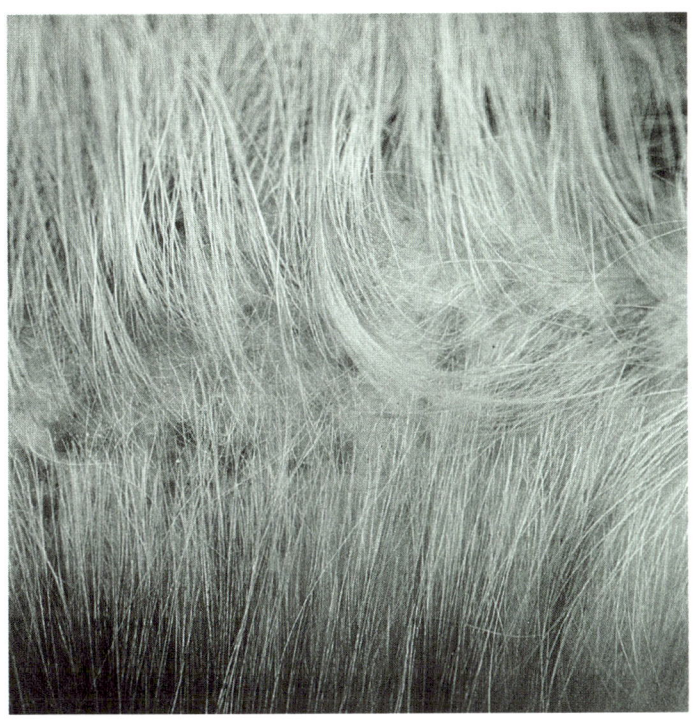

Milchschorf bei 3jährigem Kind

Symptome und Beschwerden
Nässen und Schuppung der Kopfhaut, insbesondere mit Krustenbildung, die mit den Härchen des Säuglings verkleben. Manchmal tritt auch Juckreiz hinzu.

Ganzheitsmedizinische Behandlung
Versuchen Sie nicht, die Krusten mit Gewalt oder mechanisch zu entfernen. Meistens haften die Haare fest daran, und man reißt sie mit aus.

Allgemein

Bewährt hat es sich, die betroffenen Stellen mit *Urtica dioica ex herba W 5% (Weleda)* über Nacht einzuweichen. Am näch-

Anthroposophie

Erneutes Auftreten

sten Morgen werden die Krusten vorsichtig mit einem Kamm oder mit einer weichen Bürste ausgekämmt. Seien Sie nicht enttäuscht, wenn der Milchschorf nach einigen Wochen wieder erscheint. Die Prozedur müßte dann wiederholt werden.

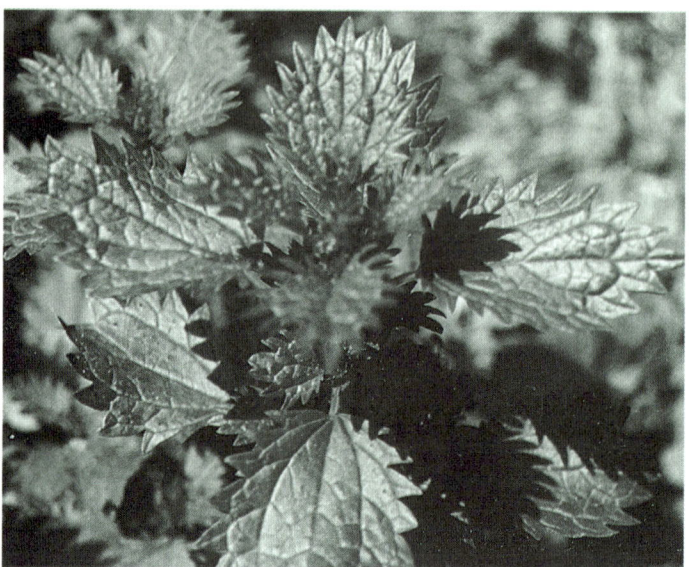

Urtica dioica (Brennessel)

Abwarten!

Weitere therapeutische Maßnahmen, z.B. in Form einer homöopathischen Behandlung, sind erst sinnvoll, wenn der Milchschorf sich bis zum 4. oder 5. Lebensjahr hartnäckig hält oder wenn weitere Krankheitssymptome hinzutreten. Eine homöopathische Behandlung ist dann oft sehr erfolgversprechend.

Pilzbefall (Soor-Mykose)

Hygiene

Der häufigste Pilzbefall bei Kindern wird durch die Candida-Pilze verursacht. Er kann im Genitalbereich, im Mund, im Nasen-Rachen-Raum und im Verdauungstrakt auftreten. Bei älteren Kindern ist der Pilzbefall Folge mangelnder Hygiene oder eines geschwächten Immunsystems. Bei Säuglingen sind die immunologischen Leistungen der Haut oft noch nicht entwickelt, weshalb sie noch nicht über ausreichende Schutzmechanismen verfügen.

Beschwerden und Symptome

Sie erkennen einen Soor-Befall der Mundschleimhäute an weißlichen, punktförmigen Belägen, die bluten, wenn man versucht, sie wegzukratzen. Mundsoor tritt besonders häufig im Zusammenhang mit Zahnungsbeschwerden auf.

Soor im Windelbereich erkennen Sie an kleinen roten, wie verstreut wirkenden Punkten, die auch zusammenfließen können, wodurch größere Hautdefekte entstehen können.

Ganzheitsmedizinische Behandlung

Wichtigstes Hilfsmittel ist viel Luft. Lassen Sie Ihr Baby so oft wie möglich ohne Windel, denn die Soor-Pilze wachsen nur in einem warmen und feuchten Milieu. Wechseln Sie häufig die Windeln, verwenden Sie möglichst keine Plastikwindeln. Baumwollwindeln sind luftdurchlässig und deshalb bewährt. Verwenden Sie beim Waschen der Windeln und der Kleidungsstücke Ihres Säuglings allerdings keinen Weichspüler, weil er die Luftdurchlässigkeit und Saugfähigkeit der Textilien verschlechtert.

Haut muß atmen

Verwenden Sie zum Waschen möglichst keine Seife, weil sie die Bakterienflora auf der Haut Ihres Kindes immer wieder zerstört, sondern reinigen Sie die Haut mit *Calendula-Kinderöl (Weleda)* und vermeiden Sie Wasser ganz. Nach der Reinigung verwenden Sie *Wecesin-Puder (Weleda)* und bestreuen die betroffenen Hautstellen damit mehrmals täglich.

Reinigen

Geben Sie möglichst keine Obstsorten und Säfte, die Apfelsinen, Mandarinen, Äpfel oder andere säurereiche Obstsorten enthalten, weil diese scharfe Stühle verursachen, die die Entzündung im Genitalbereich noch verschlimmern.

Ernährung

Zur Behandlung hat sich das Bepinseln der betroffenen Stellen mit *Pyoktanin-Lösung* aus der Apotheke bewährt. Im Mund wird 0,1%ige Lösung verwendet, im Anal- und Genitalbereich 1%ige Lösung. Zur begleitenden innerlichen Behandlung haben sich *Mercurius cyanatus D4-Tropfen (Weleda)*, 3mal täglich 5 Tropfen, bewährt.

Äußerliche und innere Behandlung

Warzen (Verrucae)

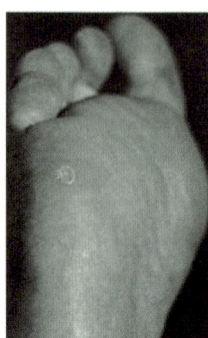

Flache Warzen kommen oft in großer Zahl bei älteren Kindern und Jugendlichen vor, besonders im Gesicht und auf dem Handrücken. Sie sind fast immer flach und messen etwa 4 mm im Durchmesser. Sohlen- oder Dornwarzen sind an der Oberfläche kaum vorgewölbt und wachsen dornartig in die Tiefe. Sie sind häufig an der Fußsohle zu finden und können dort Schmerzen verursachen. Stachelwarzen können erbsengroß werden, haben eine stachelige Oberfläche und finden sich hauptsächlich auf den Händen.

Warzen werden durch ein Virus verursacht. Sie können durch eine Operation oder mittels Vereisung entfernt werden, treten dann aber oft wieder neu auf. Sie können auch mit Softlaser bestrahlt werden, wodurch die Abheilung unterstützt wird. Eine 100%ige Sicherheit bietet diese Methode allerdings nicht. Besser ist es, mit ganzheitsmedizinischen Methoden die Anfälligkeit für diese Virusinfektion zu senken bzw. das Immunsystem Ihres Kindes zu stärken.

Ganzheitsmedizinische Behandlung

Homöopathie

Ein homöopathisch erfahrener Arzt sollte eine homöopathische Behandlung durchführen. Er wird in aller Regel nach einem Konstitutionsmittel suchen. Wenn Sie zunächst selbst behandeln wollen, können Sie einen Versuch unternehmen, indem Sie die Warzen bepinseln mit *Podophyllum D4-Tropfen (DHU; 3mal täglich auftragen)*.

Zur innerlichen Anwendung geben Sie zusätzlich 3mal täglich 5 Globuli des auf die folgenden Symptome passenden Mittels:

Dosierung: 3mal 5 Globuli bei Kleinkindern, 3mal 10 Globuli bei Schulkindern

• Wenn die Warzen hart und verhornt sind und sich an Händen und Gesicht befinden: *Causticum D6-Globuli (DHU)*.
• Bei Warzen an den Fußsohlen, die sehr hart sind und zu Horn- und Schwielenbildung neigen, *Antimonium crudum D6-Globuli (DHU)*.
• Bei sehr weichen, gezackten, wenig verhornten Warzen, meist an Händen und Gesicht: *Acidum nitricum D12-Globuli (DHU)*.

Akne (Akne vulgaris)

Vor allem vor und während der Pubertät kann, vorwiegend im Gesicht, aber auch am restlichen Körper, eine Störung der Talgdrüsen auftreten, die durch verstärkte Verhornung verstopfen und so Mitesser und Pickel bilden. Diese können sich dann zusätzlich durch Bakterien entzünden und – möglicherweise unter Narbenbildung – wieder abheilen. Besonders bei Jungen kann eine schwere Verlaufsform mit entstellenden Narben auftreten, die Akne conglobata. Hier ist der rechtzeitig eingeholte Rat eines Hautarztes sehr wichtig. Probieren Sie nicht zu lange selbst aus!

Eine Sonderform ist die Neugeborenenakne, die vorwiegend innerhalb der ersten zwei Lebensmonate auftritt und durch eine Überempfindlichkeit der Talgdrüsen gegenüber mütterlichen Hormonen entsteht.

Ganzheitsmedizinische Behandlung

Neugeborenenakne

Bei der Neugeborenenakne sollte man darauf achten, daß sich die Pickel nicht infizieren. Reinigen Sie die Haut vorsichtig, beispielsweise mit lauwarmem Kamillentee. Wenn die Haut wieder trocken ist, pudern Sie die betroffenen Stellen 3mal täglich mit *Wecesin-Puder (Weleda).* Meistens gibt sich die Neugeborenenakne von selbst innerhalb der ersten 3–4 Lebensmonate.

Pubertätsakne

Die Akne vulgaris, die mit der Pubertät auftritt, ist schwieriger zu behandeln. Wichtig ist eine allgemein gesunde Lebensweise, oft ist auch eine Ernährungsumstellung sinnvoll. Das heißt viel frische Luft, Sport und Sonne, in der Ernährung viel Frischkost, aber wenig Fett. Möglichst wenig Zucker, kein Schweinefleisch, keine tierischen Fette und damit auch keine Wurst. Dafür reichlich Gemüse, Obst, Salate usw. Meist bessert eine solche Umstellung die Hauterscheinungen schon deutlich.

Phytotherapie

Zur äußerlichen Behandlung ist *Arnika-Tinktur (Wala)* aus der Apotheke geeignet. Mischen Sie die Lösung im Verhältnis 1:10 mit lauwarmem Wasser, und betupfen Sie alle betroffenen Hautstellen.

Anthroposophie

Nach anthroposophischen Kriterien wurde ein Arzneimittel-programm entwickelt. Wir haben damit recht gute Erfahrungen gesammelt. Es besteht aus

- *Aknewasser* (2mal täglich unverdünnt dünn auftragen),
- *Aknekapseln* (morgens 1 Kapsel, abends 2 Kapseln mit etwas Flüssigkeit einnehmen),
- *Aknegesichtsmaske* (1–3mal wöchentlich, in schweren Fällen auch 1mal täglich 5 Teelöffel Pulver mit 2 Teelöffeln Wasser zu einem streichfähigen Brei vermischen, auf das Gesicht auftragen, 15 Minuten einwirken lassen. Maske mit warmem Wasser entfernen, mit kaltem Wasser nachspülen).

Alle drei Präparate sind von Wala und in der Apotheke zu bekommen.

Homöopathie

Akne vulgaris läßt sich sehr gut homöopathisch behandeln. Es kommen allerdings recht viele Mittel in Frage, womit die Auswahl leider nicht ganz einfach ist. Wir möchten hier nur drei typische Homöopathika nennen. Geben Sie von den folgenden Medikamenten jeweils 3mal 5 Globuli täglich:

- Bei ungepflegt wirkendem »Pickelgesicht« und eher trockener, rauher Haut: *Sulfur D12-Globuli (DHU).*
- Bei trockener, rauher Haut und zahlreichen, besonders eiternden Knoten: *Sulfur jodatum D12-Globuli (DHU).*
- Bei zahlreichen Pickeln und sehr fettiger Haut: *Selenium D12-Globuli (DHU).*

Nabelpflege

Für die ersten 6–7 Tage nach der Geburt befindet sich der Nabelschnurrest noch am Bauch Ihres Säuglings. Er sollte möglichst trocken gehalten werden; schlagen Sie daher die Windel unter dem Nabel um. Nabelschnur und Nabel selbst pudern Sie 2–3mal täglich mit *Wecesin-Puder (Weleda)*, das den

Abdecken

Nabel trockenhält und Entzündungen vorbeugt. Decken Sie den Nabelschnurrest mit sterilen Kompressen aus der Apotheke ab. Wenn der Nabel etwa am 7. Tag nach der Entbindung abfällt, kann die Stelle etwas bluten, was aber harmlos ist. Pudern Sie mit Wecesin-Puder noch über die nächsten 14 Tage. Solange die Nabelschnur noch vorhanden ist, sollten Sie das Baby nicht baden.

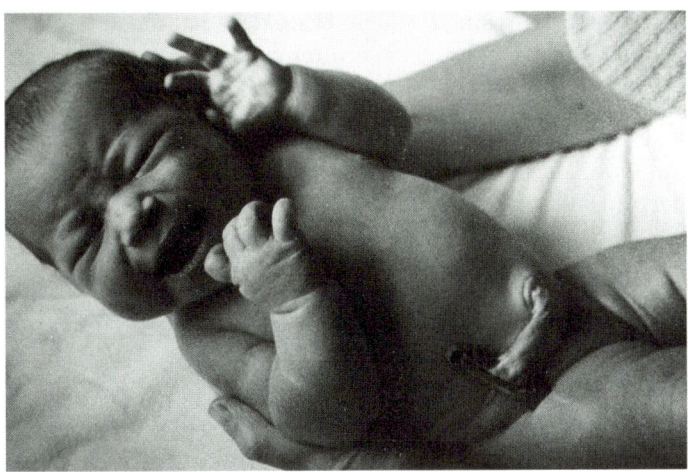

Neugeborenes (1. Tag) mit Nabelschnur

Allergien

Eine Allergie ist eine Überempfindlichkeitsreaktion des Körpers auf bestimmte Auslöser. Die allergieauslösenden Stoffe nennt man »Allergene« und unterscheidet sie in:

- Inhalationsallergene (Allergene, die eingeatmet werden, z.B. Pollen, Tierhaare oder Hausstaubmilben),
- Nahrungsmittelallergene (z.B. Milch, Eier, Fisch oder Arzneimittel),
- Kontaktallergene (Allergene mit direktem Kontakt zur Haut, z.B. Seifen, Cremes, Puder, nickelhaltige Metallegierungen).

Allergene

Eine Allergie ist also kein Defekt, sondern eine Überreaktion auf einen üblicherweise meist harmlosen Stoff unserer Umwelt. Um als fremd erkannte Stoffe abzuwehren, produziert das Immunsystem spezielle Eiweißkörper, die Immunglobuline. Das wichtigste für bestimmte Allergien in Frage kommende Immunglobulin ist das sogenannte Immunglobulin der Klasse E (IgE). IgE ist im Blut jedes Menschen vorhanden, bei Allergikern allerdings in deutlich erhöhter Konzentration. Es sammelt sich mit Vorliebe auf bestimmten Zellen,

Allergische Reaktion

Immunglobulin

den Mastzellen an, die sich besonders zahlreich an den Schleimhäuten, besonders der Atemwege und der Augen, befinden.

Antigen-Antikör-per-Reaktion

Jedesmal, wenn Allergene, beispielsweise Pflanzenpollen, mit einer Mastzelle und den darauf sitzenden IgE-Eiweißkörpern in Verbindung kommen, läuft eine sogenannte »Antigen-Antikörper-Reaktion« ab. In ihrer Folge werden aus der Mastzelle Stoffe freigesetzt, die Symptome einer Entzündung hervorrufen. Zu diesen sogenannten Entzündungsmediatoren gehört beispielsweise das Histamin, das für die Allergiesymptome verantwortlich ist.

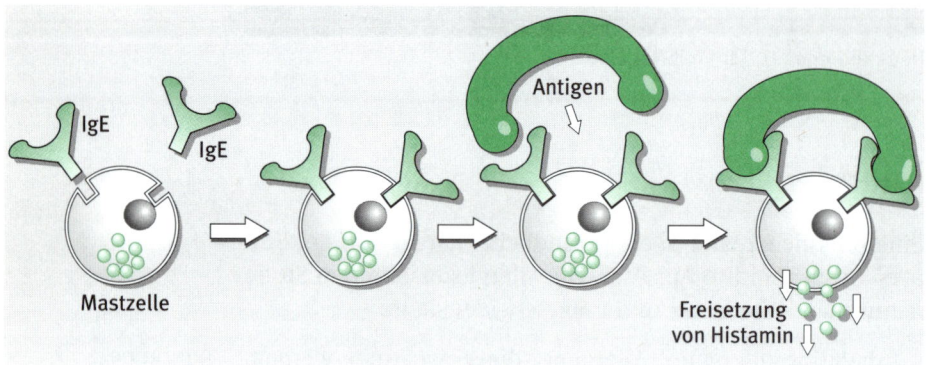

Schema einer Allergie vom Typ 1. a) Mastzelle auf der Schleimhaut in Ruhezustand mit gespeichertem Histamin. b) IgE-Eiweißkörper setzen sich direkt auf der Mastzelle fest. c) Ein Antigen reagiert mit dem IgE der Mastzelloberfläche in der »Antigen-Antikörper-Reaktion«. d) Folge ist die Ausschüttung von Entzündungsmediatoren, wie dem Histamin.

Allergietypen

Man unterscheidet vier Allergietypen. Der bereits beschriebene Typ ist die Allergie vom Typ 1, der für Allergien wie Heuschnupfen und Asthma verantwortlich ist. Häufig ist auch die Allergie des Typs 4, die Kontaktallergie. Die Typen 2 und 3 sind selten und laufen in der Regel verzögert ab. Hierzu zählt beispielsweise die Unverträglichkeitsreaktion, wenn Blut der falschen Blutgruppe transfundiert wird.

Anaphylaktischer Schock

Bei Allergien besteht prinzipiell die Gefahr des sogenannten anaphylaktischen Schocks. »Schock« bedeutet hier Kreislaufzusammenbruch, erkennbar an einem Pulsrasen. Da gleichzeitig der Blutdruck stark abfällt, ist der Puls allerdings kaum zu tasten und »fadenförmig«.

Das Kreislaufversagen beruht darauf, daß durch den Kontakt mit dem Allergen schlagartig sehr viel Histamin freigesetzt wird. Es macht die Blutgefäße stark durchlässig, so daß Blutflüssigkeit in die umgebenden Gewebe oder Schleimhäute durchgelassen wird. Die Schleimhäute oder das Gewebe schwellen übermäßig an und bilden ein sogenanntes Ödem.

Gefahr

Durch den Flüssigkeitsverlust in der Blutbahn kann das Herz keine angemessene Durchblutung mehr aufrecht erhalten; letzten Endes könnte ein Herzversagen die Folge sein. Aber auch die Schleimhautschwellung selbst ist gefährlich, wenn sie z.B. in den Atemwegen abläuft.

Neigt Ihr Kind zu schwereren allergischen Reaktionen, sollten Sie sich sehr sorgfältig mit Ihrem Arzt absprechen, was zu tun ist. Im Zweifelsfall empfiehlt er Ihnen, Notfallmedikamente zu Hause aufzubewahren. Dazu gehört beispielsweise auch Calcium und Cortison.

Wer erkrankt?

Die Anzahl der Allergiker, besonders der allergischen Kinder, ist in letzter Zeit sprunghaft angestiegen. Allergien treten immer heftiger und in immer früheren Lebensabschnitten auf. Eine gewisse Anlage für Allergien spielt offenbar eine Rolle: Das Risiko für eine Pollenallergie liegt für ein Kind etwa bei 15 %, wenn die Eltern nicht an Allergien leiden, bei 40 %, wenn ein Elternteil Allergiker ist, und bei ca. 80 %, wenn beide Elternteile Allergien haben.

Atopien

Kinder, die die Bereitschaft zu einer Allergie mitbringen, nennt man Atopiker. Unter Atopien faßt man die wichtigsten Allergien des Typs 1, also die Neurodermitis, den Heuschnupfen, das Asthma und die Nesselsucht zusammen. Oft

137

erkranken Kinder zunächst beispielsweise an einer Neurodermitis und später an einem Asthma bronchiale.

Umweltbelastung

Die rapide Zunahme von Allergien in den letzten Jahrzehnten ist nicht zuletzt auf die immer größere Umweltbelastung zurückzuführen. Das bezieht sich auf die Atemluft, auf unsere Nahrungsmittel, auf Umweltgifte und Schadstoffe sogar schon in der Muttermilch, auf unser Trinkwasser, auf die gestiegene radioaktive Belastung und auf elektromagnetische Felder, z.B. durch Hochspannungsmasten und in Wohnungen.

Heuschnupfen (Rhinitis allergica)

Allergie-Typ 1

Der Heuschnupfen verläuft nach der IgE-vermittelten Allergie vom Typ 1. Er kann saisonal auftreten, z.B. nur im Sommer während bestimmter Pollenflugzeiten, oder das ganze Jahr über in Erscheinung treten, wenn er beispielsweise durch Hausstaubmilben oder durch Tierhaare ausgelöst wird. Grundsätzlich können Allergien, so auch der Heuschnupfen, durch jede Art von Allergenen hervorgerufen werden.

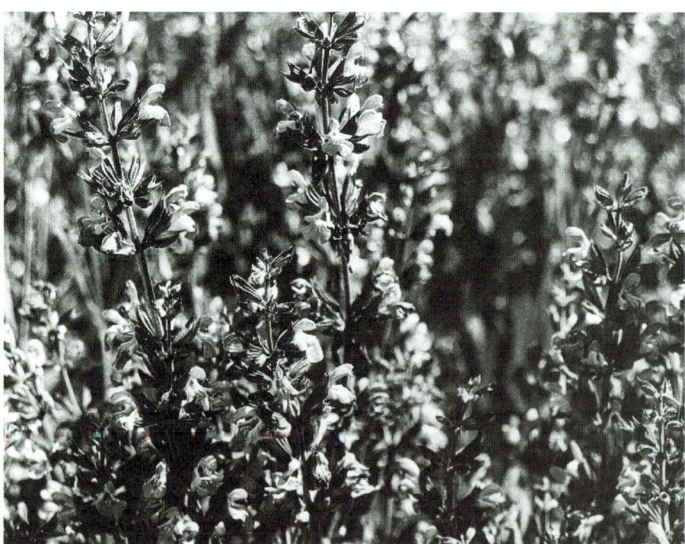

Blühende Pflanzen

Um den Allergieauslösern auf die Spur zu kommen, stehen verschiedene Testmethoden zur Verfügung. Oftmals läßt sich vorher die Auswahl der Allergene einschränken. Wenn Sie z.B. beobachten, daß Ihr Kind immer, wenn es an einem blühenden Kornfeld vorbeigeht, Heuschnupfensymptome bekommt, ist es wahrscheinlich, daß Getreidepollen eine der auslösenden Ursachen sind.

Diagnoseverfahren

Diagnostik bei Allergien

- Beim **Pricktest** werden Lösungen verschiedener Pollen auf die Hautoberfläche, z.B. den Unterarm oder den Rücken, gegeben. An dieser Stelle wird die Haut mit einer kleinen Lanzette eingeritzt und später die Stärke der allergischen Reaktion abgelesen. Dies ist, besonders für kleine Kinder, immer eine Tortur und für eine ganzheitsmedizinische Behandlung nicht unbedingt notwendig.
- Um insbesondere bei größeren Kindern die Allergene herauszufinden, hat sich eine spezielle **Blutuntersuchung** (CAP-RAST-Untersuchung für spezifisches IgE) sehr bewährt, mit deren Hilfe jedes einzelne Allergen aus einer Liste von 200–300 verschiedenen allergieauslösenden Stoffen bestimmt werden kann. Jedes große medizinische Labor kann diese Untersuchung durchführen. Der CAP-RAST-Test ist der einzige Test, bei dem Ihr Kind dem Allergen nicht auch noch gezielt ausgesetzt wird, wie das beim Haut- und beim Provokationstest der Fall ist.
- Beim **Provokationstest** wird die Lösung eines Allergens in die Nase gegeben, um anhand der Heuschnupfenreaktion das auslösende Allergen zu bestimmen. Von dieser Methode raten wir ab, da sie für eine ganzheitsmedizinische Behandlung unnötig ist.

Allergietests

Symptome und Beschwerden

Beim Heuschnupfen sind neben der Nase meistens auch die Augen mitbetroffen, was sich als allergische Bindehautentzündung (Konjunctivitis allergica) bemerkbar macht. Der Heuschnupfen beginnt zunächst mit Juckreiz in den Augenwinkeln und in der Nase. Die Augenbindehaut rötet sich, die

Augen tränen. Aus der Nase wird reichlich wäßriges Sekret abgesondert. Meistens stellt sich zusätzlich heftiges Niesen ein. Weitet sich die Allergie auch auf die tieferen Atemwege aus, kann es zu Asthma bronchiale mit Atemnot kommen.

Ganzheitsmedizinische Behandlung

Schulmedizin

Schulmedizinisch können die Symptome des Heuschnupfens (nicht aber seine Ursachen) durch Präparate mit Cromoglycinsäure, Antihistaminika oder – in schweren Fällen – mit Cortison behandelt werden. Nach unserer Erfahrung lassen sich diese Medikamente durch eine ganzheitsmedizinische Behandlung ersetzen und auch die Wurzeln der allergischen Reaktion angehen.

Hyposensibilisierung

Von der Hyposensibilisierung raten wir ab, weil bessere Therapiemethoden zur Verfügung stehen. Bei der sehr aufwendigen Hyposensibilisierung wird dem Kind über Jahre hinweg eine Mischung der Allergene injiziert, gegen die es allergisch ist. Man beginnt zunächst in kleiner Dosierung in der Absicht, dem Körper die allergische Überreaktion »abzugewöhnen«. Die Erfolgsaussichten sind allerdings eher fraglich, und daneben besteht immer die Möglichkeit lebensbedrohlicher allergischer Sofortreaktionen.

Vorbeugende Maßnahmen

Wenn Ihr Kind auf Pflanzenpollen allergisch reagiert, sollten Sie Fenster geschlossen halten und Ihr Kind, besonders an sonnigen und windigen Tagen, zu Hause behalten. Den Pollenflugkalendern, die Sie z.B. in der Apotheke bekommen, können Sie entnehmen, wann bestimmte Pollen besonders stark fliegen. Bei Allergien gegen Tierhaare, Hausstaub usw. kommt diese Vorsichtsmaßregel nicht in Frage. Das eigentliche Ziel der Allergiebehandlung sollte allerdings nicht das Meiden der Pollen, sondern das Ausheilen der Allergie sein.

Akupunktur

Beste Erfahrungen haben wir hierbei mit der Akupunktur bzw. bei kleineren Kindern mit der Laserakupunktur gesammelt. Bei fachgerechter Durchführung der Akupunktur liegen die Erfolgsaussichten sehr hoch.

Im akuten Heuschnupfen können Sie selbst Ihrem Kind helfen, beispielsweise bei zugeschwollener Nase (siehe Kasten).

Akupressur zur Selbstbehandlung

PaM3 In der Mitte einer gedachten Verbindungslinie zwischen beiden Augenbrauen, genau über der Nasenwurzel (siehe Seite 71).

Di 4 Bei an den Zeigefinger angelegtem Daumen auf der höchsten Erhebung des Muskelbauches auf dem Handrücken (siehe Seite 76).

Der Punkt PaM3 hat eine direkt nasenschleimhautabschwellende Wirkung, der Punkt Dickdarm 4 wirkt entzündungshemmend und ist einer der wichtigsten Akupunkturpunkte gegen eine Allergie. Behandeln Sie diese Punkte mittels Akupressur (siehe Seite 27).

Homöopathie

Als zweite wichtige Behandlungsmethode empfehlen wir die Homöopathie. Um den Heuschnupfen wirklich auszuheilen, sollte Ihr homöopathisch erfahrener Arzt das geeignete Konstitutionsmittel finden. Selbst behandeln können Sie besonders die akuten Symptome.

Dosierung:
Kleinkinder 3mal
5 Kügelchen,
Schulkinder 3mal
10 Kügelchen täglich

- Wenn der Heuschnupfen besonders durch Wärme verschlimmert wird, z.B. durch das Betreten eines warmen Zimmers, die Tränen sehr mild, das Sekret aus der Nase sehr scharf ist: *Allium cepa D6-Globuli (DHU)*.
- Bei Verschlimmerung durch Wärme, Brennen im Hals und schmerzhaftem Niesen: *Arsenicum jodatum D6-Globuli (DHU)*.
- Wenn der Heuschnupfen besonders durch Kälte verschlimmert wird und auffallend flüssig ist, bei verstopfter Nase, brennenden Augen, scharfen Tränen: *Arsenicum album D30-Globuli (DHU)*, täglich 3mal 3 Kügelchen für Kleinkinder, 2mal 5 Kügelchen für größere Kinder.
- Verschlechterung der Symptome besonders durch feuchte Kälte: *Dulcamara D6-Globuli (DHU)*.
- Wenn die Nase kaum, sehr stark aber die Augen betroffen sind: *Euphrasia D6-Globuli (DHU)*.

Da sich jeder Ausgangsstoff homöopathisch zubereiten läßt, gibt es eine Sonderform der homöopathischen Behandlung, in der alle die Blütenpollen, gegen die Ihr Kind allergisch ist, homöopathisch bis zur Potenz D30 potenziert werden. Davon sollte Ihr Kind 2mal 5 Tropfen in der Woche (!) einnehmen. Diese Behandlung ist auch zur Vorbeugung bereits vier Wochen vor Beginn der Heuschnupfensaison geeignet.

Anthroposophie

Wenn Ihnen die homöopathische Behandlung zu kompliziert erscheint, können Sie das Heuschnupfenprogramm der Anthroposophischen Medizin ausprobieren. Hierzu stehen verschiedene Präparate der Firma Weleda zur Verfügung; diese sogenannten Komplexmittel sind aus mehreren Einzelmitteln zusammengesetzt. Geben Sie

- *Gencydo-Augentropfen*, wenn die Augen mitbetroffen sind (mehrmals täglich einen Tropfen in jedes Auge).
- *Gencydo-Flüssigkeit* und *-Salbe*: Mit einem Tascheninhalator aus der Apotheke die Flüssigkeit in die Nase sprühen; möglichst die ganze Schleimhaut sollte mehrmals täglich benetzt und anschließend die Salbe tief in die Nase eingeführt und verrieben werden.

Unserer Erfahrung nach sind Akupunktur und Homöopathie diesem Verfahren gegenüber allerdings vorzuziehen.

Symbioselenkung

Zur konstitutionellen Umstimmung hat sich auch bei Heuschnupfen die Symbioselenkung (siehe Seite 43) bewährt. Wir empfehlen sie allerdings erst, wenn sich durch Akupunktur oder Homöopathie nicht schnell ein Erfolg einstellt.

Denken Sie an nächstes Jahr

Es hat sich bewährt, eine Heuschnupfenbehandlung, die in einem Jahr begonnen wurde, im nächsten Jahr fortzusetzen. Hierbei sollten Sie die Behandlung im darauffolgenden Jahr vier Wochen vor Ausbruch der Symptome beginnen. Wenn Sie also wissen, daß die Heuschnupfensymptome bei Ihrem Kind im April beginnen, sollten Sie bereits im März die entsprechende Behandlung aufnehmen. Meist läßt sich dadurch der Ausbruch der Allergie verhindern.

Bedenken Sie bitte, daß die hier aufgeführten Therapieratschläge nicht gleichzeitig anzuwenden sind. Wählen Sie sich eine Methode aus, und versuchen Sie zunächst, mit dieser Methode zum Ziel zu kommen. Sollte sich kein Erfolg einstellen, liegt es meistens daran, daß das Mittel falsch gewählt wurde oder die Diagnose nicht stimmt.

Bei jeder Allergie, so auch dem Heuschnupfen, gibt es neben Umwelteinflüssen und erblichen Ursachen auch eine psychische, also seelische Mitbeteiligung. Allergien wie die Neurodermitis und Asthma werden zu den klassischen psychosomatischen Krankheiten gerechnet. Inwieweit die seelische Mitbeteiligung bei Ihrem Kind eine Rolle spielt, sollte ein ganzheitsmedizinisch orientierter Arzt, Psychotherapeut oder Psychologe feststellen und entsprechend behandeln.

Seelische Faktoren

Grundsätzlich sorgen eine gesunde Lebensweise und eine gesunde Ernährung für ein intaktes Immunsystem, wodurch Allergien abgemildert werden können.

Kontaktallergien

Wie der Name vermuten läßt, ist die Kontaktallergie eine allergische Reaktion der Haut, die durch den Kontakt mit einem Allergen zustande kommt. Die Kontaktallergie ist eine Allergie vom Typ 4. Typisch hierfür ist, daß Symptome nach dem Kontakt mit dem Allergen wesentlich verzögerter auftreten als z.B. beim Heuschnupfen. Während die Pollen sofort zu einer Reaktion führen, treten die ersten Symptome nach einer Kontaktallergie frühestens 12 Stunden nach dem Kontakt mit einem Allergen auf und erreichen ihr Maximum erst nach 1–2 Tagen. Sie klingen manchmal erst nach Wochen wieder ab.

Allergie-Typ 4

Typische Auslöser für eine Kontaktallergie sind Metalle, wie z.B. Nickel oder Chrom. Sie sind häufig in Modeschmuck oder billigen Goldlegierungen enthalten und in Knöpfen von Jeans. Da sie teilweise auf bloßer Haut getragen werden, lösen diese Knöpfe ebenfalls Kontaktallergien aus. Auch Reaktionen auf Farb- und Ausrüstungsstoffe in der Kleidung, auf Kosmetika oder Arzneimittel (auch pflanzliche) sind möglich.

Metalle

Beschwerden und Symptome
Die Kontaktallergie geht mit Rötung, Knötchenbildung, Juckreiz und Schuppung der Haut einher. Kontaktallergien erkennt man an der typischen Ausbreitung der Symptome an umschriebenen Hautstellen. Der Jeans-Knopf führt unter

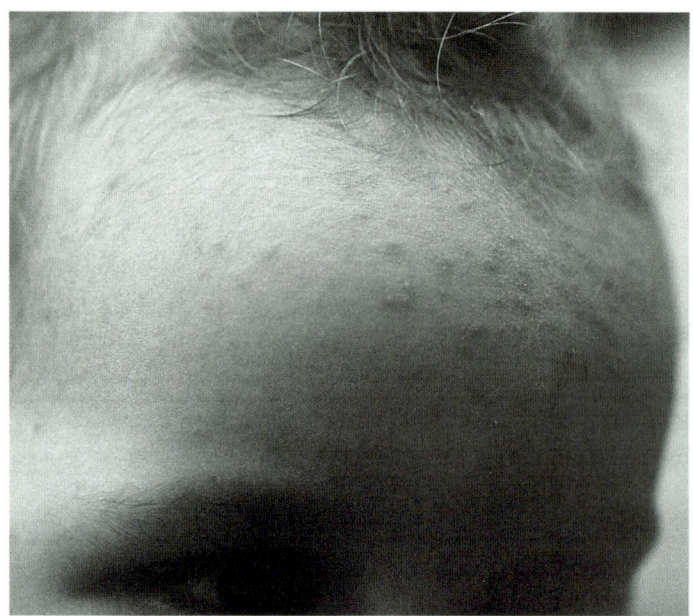

Kontaktallergie durch Babycreme

dem Nabel zur geröteten Hautpartie, der Armreif am Arm und eine Halskette am Hals.

Ganzheitsmedizinische Behandlung

Allergene meiden
Ist die Kontaktallergie durch eines der oben genannten Allergene entstanden, sollte zunächst das Allergen so weit wie möglich gemieden werden. Achten Sie also z.B. bei Schmuck darauf, daß er aus Silber oder Gold ist und weder Nickel noch Chrom enthält. Hosenknöpfe lassen sich austauschen, Kosmetika oder Salben vermeiden.

Akupunktur
Bei einer Kontaktallergie auf Allergene, die sich nur schwer vermeiden lassen, empfehlen wir die Akupunktur, die die grundsätzliche Bereitschaft zu allergischen Reaktionen mildern und in vielen Fällen die Allergie ausheilen kann. Da die Kontaktallergie verzögert abläuft, ist Akupressur hier weniger sinnvoll.

Homöopathie
Auch eine homöopathische Behandlung mit dem zutreffenden Konstitutionsmittel kann erfolgreich sein; die Suche sollte einem hierin erfahrenen Arzt überlassen werden.

Die betroffenen Hautstellen selbst behandeln Sie

- besonders bei Juckreiz mit *Urtica dioica ex herba W 5%* (Weleda), einem Öl, das mehrmals täglich eingerieben wird und den Juckreiz meist sehr wirkungsvoll bessert.
- *Unguentum rosatum-Salbe* (Wala) zur Förderung des Heilungsprozesses, wenn die Haut trocken und aufgerissen ist.
- *Wecesin-Salbe* (Weleda), um den Heilungsprozeß zu fördern, wenn das Kind die Haut aufgekratzt hat.. Versuchen Sie diese Salbe aber zunächst nur vorsichtig an einer Stelle, da Kinder mit Kontaktallergien auch nicht selten auf Arnika, einen Bestandteil dieser Salbe, empfindlich reagieren.

Nahrungsmittelallergien

Die Nahrungsmittelallergie ist eine vorwiegend bei Kleinkindern, aber auch bei größeren Kindern und sogar bis ins Erwachsenenalter auftretende Allergie, die nach dem Verzehr bestimmter Nahrungsmittel entsteht. Angefangen bei Milch über Eier, Fisch und Krebseiweiß bis hin zu Hülsenfrüchten, Obst, Honig oder Arzneimitteln können alle Nahrungsmittel zu Allergien führen.

Kinder, die während der ersten 3 Lebensmonate nicht gestillt werden, erhalten auch keine Immunglobuline aus der Muttermilch, die eine Schutzwirkung auf die Darmschleimhaut ausüben. Deshalb sind Nahrungsmittelallergien bei nicht gestillten Säuglingen unvergleichlich viel häufiger als bei Brustkindern. Ist bei den Eltern eine Allergieneigung bekannt, sollte unter anderem deswegen das Kind mindestens ein halbes Jahr lang gestillt werden.

Symptome und Beschwerden

Die Symptome, die durch eine Nahrungsmittelallergie ausgelöst werden, sind sehr uneinheitlich. Es können sowohl Hautveränderungen bis hin zur Neurodermitis auftreten, Symptome können an den Atemwegen in Erscheinung treten bis hin zum Asthma bronchiale; meistens zeigen sich jedoch zunächst Symptome am Verdauungstrakt wie Durchfälle, Bauchschmerzen und Bauchkrämpfe.

Man unterschiedet eine schnelle Reaktion des kindlichen Organismus mit Hauterscheinungen innerhalb kurzer Zeit (z.B. Rötung direkt nach dem Genuß von Erdbeeren) und ein verzögertes Auftreten von Symptomen wie Durchfall.

> ### Nahrungsmittelunverträglichkeiten
>
> Kinder und auch Erwachsene vertragen – individuell ganz unterschiedlich – einige Nahrungsmittel einfach nicht. Hierbei handelt es sich nicht um eine Allergie, sondern um eine Nahrungsmittelunverträglichkeit.

Tagebuch

Um Nahrungsmittelallergien auf die Spur zu kommen, empfiehlt sich als erste Maßnahme das Führen eines Tagebuches, in dem Sie alle Reaktionen Ihres Kindes auf die ihm angebotenen Nahrungsmittel und auch Begleitumstände (z.B. einen Infekt) notieren. Damit können Sie einen Anhaltspunkt auf allergieauslösende Nahrungsmittel bekommen.

Blutuntersuchung

Um eine Nahrungsmittelallergie nachweisen zu können, steht die bereits genannte Blutuntersuchung mit Bestimmung der spezifischen IgE-Eiweißkörper (CAP-RAST-Test, siehe Seite 139) zur Verfügung.

Suchdiät

Sie können aber auch Schritt für Schritt eine Such- bzw. Weglaßdiät durchführen:

Lassen Sie in den ersten Tagen alle Lebensmittel weg bis auf gekochte Kartoffeln. Beginnen Sie dann einen allmählichen Kostaufbau: Zeigen sich keine Symptome, geben Sie nach ein paar Tagen auch zusätzlich Mohrrüben, und jeweils nach ein paar Tagen, die symptomlos verlaufen sind, weitere Gemüse- und Getreidesorten, nach und nach dann auch Milch, Eier und Käse. Sobald nach einem dieser Schritte Symptome auftreten, haben Sie mit hoher Wahrscheinlichkeit zumindest eines der allergieauslösenden Nahrungsmittel gefunden.

Ganzheitsmedizinische Behandlung

Stillen

Versuchen Sie, Ihr Baby auf jeden Fall zu stillen. Sollte die Muttermilch nicht ausreichen, können Sie die Milchproduktion, z.B. durch Milchbildungstee (Seite 257), eine Akupunkturbehandlung oder weitere Maßnahmen (siehe Seite 22), steigern.

In jedem Fall sollten Sie versuchen, die auslösenden Nahrungsmittel zu finden, um diese zunächst zu vermeiden und Ihrem Kind dadurch Krankheitssymptome zu ersparen.

Allergene meiden

Ähnlich wie bei den anderen Allergieformen ist bei der Nahrungsmittelallergie eine Akupunkturbehandlung erfolgversprechend. Akupressur ist weniger sinnvoll.

Akupunktur

Auch bei Nahrungsmittelallergien sollte nach einer psychischen oder seelischen Mitbeteiligung gefahndet werden. Kann eine solche gefunden werden, so sollte im ursächlichen Sinn die seelische Problematik behandelt und nicht an Symptomen herumkuriert werden. Unterstützen können Sie selbstverständlich immer mit Methoden wie der Homöopathie oder der Akupunktur.

Seelische Mitauslöser

Die homöopathische Behandlung ist am erfolgversprechendsten, wenn das richtige Konstitutionsmittel gefunden wird. Die Suche sollte ein in der Homöopathie erfahrener Arzt übernehmen.

Homöopathie

Neurodermitis

Die Neurodermitis (auch atopisches Ekzem genannt) stellt einen Sonderfall dar und ist unter Allergien aufgeführt, weil fast immer eine allergische Mitbeteiligung hereinspielt. Hier ist allerdings die psychosomatische Ursache besonders deutlich. Jede einseitige Diät oder Behandlung, die vorgenommen wird, ohne den seelischen Aspekt zu berücksichtigen, ist Herumkurieren an Symptomen und keine angemessene Neurodermitisbehandlung, schon gar nicht im Sinne der Ganzheitsmedizin.

Neurodermitis kann schon bei kleinen Säuglingen, aber auch in jeder anderen Altersstufe auftreten. Eine familiäre Häufung läßt sich beobachten, d.h., in Familien, bei denen auch die Eltern oder ein Geschwisterkind Neurodermitis haben, ist das Risiko, an Neurodermitis zu erkranken, erhöht. Bei 70 % der an Neurodermitis erkrankten Kinder ist in der

Familie eine weitere Atopie (z.B. Asthma bronchiale oder Heuschnupfen) bekannt.

Symptome und Beschwerden

Die Krankheit beginnt selten vor dem zweiten bis fünften Lebensmonat. Die Hauterscheinungen, wie Rötung, trockene Haut, Knötchen- oder Bläschenbildung, und vor allem Juckreiz, treten besonders im Gesicht, am Hals, an den Ellenbeugen und Kniekehlen auf. Wegen des Juckreizes beginnen die Kinder, sich zu kratzen, wodurch die Haut nicht selten blutig gekratzt wird. Die Wunden heilen unter Krustenbildung ab. Die Wunden können sich mit Bakterien infizieren und müssen dann gezielt behandelt werden. In Zusammenhang mit Neurodermitis wird auch der Milchschorf gesehen.

Ganzheitsmedizinische Behandlung

Die Behandlung ist nicht ganz einfach, da die Neurodermitis sehr vielschichtig ist, also viele mögliche Ursachen mit berücksichtigt werden müssen.

Allergensuche

Zunächst sollte auf auslösende Allergene (Kontakt- oder Nahrungsmittelallergene) geachtet werden, um diese dann wegzulassen.

Suchdiäten

Hierzu bedienen Sie sich der Weglaßdiät (siehe Seite 146) oder der Rotationsdiät. Bei der Rotations-/(Wechsel-)Diät wird jeweils eine Nahrungsmittelfamilie für eine Woche ganz ausgelassen und dabei beobachtet, wie die Haut Ihres Kindes reagiert. Wird nach Auslassen eines bestimmten Nahrungsmittels die Haut deutlich besser, ist wahrscheinlich, daß dieses Nahrungsmittel allergieauslösend ist. Sie müssen dabei natürlich darauf achten, daß Ihr Kind nicht zwischendurch ißt. Zur aussagekräftigen Durchführung müssen Sie sich an bestimmte Listen mit Nahrungsmittelfamilien halten, denn die Diät ist nicht sinnvoll, wenn Ihr Kind keine Milch trinkt, aber Quark ißt. Sie können dann nicht herausfinden, ob Milcheiweiß der Auslöser sein kann.

Klimatherapie

Die Klimatherapie, ein Aufenthalt in anderem Klima, bringt oft Erleichterung. Die Klimatherapie ist möglich an der Nordsee, z.B. auf einer der Nordseeinseln, am Atlantik, z.B. Kanarische Inseln oder Spanien und am Toten Meer. Erfahrungsgemäß bessern diese Aufenthalte die Neurodermitis gut. Sobald die Kinder aber wieder zu Hause sind, kehrt auch die Neurodermitis zurück. Die Besserung der Neurodermitis ist nicht nur durch das veränderte Klima bedingt, sondern ganz wesentlich auch durch die geänderte psychische Situation, denn Ihr Kind befindet sich während der Kur letztlich wie in einem Urlaub.

Meiden Sie Kleidung aus Wolle oder Kunstfasern, die nur chemisch gereinigt werden können. Verwenden Sie am besten Baumwolle oder Seide. Auch als Bettzeug sollten Sie Baumwolle oder Seide verwenden, auf gar keinen Fall Synthetikfasern. Sollte bei Ihrem Kind eine allergische Reaktion auf Schafwolle, Gänsefedern oder Roßhaare festgestellt worden sein, müssen natürlich auch diese als Bestandteile von Kopfkissen oder Zudecken vermieden werden. Als Waschmittel für die Kleidung sollten Sie möglichst nur Neutralseife verwenden und auch keinen Weichspüler benutzen, um der Haut Ihres Kindes die vielen Chemikalien, die in herkömmlichen Waschmitteln oder Weichspülern enthalten sind, nicht zuzumuten. Bio-Läden beispielsweise führen entsprechende Waschmittel.

Geeignete Textilien

Neutralseife als Waschmittel

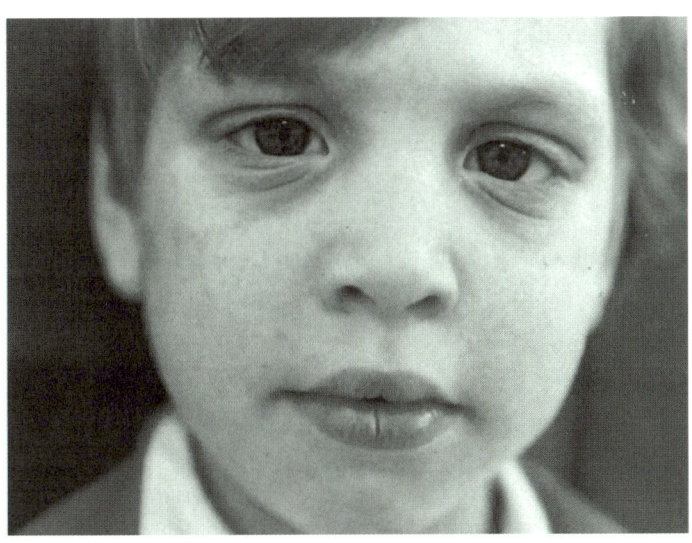

**Anthroposophie/
Phytotherapie**

Um den Juckreiz zu behandeln, der ganz im Vordergrund steht, konnten wir ausgezeichnete Erfahrungen sammeln mit *Urtica dioica ex herba W 5%-Öl (Wala)*. Regelmäßig auf die betroffenen Stellen geben, auch auf lediglich trockene Haut, die sich noch nicht gerötet hat. Dieses Öl pflegt die Haut und hält sie geschmeidig, lindert vor allem aber auch sehr gut den Juckreiz. Bei besonders heftigem Juckreiz können Sie kalte Kompressen aus Kamillentee bereiten und sie möglichst kalt auf die betroffenen Hautstellen legen. Der Juckreiz läßt sich so, zumindest im Anfall, meist sehr gut kontrollieren.

Hautpflege

Wenn Sie Ihr Kind baden wollen (einmal die Woche reicht völlig, ansonsten waschen Sie Ihr Kind), setzen Sie dem Wasser 2 EL Kochsalz und ½ Tasse *Olivenöl* zu. Noch besser hat sich das *Töpfer-Kleie-Bad* für Kinder bewährt. Damit wird die Haut schon während des Bades rückgefettet und so ein weiteres Austrocknen verhindert.

**Mikrobiologische
Therapie**

Als unterstützende Behandlung hat sich eine Mikrobiologische Therapie bewährt (siehe Seite 43). Sie ist zwar alleine nicht in der Lage, eine Neurodermitis auszuheilen, stellt aber einen wichtigen Teil in der Behandlung dar, da eine gestörte Bakterienflora im Darm das Immunsystem schwächt und ein nicht intaktes Immunsystem wiederum zur Neurodermitis führen kann.

Homöopathie

Zur homöopathischen Behandlung führt das Konstitutionsmittel am nachhaltigsten zum Erfolg. Häufig bewährt haben sich erfahrungsgemäß die unten angegebenen Mittel:

Dosierung, wenn nicht anders angegeben:
Kleinkinder 3mal 5 Kügelchen,
Schulkinder 3mal 10 Kügelchen täglich

• Bei sehr trockener Haut, Besserung des Juckreizes und des Brennens bei kalter Luft; typisch sind weiterhin eine Abneigung gegen Milch, Verlangen nach Eiern, Neigung der Haut zur Eiterbildung: *Calcium carbonicum D12-Globuli (DHU)*.

• Wenn die Haut rauh und trocken ist, Brennen und Jucken besonders nachts auftreten, gegen den Juckreiz (paradoxerweise) helfen heiße Umschläge: *Arsenicum album D12-Globuli (DHU)*.

• Bei dunkelrotem Ausschlag, der mit Schwellungen besonders im Gesicht einhergeht, so daß die Augen fast nicht

geöffnet werden können. Kälte verschlimmert den Juckreiz; Ihr Kind ist ruhelos: *Rhus toxicodendron D30-Globuli
(DHU)*, Kleinkinder 2mal täglich 5 Kügelchen, Schulkinder
2mal 10 Kügelchen.

• Bei trockener, schuppiger Haut; der Juckreiz geht durch
Kratzen in Brennen über. Wärme wird als unangenehm
empfunden, Kälte bessert die Symptome. Ausgesprochen
unordentliches, aber intelligentes Kind: *Sulfur D30-Globuli
(DHU)*, Kleinkinder 2mal 5 Kügelchen, Schulkinder 2mal
10 Kügelchen täglich.

• Die Haut ist rot und wund und sondert ein weißliches Sekret ab; Schwitzen und Wärme verschlimmern die Symptome, Wärme ebenfalls. Ein Aufenthalt an der See bessert
die Symptome: *Natrium muriaticum D30-Globuli (DHU)*, Kleinkinder 2mal 5 Kügelchen, Schulkinder 2mal 10 Kügelchen
täglich.

Komplexmittel

Ist Ihnen die homöopathische Behandlung zu kompliziert
und wollen Sie auch zunächst keinen entsprechend tätigen
Arzt aufsuchen, können Sie als Komplexmittel aus der Homotoxikologie (siehe Seite 39) *Schwef-Heel-Tropfen (Heel)* ausprobieren, die oft erstaunlich gut wirken. Kleinkinder erhalten 3mal 5 Tropfen täglich, Schulkinder 3mal 10 Tropfen täglich.

Entspannung

Lassen Sie Ihr Kind ab etwa 6–8 Jahren ein Entspannungs-
training erlernen, am besten das Autogene Training, damit
es lernt, Spannungen abzubauen und nicht in körperliche
Krankheit umzusetzen.

**Seelische
Ursachen**

Wenn sich die Neurodermitis durch die genannten Behandlungsvorschläge nicht deutlich bessert, haben Sie die psychische Mitbeteiligung möglicherweise unterschätzt. Fragen Sie
in diesem Fall einen ganzheitsmedizinisch orientierten Arzt,
Psychologen oder Psychotherapeuten um Rat.

Bachblüten

Begleitend können Sie die Bachblüten-Therapie einsetzen.
Bewährt haben sich besonders folgende Mittel, die Sie entsprechend den Symptomen Ihres Kindes in der Apotheke zu
einer Einnahmeflasche mischen lassen. Kleinkinder erhalten
3mal 5 Tropfen, Schulkinder 3mal 10 Tropfen täglich.

- Wenn der Juckreiz stark im Vordergrund steht und Ihr Kind regelrecht verrückt macht. Es kann sich nicht beherrschen und kratzt die ganze Haut auf: *Cherry Plum*.
- Wenn sich Ihr Kind wegen seiner Hautprobleme unrein oder schmutzig fühlt: *Crab Apple*.
- Wenn Ihr Kind sehr schüchtern, scheu und furchtsam ist: *Mimulus*
- Wenn Ihr Kind sich wegen seiner Krankheit selbst bemitleidet, sich einkapselt und über seine Situation verbittert ist: *Willow*.
- Wenn Ihr Kind sehr willensschwach erscheint und sich z.B. gegen andere Kinder oder Mitschüler nicht durchsetzen kann, sondern im Gegenteil versucht, deren Wünsche immer zu erfüllen: *Centaury*.
- Wenn Ihr Kind sich minderwertig fühlt und Fehlschläge im Leben regelrecht erwartet: *Larch*.

Fallbericht

Julia

Der Fall der kleinen Julia zeigt besonders deutlich, welche Möglichkeiten die Ganzheitsmedizin bei Neurodermitis für Kinder bietet, denn das Berücksichtigen der Einheit von Körper, Seele und Geist des kleinen Kindes war unabdingbare Voraussetzung für das Gesundwerden.

Unerträglicher Juckreiz

Wir werden nicht vergessen, wie die kleine Julia zu uns kam. Der kleine Körper der Vierjährigen war von oben bis unten blutig gekratzt, an Armen und am Hals trat das rohe Fleisch zutage. Der quälende Juckreiz zwang Julia, immer weiter zu kratzen. Bei Stellen, die sie nicht erreichen konnte, bettelte sie Mutter und Bruder unter Tränen an: »Bitte, bitte kratz mich.« Julia hatte wegen der auch nachts auftretenden Juck- und Kratzanfälle seit Wochen nicht mehr durchgeschlafen und war auch tagsüber dementsprechend unleidlich. Die völlig übernächtigte Mutter war seelisch und körperlich am Ende und nicht mehr in der Lage, für ihren größeren Sohn ausreichend zu sorgen. Der Vater war wegen der nächtlichen Störungen durch Julia bereits aus dem gemeinsamen Schlafzimmer ausgezogen und reagierte mit Vorwürfen auf den desolaten Zustand seiner Frau.

Kurzum – die Familie bot ein Bild des Jammers, und alles drehte sich nur noch um Julias Haut.

Julia hatte bereits alle möglichen Therapien, wie strenge Diäten und hochdosierte Cortisonbehandlungen, innerlich und äußerlich, hinter sich – nichts hatte geholfen. Wir begannen mit einer Serie Laserakupunkturen, um den Juckreiz zu stillen. Brennesselöl und gelegentliche Kleiebäder wendete Julias Mutter zu Hause an. Eingehende Gespräche mit der Mutter führten dazu, daß sie Julia liebevoll, aber konsequent begegnen konnte. Vor allem aber lernte sie, Julia die Verantwortung für ihre Haut zurückzugeben. Das heißt, sie und mit ihr die ganze Familie beschlossen, Julias Hauterscheinungen nicht mehr zum alles beherrschenden Familienthema zu machen. Auch wenn es gerade für Julias Mutter schwer zu ertragen war, sie ließ ihre Tochter kratzen und ermahnte sie nicht mehr, aufzuhören. Eine spezielle Bachblütenmischung verhalf Julia auf seelischer Ebene zu mehr Ausgeglichenheit. Außerdem empfahlen wir statt strenger Diäten eine gesunde und ausgewogene Vollwertkost.

Liebevoll, aber konsequent

Julias Haut brauchte drei Monate, um weitgehend abzuheilen, drei weitere Monate, um sich vollständig zu regenerieren. Das Familienleben normalisierte sich wieder. Heute ist Julia 9 Jahre alt und fühlt sich wohl in ihrer Haut. Die Neurodermitis ist nicht wieder aufgetreten.

Asthma (Asthma bronchiale)

Unter Asthma versteht man das plötzliche Einsetzen heftiger Atemnotanfälle, die durch verschiedene Ursachen ausgelöst werden können.

Im wesentlichen unterscheiden wir das allergisch bedingte Asthma vom nichtallergisch bedingten Asthma. Die meisten Asthmaformen, auch bei Kindern, sind allerdings Mischformen dieser beiden Typen. Seelische Faktoren sind hier von großer Bedeutung; Asthma zählt zu den psychosomatischen Krankheiten, bei der sich Störungen auf seelischer Ebene im körperlichen Bereich auswirken.

Asthmaformen

Das allergische Asthma ist eine Allergie vom Typ 1 (siehe Seite 136). Hierbei wird durch den Kontakt eines Allergens mit IgE- Antikörpern und Mastzellen Histamin ausgeschüttet, das unter anderem zur Schleimhautschwellung in den Atemwegen führt. Bei nichtallergischem Asthma reagieren die Bronchien auf andere Auslöser überempfindlich, beispielsweise auf körperliche Belastung, chemische oder physikalische Reize wie kalte Luft und andere.

Erstmaliges Auftreten

Asthma kann erstmals auftreten in Zusammenhang mit einem Infekt der Atemwege, z.B. bei Grippe, Masern oder Keuchhusten, oder sich als Verschlimmerung eines lange bestehenden Heuschnupfens langsam einschleichen. Die Verschmutzung der Umwelt, besonders der Atemluft durch Abgase, ist mitverantwortlich für die ständig steigende Zahl an Asthmapatienten, bereits schon im Kindesalter.

Symptome und Beschwerden

Ein akuter Asthmaanfall tritt plötzlich auf und klingt innerhalb von ein paar Stunden, manchmal erst innerhalb von bis zu zwei Tagen, wieder ab. Sie erkennen einen Asthmaanfall daran, daß das Ausatmen Ihres Kindes deutlich länger dauert als das Einatmen. Nicht selten hören Sie ein pfeifendes Ausatemgeräusch. Oft tritt ein quälender Reizhusten hinzu, bei dem zäher Schleim abgehustet wird. Das Kind sitzt dabei aufrecht im Bett und hat Angst zu ersticken. Unter Umständen färbt sich die Haut bläulich. Asthmaanfälle treten oft nachts aus dem Schlaf auf.

Bei akuter Atemnot durch einen verschluckten Gegenstand das Kind mit dem Oberkörper nach unten lagern und kräftig zwischen die Schulterblätter klopfen.

Bei chronischem Asthma bestehen weniger akute Asthmaanfälle als eher eine ständige Erschwernis des Atmens. Saisonal auftretendes Asthma wird meistens durch Pflanzenpollen ausgelöst; chronisches Asthma ist im Sommer wie im Winter vorhanden.

Wann zum Arzt?

Bei einem erstmalig auftretenden Asthmaanfall sollten Sie auf jeden Fall den Arzt verständigen. Bei schwerer Atemnot, die mindestens 12 Stunden dauert, spricht man von einem Status asthmaticus, bei dem Sie den Notarzt rufen müssen.

Diagnostik

Um die Diagnose Asthma zu sichern, gibt es verschiedene schulmedizinische Untersuchungen, die sowohl eine Blutuntersuchung als auch eine Lungenfunktionsuntersuchung umfassen sollten. Um die allergische Komponente des Asthmas abzuschätzen, gibt es die Möglichkeit, einen Hauttest vorzunehmen oder über eine Blutuntersuchung die speziellen IgE-Eiweißkörper (CAP-RAST-Test, siehe Seite 139) nachzuweisen.

Ganzheitsmedizinische Behandlung

Bei Asthma verengen sich die Atemwege, teilweise durch eine Schleimhautschwellung, teilweise, weil sich die kleinen Muskeln in den Atemwegen zusammenkrampfen. Dadurch kann die Sauerstoffversorgung im ganzen Körper beeinträchtigt werden, ein bedrohlicher Zustand. Deshalb ist es wichtig, sicher wirksame Medikamente zur Verfügung zu haben, die die körperlichen Symptome zuverlässig beseitigen. Die Medikamente können als sogenannte Dosieraerosole eingeatmet werden und wirken dann vor Ort an den Bronchien, oder sie werden als Tabletten eingenommen, und die Wirkstoffe werden über den Blutweg zu den Atemwegen transportiert. Die Asthmamedikamente entkrampfen die Bronchialmuskulatur (Bronchospasmolytica, z.B. theophyllinhaltige Medikamente), bekämpfen die Auswirkungen der Allergie (z.B. Antihistaminika, Cromoglycinsäure) oder der Entzündung und Überreaktion (Cortison).

Konventionelle Therapie

So wichtig es ist, über Medikamente zu verfügen, die die Symptome des Asthma bronchiale effektiv beseitigen, so wünschenswert ist es, mit einer ganzheitsmedizinischen Therapie die allgemeine Überreaktion an der Wurzel zu behandeln. Bei einer ernsten Krankheit wie dem Asthma ist jedoch kein Raum für Experimente. Eine ganzheitsmedizinische Behandlung muß hier immer in der Hand eines erfahrenen Behandlers liegen, der sorgfältig abwägt, in welchem Ausmaß die konventionellen Medikamente zurückgenommen werden können, während der Therapieerfolg mit einer ergänzenden ganzheitlichen Medizin fortschreitet. Die ganzheitsmedizinische Behandlung des Asthmas ist sehr komplex, da unterschiedliche Entstehungsmechanismen berücksichtigt werden müssen und weil auch die psychische Komponente meistens eine sehr große Rolle spielt.

Gibt es Alternativen?

Auf eigene Faust behandeln dürfen Sie allenfalls bei leichten Asthmaformen!

Nur, wenn Ihr Kind an einer sehr leichten Asthmaform leidet, ist es möglich, einige der nachfolgend genannten Behandlungen zunächst selbst auszuprobieren.

155

Basisbehandlung

Wie bei anderen chronischen Krankheiten sollten Sie auf eine gesunde Vollwerternährung Wert legen, sollten Nahrungsmittelzusätze wie Konservierungs- und Farbstoffe und auch bekannte Allergene (z.B. Pflanzenpollen) vermeiden. Bei allergischen Reaktionen auf Hausstaubmilben, Schimmelpilzen und dergleichen ist dies sicherlich schwierig. Hier kommt es deswegen auf eine ursächliche Behandlung an. Bedenken Sie, daß Krankheit im ganzheitsmedizinischen Sinne als Folge der Summe aller negativen Einflüsse auf Ihr Kind entsteht, d.h., die Beseitigung jeder einzelnen auch noch so kleinen krankheitsfördernden Ursache zählt. Es lohnt sich also durchaus, auch zu überprüfen, ob im Kinderzimmer ein Regal Formaldehyd ausdünstet, der Zahnarzt Amalgamfüllungen gelegt hat oder durch elektromagnetische Felder in der Umgebung (z.B. durch Hochspannungsmasten) Belastungen bestehen. Natürlich wird die Beseitigung einer dieser Ursachen nicht das Asthma ausheilen, aber sie ist ein Schritt in die richtige Richtung.

Phytotherapie

Ein Hauptproblem beim Asthma ist die Bildung zähen Schleims in den Atemwegen, der die Atemnot verstärkt. Um den Schleim zu lösen, ist es sehr wichtig, viel zu trinken; dazu sollten Sie Ihr Kind also anhalten. Es wird bald auch selbst merken, daß Asthmaanfälle weniger schlimm verlaufen, wenn es ausreichend getrunken hat.

So setzen Sie Heilpflanzen ein

Asthmatee

Als Heilkräutertee eignet sich folgende Mischung:

Fenchel	30 g
Thymian	30 g
Holunder	30 g
Pfefferminze	30 g
Huflattich	30 g

Lassen Sie sich die Mischung in der Apotheke zubereiten. Übergießen Sie 2 EL mit einem halben Liter kochenden Wassers, 10 Minuten ziehen lassen, abseihen. Geben Sie Ihrem Kind davon mit etwas Honig gesüßt mindestens 3 Tassen täglich.

Zur Lösung der verkrampften Bronchialmuskulatur und zur Schleimlösung haben sich *Zitronenwickel* sehr gut bewährt. Tränken Sie dazu ein Baumwolltuch, etwa in der Größe der Brust Ihres Kindes, mit dem Saft einer frischen großen Zitrone. Dieses legen Sie entweder auf die Brust auf oder wickeln es ganz um Brust und Rücken Ihres Kindes herum. Darüber geben Sie ein weiches Frotteehandtuch oder Wolltuch. Der Zitronenwickel kann bis zu mehreren Stunden belassen werden. Wenn Sie keine Zitrone zur Hand haben, können Sie auch einen EL Essig verwenden.

Wickel

Sie sollten, am besten zusammen mit Ihrem Kind, das Autogene Training erlernen, weil es entspannend und krampflösend wirkt und vor allem in jeder Situation angewendet werden kann. Achten Sie darauf, daß der Kurs durch einen Arzt geleitet wird. Durch das gleichzeitige Erlernen des Autogenen Trainings von Kind und Eltern können Sie Ihr Kind beim Erlernen immer wieder unterstützen. Wir haben ausgezeichnete Erfahrungen mit Imaginationsübungen in Zusammenhang mit Autogenem Training gemacht. Die Imaginationsübungen sollten regelmäßig durchgeführt werden, um einen Übungseffekt zu erzielen. Ein Beispiel für eine Imaginationsübung finden Sie auf Seite 240.

Autogenes Training

Eine Klimakur, z.B. an der Nordsee, am Atlantik oder im Hochgebirge, kann Asthma bessern, meistens ist dieser Effekt aber nur vorübergehend. Sobald Ihr Kind in seine gewohnte Umgebung zurückgekehrt ist, treten auch die Asthmaanfälle nach und nach wieder auf.

Klimakur

Eine Mikrobiologische Therapie ist sinnvoll, weil sie dazu beiträgt, das Immunsystem zu stärken und somit auch das Asthma zu mildern (siehe Seite 43).

Symbioselenkung

Sehr gute Behandlungsmöglichkeiten bietet die Akupunktur in der Hand des Erfahrenen. Bei kleinen Kindern wird statt der Nadeltherapie die Lasertherapie eingesetzt. Wir empfehlen Ihnen hier, obwohl diese Punkte natürlich keine Akupunkturbehandlung ersetzen, drei Punkte, die beim Asthma sehr wirkungsvoll sind und die Sie bei Ihrem Kind akupressieren können (siehe Kasten).

Akupunktur

Akupressur zur Selbstbehandlung

KG 17   Genau in der Mitte des Brustbeins (siehe Seite 54).

KG 21   Genau am oberen Ende des Brustbeins (siehe Seite 54).

MP 6   Tasten Sie den inneren Knöchel am Fuß Ihres Kindes. Fahren Sie von dort aus an der Innenkante des Schienbeins ca. 3–4 cm in Richtung Knie hoch. Der Punkt ist in jedem Fall schmerzhaft, so daß er leicht aufzufinden ist.

Die Punkte KG 17 und KG 21 wirken gegen Husten und beruhigen die Lunge, der Punkt MP 6 ist ein spezieller Punkt zur Schleimlösung. Akupressieren Sie die Punkte regelmäßig nach den auf Seite 27 angegebenen Grundregeln.

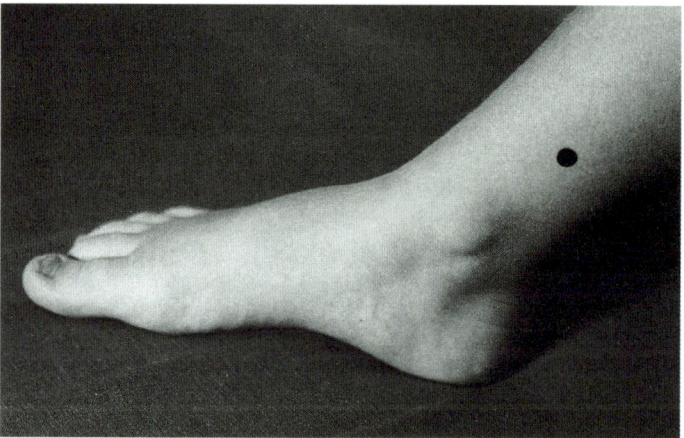

Akupunkturpunkt Milz-Pankreas 6/MP 6

Homöopathie

Dosierung, wenn nicht anders angegeben: Kleinkinder 3mal 5 Kügelchen, Schulkinder 3mal 10 Kügelchen

Asthma läßt sich sehr gut homöopathisch behandeln. Die beste Wirkung zeigt ein Konstitutionsmittel, das ein homöopathisch tätiger Arzt herausfinden kann. Gerade die homöopathische Behandlung des Asthmas verlangt sehr gute Kenntnisse in der Homöopathie. Wir können hier nur einige mögliche Homöopathika nennen.

• Wenn der Anfall nach Ärger, Kränkung oder Kälte einsetzt und der Husten mit Schmerzen verbunden ist: *Bryonia D12-Globuli (DHU)*.

- Wenn eine Überempfindlichkeit durch Aufregung besteht und alles Ungewohnte einen Asthmaanfall auslösen kann: *Ambra grisea D6-Globuli (DHU)*.
- Wenn Asthma infolge von Aufregung, Sorge oder Kummer auftritt: *Ignatia D12-Globuli (DHU)*.
- Wenn Ihr Kind reizbar, ärgerlich und leicht zornig wird und das Asthma sich bei feuchtem Wetter bessert: *Nux vomica D12-Globuli (DHU)*.
- Wenn die Anfälle besonders nachts, kurz nach Mitternacht, auftreten und Angst sowie große Unruhe bei Ihrem Kind auffallen: *Arsenicum album D30-Globuli (DHU)*, Kleinkinder 2mal 5 Kügelchen täglich, Schulkinder 2mal 10 Kügelchen täglich.

Komplexmittel

Da die homöopathische Behandlung sehr schwierig ist und es eine Vielzahl von Mitteln gibt, können Sie auch zunächst ein Komplexmittel ausprobieren, d.h. eine Mischung aus verschiedenen homöopathischen Mitteln. Geben Sie

- *Yerba Santa Similiaplex-Tropfen* (Kleinkinder 2mal 5 Tropfen täglich, Schulkinder 2mal 10 Tropfen täglich).

Bachblüten

Durch zusätzliche Einnahme von Bachblüten kann die seelische Seite der Krankheit mitbehandelt werden. Vergleichen Sie die aufgeführten Mittel mit den Symptomen Ihres Kindes und lassen Sie sich die ausgewählten Mittel in der Apotheke zu einer Einnahmeflasche mischen. Auf jeden Fall sollten Sie eine Einnahmeflasche *Rescue* zu Hause haben, um damit einen akuten Anfall mitzubehandeln. Die Betonung liegt auf Mitbehandlung, da die Bachblüten natürlich immer nur einen Aspekt der Erkrankung behandeln können. Sie können aber teilweise einen Anfall abmildern, wodurch Medikamente eingespart werden können. Geben Sie:

- Wenn Ihr Kind eher schüchtern, furchtsam und sehr zurückhaltend ist: *Mimulus*.
- Wenn Ihr Kind, z.B. durch Wechsel in eine neue Schule oder durch einen Umzug der Familie, verunsichert erscheint und die Asthmaanfälle dadurch schlimmer geworden sind: *Walnut*.
- Wenn Ihr Kind sehr ungeduldig, leicht gereizt ist und schnell überreagiert: *Impatiens*.

Dosierung: Kleinkinder 3mal 5 Tropfen täglich, Schulkinder 3mal 10 Tropfen täglich

- Wenn Ihr Kind das Gefühl hat, einer Aufgabe oder Situation nicht gewachsen zu sein: *Elm*.
- Wenn Ihr Kind Schwierigkeiten, z.B. in einer Freundschaft, hat und unaufhörlich überlegt, wie es mit der Situation zurechtkommen könnte: *White Chestnut*.

Seelische Unterstützung

Auch die psychische Komponente des Asthmas muß in der Behandlung berücksichtigt werden. Wenn Sie das Gefühl haben, mit der psychischen Beteiligung nicht zurechtzukommen, sollten Sie sich nicht scheuen, einen ganzheitsmedizinisch orientierten Arzt oder Psychologen/Psychotherapeuten aufzusuchen, um dort professionelle Hilfe zu bekommen.

Fallbericht

Jonas

Jonas war 8 Jahre alt, als er nach einer Fahrradtour entlang von frischgemähten Feldern zum ersten Mal Heuschnupfen bekam. Im Verlauf der nächsten zwei Jahre verschlimmerte sich das Krankheitsbild stetig. Ein Pricktest ergab gegen verschiedenste Pollen, Hausstaub, Tierhaare usw. eine Überempfindlichkeit. Als im dritten Jahr auch erste Asthmaanfälle hinzutraten, sanierte Jonas' Vater das Kinderzimmer komplett: Alle Teppiche wurden herausgenommen, kein Schmusetier durfte im Bett bleiben. Regelmäßig nahm Jonas jetzt Cortisonpräparate, Antihistaminika und andere Medikamente ein, aber alle Maßnahmen blieben letztlich ohne durchschlagenden Erfolg.

Hilflosigkeit

Jonas fehlte wegen des Asthmas inzwischen häufig in der Schule; weil er immer stärker auch in soziale Isolation geriet, litt er sehr unter seiner Situation. Jonas war bis zum Ausbruch seiner Allergie ein fröhlicher, aktiver Junge gewesen. Jetzt war sein Aktionsradius stark eingeschränkt. Traurig sagte er uns beim ersten Gespräch: »Am besten geht es mir im Badezimmer, weil da alles gekachelt ist.« Seine Eltern reagierten auf die verfahrene Situation immer hilfloser und verzweifelter.

Mit Akupunktur und »seinem« (individuell für ihn ausgewählten) homöopathischen Mittel konnte Jonas erstaunlich rasch geholfen werden. Jonas' Mutter erlernte die Akupressurpunkte, die Jonas halfen und die sie zu Hause täglich massierte. Jonas konnte schon nach wenigen Wochen wieder ein normales Leben führen. Sogar seinen sehnlichsten Wunsch, einen Hund, konnten ihm seine Eltern erfüllen.

Nesselsucht (Urticaria)

Bei der Nesselsucht wirkt sich die Allergie (ebenfalls eine Allergie vom Soforttyp oder Typ 1) an Haut und (oder) Schleimhäuten aus. Haut oder Schleimhäute schwellen an, sind gerötet, teilweise bilden sich auch Bläschen oder Blasen.

Symptome und Beschwerden

Ein Juckreiz kommt hinzu. Im Unterschied zur Neurodermitis tritt hier eine wesentlich schnellere Reaktion ein. Beim sogenannten Quincke-Ödem (Urticaria gigantea) tritt vor allem eine sehr starke Schwellung in den Vordergrund, die lebensbedrohlich werden kann, wenn sie die Schleimhäute in Mund oder Atemwegen betrifft.

Den Notarzt müssen Sie verständigen, wenn eine starke Schwellung im Gesichts- und Halsbereich auftritt.

Ganzheitsmedizinische Behandlung

Bei starker Schwellung im Mund/Hals sollten Sie Ihr Kind Eiswürfel lutschen lassen, bei Schwellungen der Haut kühle Wickel auflegen.

Erste-Hilfe-Maßnahmen

Für die allgemeine Behandlung eines Kindes, das an Nesselsucht leidet, gilt im wesentlichen das bei Asthma und Neurodermitis Erwähnte.

161

Infektiöse Kinderkrankheiten

Auch bei Kinderkrankheiten ist es wichtig, daran zu denken, daß unsere Kinder nicht nur aus ihrem Körper, sondern auch ihrer Seele und ihrem Geist bestehen. Die körperliche, seelische und geistige Entwicklung des Kindes geht nicht gleichzeitig vonstatten, sondern verläuft meist in Schüben. Die klassischen Kinderkrankheiten sind Meilensteine in dieser Entwicklung. Sie sollten gerade die Kinderkrankheiten wie Masern, Mumps und Röteln nicht als lästiges Übel ansehen, sondern vielmehr als eine Chance für Ihr Kind, in seiner Entwicklung einen Schritt vorwärts zu tun.

Reife durch Krankheit

Beobachten Sie Ihr Kind: Sie werden feststellen, daß es nach einer überstandenen Kinderkrankheit seelisch-geistig, aber auch körperlich gereift ist.

Die Erreger der Infektionskrankheiten sind Viren oder Bakterien. Für die Krankheitssymptome sind teilweise nicht die Erreger selbst bzw. die Infektion, sondern ihre Toxine (Gifte) verantwortlich. Im folgenden besprechen wir zunächst die viral bedingten, danach die bakteriellen Infektionskrankheiten.

Einige Begriffe tauchen regelmäßig im Zusammenhang mit Infektionskrankheiten auf. Dies sind:

Tröpfcheninfektion

Bei Tröpfcheninfektion werden Erreger mit kleinsten Tropfen, ausgestoßen beim Husten, Sprechen oder Niesen, übertragen.

Kontakt-/Schmierinfektion

Die Infektionserreger werden über die Berührung eines infizierten Menschen oder Tieres oder den Kontakt mit infizierten Gegenständen verbreitet.

Inkubationszeit

Die Inkubationszeit ist die Zeit zwischen der Ansteckung, also dem Eindringen des Krankheitserregers in den Körper, bis zum Ausbruch der ersten Krankheitssymptome. (Ansteckend ist eine Kinderkrankheit oft schon vor Ausbrechen der Symptome, also noch in der Inkubationszeit!)

Aktive Impfung

Bei Impfungen wird zwischen aktiver und passiver Impfung unterschieden. Bei der aktiven Impfung werden Ihrem Kind abgeschwächte Krankheitserreger der Krankheit verabreicht, gegen die geimpft werden soll. Das Immunsystem bildet daraufhin Abwehrstoffe. Eine komplette Impfung reicht für bis zu 10 Jahren. Bei der passiven Impfung werden fertige Abwehrstoffe gegen eine Krankheit verabreicht, die nur einige Wochen wirken, weil sie dann abgebaut und nicht neu gebildet werden. Die passive Impfung wirkt sofort, weil die Abwehrstoffe schon fertig sind, die aktive Impfung erst nach einer bestimmten Zeit, weil sich der Körper erst mit den Erregern auseinandersetzen muß. Eine passive Impfung wird daher durchgeführt, wenn ein Kind Kontakt mit bestimmten Krankheitserregern hatte und das Ausbrechen der Krankheit aus verschiedensten Gründen verhindert werden muß. Eine aktive Impfung wirkt immer vorbeugend, kommt bei Ansteckung aber zu spät.

Passive Impfung

Mit Kenntnis der Inkubationszeit können Sie abschätzen, wann bei Ihrem Kind voraussichtlich eine Kinderkrankheit ausbricht, wenn Sie wissen, wann Ihr Kind mit einem erkrankten Kind Kontakt hatte. Ist ein Kind gerade an Windpocken erkrankt, müssen Sie damit rechen, daß alle Kinder und auch Erwachsenen in seiner Umgebung, die mit ihm Kontakt und noch keine Windpocken durchgemacht hatten, innerhalb der nächsten 14–21 Tage daran erkranken. Wenn Sie das wissen, können Sie durch besondere Schonung, vorsichtige Ernährung und Maßnahmen zur Stärkung des Immunsystems den Verlauf einer Krankheit bei Ihrem Kind entscheidend abmildern.

Infektionsgefahr

In der folgenden Tabelle sind die wichtigsten Informationen über Kinderkrankheiten zusammengefaßt. Zu einzelnen Impfungen finden Sie auf Seite 188 Anmerkungen.

● **Kinderkrankheiten auf einen Blick**

BGA: Bundesgesundheitsamt; HIB: Bakterien des Typs Haemophilus influenzae B, Erreger von Hirnhaut- und Atemwegsinfektionen, u. a. einer Form der Kehlkopfentzündung)

Krankheit	Inkubationszeit	Übertragungsweg	Impfung möglich	Impfempfehlung Ganzheitsmedizin	Impfempfehlung BGA
Masern	10–14 Tage	Tröpfchen/ Kontakt	Ja	Je nach individueller Situation	Ja
Röteln	14–21 Tage	Tröpfchen/ Kontakt	Ja	Erst vor der Pubertät	Ja
Windpocken	14–21 Tage	Tröpfchen/ Kontakt	Nur passiv in Notfällen	Nein (Notfälle: Ja)	Nein
Mumps	14–21 Tage	Tröpfchen/ Kontakt	Ja	Je nach individueller Situation	Ja
Pfeiffersches Drüsenfieber	14–28 Tage	Kontakt	Nein	Nein	Nein
Kinderlähmung	7–14 Tage	Kontakt	Ja	Ja	Ja
Scharlach	2–4 Tage	Tröpfchen/ Kontakt	Nein	Nein	Nein
Diphtherie	2–5 Tage	Tröpfchen/ Kontakt	Ja	Ja	Ja
Keuchhusten	7–10 Tage	Tröpfchen	Ja	Nein	Ja
Hepatitis B	40–160 Tage	Direkter Kontakt (v. a. über Blut und Schleimhäute)	Ja	Je nach individueller Situation	Ja
HIB-Infektionen	2–5 Tage	Tröpfchen/ Kontakt	Ja	Je nach individueller Situation	Ja

Masern (Morbilli)

Die Masern sind eine akute Viruskrankheit, die in zwei Stadien verläuft. Erreger ist das Masern-Virus, das durch Tröpfcheninfektion übertragen wird, also beim Niesen und Husten oder durch direkten Kontakt.

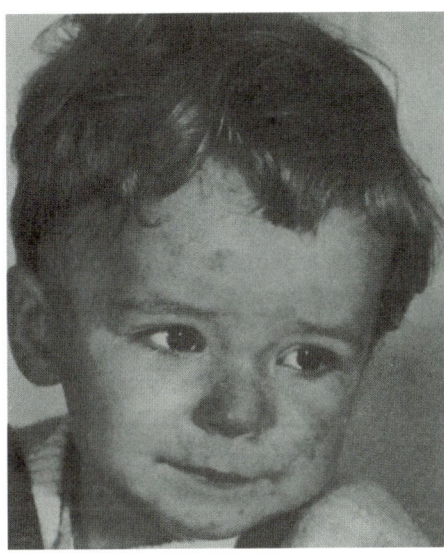

Dichtstehende, grobe, rote Flecken beim Masernkind

Die Gefahr, daß sich Ihr Kind bei einem Masernkind ansteckt, ist zwei Tage vor bis sechs Tage nach Beginn des Hautausschlages am größten. Vor und nach diesem Zeitraum ist die Gefahr einer Ansteckung relativ gering. Erkranken können Kinder jeden Alters, vorwiegend erkranken Kinder ab dem 10. Lebensjahr. Seit Einführung der Impfung sind die Masern allerdings seltener geworden. **Ansteckung**

Die Inkubationszeit, also die Zeit von der Ansteckung bis zum Ausbruch der ersten Krankheitssymptome, beträgt 10–14 Tage. **Inkubationszeit**

Symptome und Beschwerden
Das erste Stadium (Vorstadium) ist gekennzeichnet durch Fieber und Allgemeinsymptome wie Husten, Schnupfen und Halsschmerzen. Im Mund bildet sich gleichzeitig ein Aus- **Vorstadium**

schlag (Enanthem), der zunächst rötlich ist. Ab dem dritten Tag treten kleine weiße Flecken (Koplik–Flecken) hinzu, die es nur bei Masern gibt. Sie können Masern also schon vor dem Ausbruch des eigentlichen Ausschlages (Exanthem) erkennen. Das Vorstadium dauert 3–4 Tage.

Koplik-Flecken (kleine weiße Flecken) sind für Masern typisch.

Hauptstadium

Ab dem vierten Tag beginnt das Hauptstadium mit hohem Fieber und schwerem Krankheitsgefühl. Der entstehende Ausschlag (Exanthem) befindet sich am ganzem Körper und ist grobfleckig sowie unregelmäßig begrenzt, zunächst hellrot, dann dunkelrot. Er beginnt im Gesicht meist hinter den Ohren und ergreift von da aus nach und nach auch den restlichen Körper. Der Ausschlag sollte nach spätestens sieben Tagen völlig verschwunden sein.

Weinerlichkeit

Neben diesen körperlichen Erscheinungen fällt häufig die ausgesprochen schlechte Laune des Masernkindes auf. Die Kinder sind oft weinerlich und haben ein verstärktes Schutzbedürfnis. Sie sollten dieser Labilität Ihres Kindes mit verstärkter Aufmerksamkeit und Fürsorge begegnen.

Im Anschluß an die Masern besteht oft noch über eine geraume Weile eine erhöhte Infektanfälligkeit. Seien Sie daher nicht zu sehr besorgt, weil sich Ihr Kind »gar nicht zu erholen scheint«.

Komplikationen

Neben den normalen, harmlosen Masernverläufen können bei Kindern mit geschwächtem Immunsystem Komplikationen eintreten, beispielsweise eine Hirnentzündung (Masernenzephalitis), die zu bleibenden Schäden führen kann, oder eine Lungenentzündung. Hier ist die Trennlinie für eine Empfehlung zur Impfung zu ziehen. Bei immunschwachen Kindern, bei denen eher ein schwerer Masernverlauf zu erwarten ist, sollte rechtzeitig geimpft werden.

Ganzheitsmedizinische Behandlung

Die wichtigste Maßnahme bei der Behandlung der Masern ist absolute Bettruhe. Die Masern sind trotz aller moderner Medizin eine sehr ernstzunehmende Angelegenheit. Da es gegen Virusinfektionen keine ähnlich wirksamen Medikamente gibt wie die Antibiotika bei bakteriellen Infektionen, kommt es ganz darauf an, die Selbstheilungskräfte Ihres Kindes, sein Immunsystem, zu stärken. Allein durch Einhalten der Bettruhe ist es in aller Regel möglich, gefürchtete Komplikationen zu vermeiden. Sie sollten Ihr Kind erst wieder aufstehen lassen, wenn der Ausschlag und das Fieber für zwei Tage verschwunden sind.

Bettruhe

Neben der Ruhe spielt die Wärme, sowohl in Form von gleichmäßiger Bettwärme als aber auch in Form Ihrer liebevollen und wärmenden Zuwendung, eine ganz entscheidende Rolle.

Um Ihr Kind im Heilprozeß zu unterstützen, können Sie es homöopathisch behandeln. Zu empfehlen sind dazu

Homöopathie

• *Pulsatilla D6-Globuli (DHU)*, 3mal täglich 10 Kügelchen unter der Zunge zergehen lassen.

Klagt Ihr Kind auch über Augenschmerzen, empfehlen sich *Euphrasia D3-Augentropfen (Weleda)*, 3mal täglich 1–2 Tropfen in jedes Auge träufeln. Sind die Augen von Sekret verklebt, vorsichtig mit Kamillenlösung spülen (Näheres dazu unter Bindehautentzündung, Seite 216).

Anthroposophie

Auf Behandlung des Fiebers und des Ausschlages sollten Sie weitgehend verzichten. Lediglich über Tage andauerndes Fieber über 39 °C muß behandelt werden; auch bei Fieberkrämpfen muß das Fieber unbedingt gesenkt werden. Ansonsten: Warum fiebersenkende Arzneien und kalte Wadenwickel, wenn Fieber heilt? Es ist im Gegenteil zur Überwindung der Krankheit sogar wichtig, daß die Symptome und insbesondere der Masern-Ausschlag deutlich herauskommen können.

Fieber behandeln?

Denken Sie an ausreichende Lüftung des Zimmers. Trockene Zimmerluft sollten Sie, wie unter Erkältungskrankheiten (siehe Seite 72) beschrieben, anfeuchten.

167

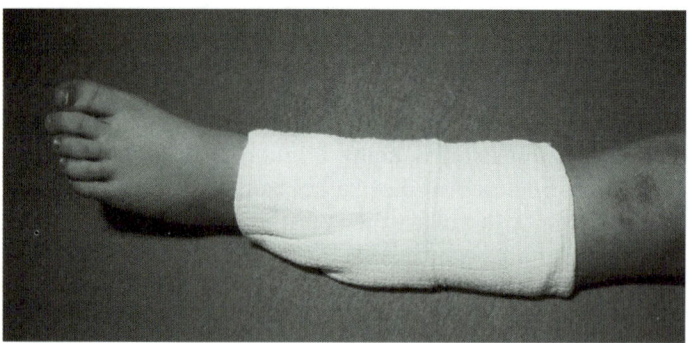

Wadenwickel

Wann zum Arzt?

Wenn die Masern komplikationslos verlaufen, können Sie Ihr Kind alleine behandeln. Nur wenn Unklarheiten über die Diagnose oder Hinweise auf ernste Komplikationen wie Erbrechen, Kopfschmerzen, starker Husten oder Atemnot und Schmerzen beim Atmen auftreten, müssen Sie sofort einen Arzt konsultieren. Bei einem gesund lebenden und immunstarken Kind sind allerdings Komplikationen selten.

Impfung

Gegen Masern existiert eine Impfung, die vom Gesundheitsamt empfohlen wird. Sie wird meist zusammen mit der Impfung gegen Mumps und Röteln durchgeführt. Wir raten in der Regel zur Zurückhaltung. Wenn nicht zwingende Gründe für die Impfung vorliegen, z.B. bei einem Kind mit einer chronischen Krankheit, ist die Impfung gegen Masern bei einem sonst gesunden Kind nicht unbedingt nötig. Masern verlaufen meist recht mild, und Ihr Kind hat bei einer durchgemachten Krankheit die Möglichkeit, zu reifen und sein Immunsystem zu stärken. Die Immunität hält bei durchgemachter Krankheit lebenslang an, was nach einer Impfung nicht der Fall ist.

Röteln (Rubeola)

Virusinfektion

Die Röteln sind eine akute Virusinfektion. Allgemeinerscheinungen wie Schnupfen, Husten, Fieber usw. sind hier nur gering ausgeprägt oder fehlen ganz. Der Erreger ist das Röteln-Virus, das durch Tröpfchen- oder Kontaktinfektion übertragen wird.

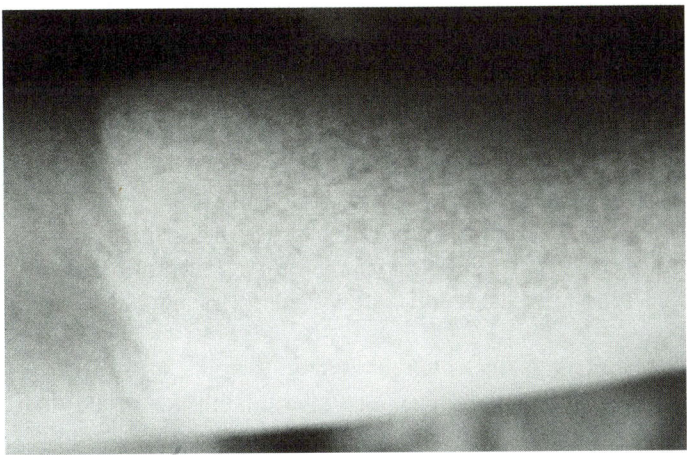

Rötelnexanthem

Auch die Röteln gehen mit einem Ausschlag (Exanthem) einher. Ansteckungsgefahr besteht in der Regel eine Woche vor bis eine Woche nach dem Ausbruch des Ausschlages. Die Inkubationszeit beträgt 14–21 Tage. Es erkranken vorwiegend Schulkinder und junge Erwachsene.

Ansteckung, Inkubationszeit

Eine Impfung gegen Röteln ist möglich, bringt aber oft keinen lebenslangen Schutz. Wenn Ihr Kind Röteln durchgemacht hat, besteht auch meist lebenslange Immunität dagegen. Wenn Ihre Tochter noch keine Röteln hatte und die Pubertät noch nicht erreicht hat, sollten Sie den Kontakt mit einem an Röteln erkrankten Kind geradezu suchen.

Impfung

 Eine Röteln-Infektion kann bei Schwangeren zu schwersten Mißbildungen beim Kind (Rötelnembryopathie) führen.

Sollte Ihre Tochter bis zum Beginn der Pubertät, also dem 12.–14. Lebensjahr, keine Röteln durchgemacht haben, raten wir dringend zur Impfung wegen der Gefahr einer Ansteckung während einer möglichen Schwangerschaft. Ein rötelnkrankes Kind sollten Sie über die zwei Wochen, in denen Ansteckungsgefahr besteht, zu Hause behalten und den Kontakt mit Schwangeren, in deren Interesse, ganz vermeiden.

Symptome und Beschwerden
Im Vorstadium kann für ein bis zwei Tage leichtes Fieber mit leichten Allgemeinerscheinungen wie Schnupfen, Bindehautentzündung oder Halsschmerzen auftreten. Gleichzeitig

können Sie noch vor »Erblühen« des Ausschlages feststellen, daß die Lymphknoten im Hals- und Kopfbereich deutlich angeschwollen sind. Sie lassen sich am Nacken, rechts und links am Hals entlang und hinter den Ohren gut als verschiebliche, bohnengroße Knoten tasten.

Beginn im Gesicht Der Ausschlag (Exanthem) ist hellrot und ähnelt dem Ausschlag von Masern oder Scharlach. Er beginnt im Gesicht und breitet sich schnell nach unten am ganzen Körper aus. Meistens ist er nach drei Tagen wieder verschwunden.

Ganzheitsmedizinische Behandlung

Da Röteln oft sehr milde oder sogar unbemerkt verlaufen, ist eine Behandlung nur selten notwendig. Allerdings sollten Sie Ihr Kind wegen der Ansteckungsgefahr (s. o.) zu Hause behalten.

Bettruhe ist nur notwendig, wenn wirklich Fieber und stärker ausgeprägte Symptome auftreten. Bei Komplikationen immer einen Arzt zu Rate ziehen.

Homöopathie • Da die Lymphknotenschwellungen manchmal unangenehm schmerzhaft sein können, empfehlen wir in solchem Fall eine homöopathische Behandlung mit *Apis D10-Globuli (DHU)*, wenn Ihr Kind nach kühlen Umschlägen verlangt und Wärme ablehnt.
• Geben Sie ihm *Belladonna D10-Globuli (DHU)*, wenn Ihr Kind zur Linderung seiner Beschwerden eher nach Wärme verlangt. Einnahme am besten nach der Wasserglas-Methode (siehe Seite 38).

Windpocken (Varicellen)

Die Windpocken sind eine akute Viruskrankheit. Sie verlaufen in zwei Stadien, einem Vorstadium mit meist nur schwachen Allgemeinerscheinungen und dem Stadium des Ausschlages (Exanthem).

Ansteckung Windpocken können entweder durch direkten Kontakt oder durch Tröpfcheninfektion, sogar durch strömende Luft und Wind übertragen werden (daher der Name »Windpocken«!). Erreger ist das Virus Herpes varicellae, das gleiche Virus, das

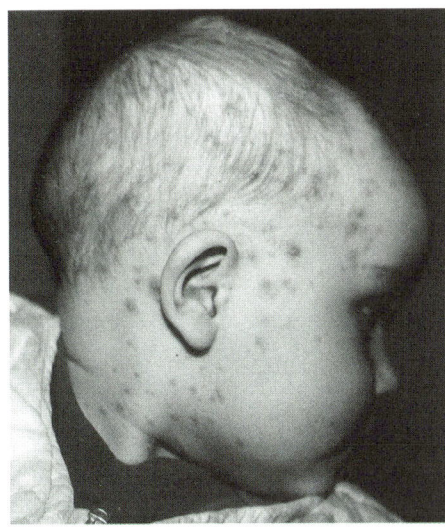

Windpocken bei
einem 1jährigen Kind

für den Herpes zoster, die Gürtelrose, verantwortlich ist. Ansteckungsgefahr besteht für Ihr Kind meist einen Tag vor bis eine Woche nach Ausbruch des Ausschlages. Die Inkubationszeit beträgt 2–3 Wochen. **Inkubationszeit**

Die Erkrankung ist am häufigsten zwischen dem zweiten und achten Lebensjahr, aber auch Säuglinge und Erwachsene können an Windpocken erkranken. Die Viren werden nach Abheilung nicht völlig aus dem Körper entfernt, sondern ziehen sich in Nervenknoten zurück. Ist die Abwehrkraft geschwächt, können sie wieder virulent werden und lösen dann eine Gürtelrose aus.

Beschwerden und Symptome
Das Vorstadium verläuft mit leichtem Fieber und evtl. leichten Allgemeinerscheinungen wie Schnupfen, Husten usw. Es ist sehr kurz und dauert nur einen Tag. **Vorstadium**

Nach 24 Stunden tritt dann der windpockentypische Ausschlag (Varicellen-Exanthem) auf. Zunächst schießen stecknadelkopfgroße Rötungen auf, die schnell zu Knötchen und danach Bläschen werden. Die Bläschen sind nicht gekammert und von einem roten Hof umgeben. Sie heilen unter **Hauptstadium**

171

**Verschiedene
Stadien**

Krustenbildung ab. Da die Windpocken in Schüben verlaufen, treten immer verschiedene Stadien des Ausschlages gleichzeitig auf. Dies ist eine Besonderheit der Windpocken. Sie lassen sich so recht gut erkennen und von anderen Kinderkrankheiten abgrenzen.

Unterschiedliche Bläschenstadien sind für Windpocken typisch.

Wegen des häufig anzutreffenden Juckreizes kratzen Kinder die Bläschen auf. Hierbei besteht die Gefahr einer bakteriellen Infektion (»Superinfektion«), die häufig nur unter Narbenbildung heilt.

Beginn am Bauch

Der Ausschlag beginnt am Bauch und breitet sich auf Beine und Gesicht aus. Auch der behaarte Kopf ist, im Gegensatz zu anderen Kinderkrankheiten, mitbetroffen. Der Verlauf der Windpocken ist bei intaktem Immunsystem leicht. Eine aktive Schutzimpfung gegen Windpocken existiert nicht.

Die Veränderungen finden sich auch auf Schleimhäuten, also beispielsweise im Mund oder in der Harnröhre.

Ganzheitsmedizinische Behandlung

Da die Windpocken meist harmlos verlaufen, ist Bettruhe nicht unbedingt notwendig.

Puder

Damit die Bläschen besser abheilen, sollten Sie diese 3mal täglich mit Wecesin-Puder (Weleda) einpudern. Sollte Ihr Kind, insbesondere nachts, trotzdem viel kratzen, sollten Sie ihm Baumwollhandschuhe anziehen.

Auflagen

Gegen den Juckreiz wirkt das Auflegen von Baumwolltüchern, die Sie mit kühlem *Kamillentee* tränken. Dazu 2 EL *Kamillenblüten* mit 1 Liter kochenden Wassers übergießen, nach 10 Minuten abseihen, kalt werden lassen und Auflagen herstellen, die Sie nur für etwa 30 Sekunden auflegen.

Phytotherapie

Bei Entzündungen im Mund können Sie Ihr Kind mit *Salbeitee* spülen lassen (siehe Seite 82).

Wann zum Arzt?

Sollten Komplikationen auftreten, ziehen Sie einen Arzt zu Rate.

Mumps (Parotitis epidemica)

Mumps, im Volksmund »Ziegenpeter« genannt, ist eine akute Virus-Krankheit, die vor allem die Ohrspeicheldrüsen betrifft. Erreger ist das Mumps-Virus. Die Ansteckungsgefahr
bei Mumps ist sehr groß, denn die Erreger sind hochinfek-
tiös. Ansteckungsgefahr für Ihr Kind besteht insbesondere 7
Tage vor bis 10 Tage nach Krankheitsbeginn. Eine Ansteckung bei einem anderen Kind ist also möglich, ohne daß
bei diesem bereits Symptome vorhanden wären. Die Übertragung erfolgt über Tröpfcheninfektion, also beim Niesen
oder Husten oder über direkten Kontakt. Infektiös ist nicht
nur der Speichel, sondern auch der Urin. Die Inkubationszeit
beträgt 14–21 Tage.

Ansteckung

Inkubationszeit

Kinder erkranken insbesondere in einem Alter zwischen 4
und 14 Jahren. Gestillte Kinder sind meistens bis zum 1. Lebensjahr durch die mit der Muttermilch übertragene Immunität immun. Bei kleineren Kindern verläuft Mumps in der
Regel harmlos.

Symptome und Beschwerden

Mumps läuft bei Kindern, die vor der Pubertät daran erkran-
ken, nicht selten ohne nennenswerte Symptome ab. Bei un-
kompliziertem Verlauf beginnt die Erkrankung meist mit
Fieber, zu dem nach 1–2 Tagen die typischen teigigen
Schwellungen der Ohrspeicheldrüsen (Parotis) hinzutreten.
Die Ohrmuschel ist nach hinten und oben verdrängt. Die
Ohrläppchen stehen auffällig ab.

Fieber

Die Schwellung der Ohrspeicheldrüse mit abstehendem
Ohrläppchen ist für Mumps typisch, aber nicht immer vorhanden.

Die geschwollene Ohrspeicheldrüse ist meistens sehr
schmerzhaft. Die Schmerzen nehmen beim Kauen, vor allem
aber nach sauren Flüssigkeiten, noch zu. Der Mund ist dabei
häufig sehr trocken, weil die Speichelsekretion behindert
ist. Zunächst ist oft nur eine Gesichtshälfte betroffen, nach
1–2 Tagen jedoch auch die andere Seite. Es gibt manchmal
auch nur einseitige Verläufe. Die Schwellungen können sich

**Schmerzen beim
Kauen**

173

auch auf die anderen Speicheldrüsen unter dem Unterkiefer und unter der Zunge ausweiten.

Die Schwellungen sollten innerhalb von einer Woche wieder abgeklungen, das Fieber verschwunden sein.

Komplikationen

Vorsicht bei älteren Kindern

Besondere bei älteren Kindern (nach dem 14. Lebensjahr) können ernstzunehmende Komplikationen eintreten. Das Mumps-Virus befällt dabei weiteres Drüsen- und auch Nervengewebe. Die Entzündung kann auch die Bauchspeicheldrüse (Pankreatitis) befallen, erkennbar an starken Oberbauchschmerzen, Übelkeit und Erbrechen. Bei männlichen Jugendlichen kann es in einem Viertel der Fälle zu einer Hodenentzündung (Orchitis)/Nebenhodenentzündung (Epididymitis) kommen. Diese äußert sich in einer äußerst schmerzhaften Hodenschwellung mit einer Rötung der Haut darüber sowie Unterbauchschmerzen. Als Folge kann eine Zeugungsunfähigkeit zurückbleiben. Bei jungen Mädchen ist eine Entzündung der Eierstöcke möglich.

Betrifft das Mumps-Virus auch das Nervengewebe, kann es zu einer Hirnhautentzündung kommen, die sich zunächst durch starke Kopfschmerzen äußert. Es fällt auf, daß sich Ihr Kind im Bett nicht mehr hinsetzen möchte und das Vorbeugen des Kopfes mit starken Schmerzen verbunden ist. Erkranken Kinder in der Pubertät, wird diese Komplikation in 25 % der Fälle beobachtet.

Bei kompliziertem Verlauf zum Arzt

Lassen sich Hinweise auf einen komplizierten Verlauf erkennen, also Symptome wie Ober- oder Unterbauchschmerzen, Übelkeit, Erbrechen, Kopfschmerzen oder Schwellung der Hoden, sollten Sie unbedingt einen Arzt hinzuziehen.

Ganzheitsmedizinische Behandlung

Da Mumps eine Viruskrankheit ist, gibt es keine direkte Behandlungsmöglichkeit. Die Heilung hängt ganz von der Abwehrlage Ihres Kindes ab und von den Kräften, die es der Krankheit entgegensetzen kann.

Da die Komplikation einer Hirnhautentzündung nicht allzu selten ist, sollten Sie die Behandlung nicht auf die leichte Schulter nehmen. Bei Fieber gehört Ihr Kind ins Bett. Dort sollte es auch bleiben, bis alle Symptome wieder verschwunden sind. Je besser es Ihnen gelingt, absolute Bettruhe für Ihr Kind einzuhalten, desto sicherer ist eine Hirnhautentzündung zu vermeiden.

Bettruhe

Fiebersenkende Maßnahmen sollten auch hier nur ergriffen werden, wenn das Fieber über längere Zeit besteht und sehr hoch liegt. Ansonsten ist Fieber die natürliche Reaktion des Körpers auf eine Infektion und unterstützt die Heilung.

Fieber senken?

Da das Kauen sehr schmerzhaft ist, sollten Sie Ihr Kind hauptsächlich mit flüssiger Kost ernähren. Hier bieten sich Suppen oder Püriertes (z.B. Gemüse, Kartoffeln, Reis-Brei usw.) in jeder Form an.

Nahrung

Zur Linderung der Schmerzen der geschwollenen Drüsen empfiehlt sich *Archangelica-Salbe (Weleda),* die Sie 3mal täglich äußerlich auf die geschwollenen Drüsen auftragen und mit einem Baumwolltuch abdecken, das Sie wiederum mit einem Schal befestigen.

Phytotherapie

Weiterhin empfehlen wir das Gurgeln mit *Salbei-Wasser.* Dieses können Sie selbst herstellen. Besorgen Sie aus der Apotheke *Salbei-Blätter;* übergießen Sie 1 EL mit einer großen Tasse kochenden Wassers; 10 Minuten ziehen lassen und abseihen, abkühlen lassen. Lassen Sie Ihr Kind immer wieder mit dem Salbei-Wasser gurgeln und den Mund spülen.

Zur homöopathischen Behandlung empfehlen sich insbesondere zwei Mittel:

Homöopathie

- Wenn Ihr Kind noch im Kleinkindalter ist, zu Erkältungen sowie vergrößerten Mandeln neigt und jetzt über starke Mundtrockenheit klagt, geben Sie ihm 2mal täglich jeweils 5 Kügelchen *Barium carbonicum D10-Globuli (DHU).*
- Fallen bei Ihrem Kind vermehrtes Schwitzen, große Unruhe und eher eine Vermehrung des Speichelflusses auf, so geben Sie ihm jeweils morgens und abends 5 Kügelchen *Mercurius solubilis D10-Globuli (DHU).*

Pfeiffersches Drüsenfieber (Infektiöse Mononukleose)

Das Pfeiffersche Drüsenfieber ist eine akute Viruskrankheit, die mit einer Rachen- und Mandelentzündung, der Schwellung von Lymphknoten und einer Vergrößerung der Milz und der Leber einhergeht. Außerdem verändert sich das Blutbild. Der Erreger ist das Epstein-Barr-Virus.

Ansteckung

Lassen Sie das Pfeiffersche Drüsenfieber in jedem Fall von einem Arzt behandeln.

Das Pfeiffersche Drüsenfieber ist weitaus weniger ansteckend als die anderen virusbedingten Kinderkrankheiten wie Röteln, Masern, Mumps und Windpocken. Die Übertragung erfolgt meist nur durch direkten Kontakt. Die Inkubationszeit beträgt 14–28 Tage. Grundsätzlich kann sich Ihr Kind in jedem Alter mit Pfeifferschem Drüsenfieber anstecken. Häufig geschieht dies aber erst weit jenseits des 10. Lebensjahres.

Diagnose

Wegen der Beläge auf den Mandeln wird das Pfeiffersche Drüsenfieber zu Krankheitsbeginn nicht selten mit einer Angina (Seite 80) verwechselt. Klarheit verschafft eine Blutuntersuchung. Die infektiöse Mononukleose läßt sich durch die Paul-Bunnell-Reaktion, den Nachweis spezifischer Antikörper gegen das Epstein-Barr-Virus und den Mononukleose-Schnelltest nachweisen.

Typisch für Mononukleose sind Beläge auf den Mandeln, Lymphdrüsenschwellungen und ein verzögerter Verlauf.

Beschwerden und Symptome

Die Erkrankung ist schwerer zu erkennen als z.B. Masern, Mumps und Röteln, weil die Symptome sehr stark variieren können. Die Krankheit beginnt entweder akut oder schleichend, mit mäßigem oder auch hohem Fieber. Auch fieberfreie Verläufe sind möglich. Wichtigstes Symptom ist die Mandelentzündung. Auf den Mandeln bilden sich grauweiße Beläge, die abwischbar sind.

Mandelentzündung

Lymphknotenschwellungen

Neben der Mandelentzündung treten Lymphknotenschwellungen am ganzen Körper auf. Sie können die Lymphknoten bei Ihrem Kind rechts und links am Hals, am Nacken oder an anderen Stellen, z.B. in der Leiste, tasten, meist ohne daß dies schmerzhaft ist. Eine Milz- und Leberschwellung kann der Arzt feststellen. Auch Hautausschläge sind zuweilen zu beobachten.

Komplikationen

Komplikationen sind beim Pfeifferschen Drüsenfieber zwar selten, aber ein sehr verzögerter Verlauf wird nicht allzu selten beobachtet.

Eine starke Milzschwellung kann zu Bauchbeschwerden führen, eine Reizung der Hirnhäute ist ebenfalls möglich.

Ganzheitsmedizinische Behandlung

Die Virusinfektion kann lediglich durch die üblichen Allgemeinmaßnahmen wie Bettruhe, leichte, aber vollwertige Kost usw. in der Abheilung unterstützt werden. Einige Ärzte geben, um einer bakteriellen Zweitinfektion vorzubeugen, ein Antibiotikum, was wir aber ablehnen. Besonders nach Gabe von Penicillinen wurden bei Pfeifferschem Drüsenfieber fast regelmäßig heftige allergische Reaktionen beobachtet, so daß die Gabe eines Penicillins bei Pfeifferschem Drüsenfieber nicht kunstgerecht ist. **Penicillin?**

Kinderlähmung (Poliomyelitis)

Die Kinderlähmung tritt in unseren Breiten aufgrund der Durchimpfung der Bevölkerung nur noch selten auf. Diese akute Viruskrankheit befällt vor allem das Nervengewebe. Erreger ist das Polio-Virus, von dem es drei Typen gibt. Die Übertragung erfolgt meist durch direkten Kontakt. Die Viren werden über den Stuhlgang ausgeschieden; die Ansteckungsgefahr ist sehr groß. **Heute eher selten**

Ansteckungsgefahr bei Schluckimpfung

Da die Impfung mit lebenden Erregern vorgenommen wird, kann sich ein Angehöriger eines mit Schluckimpfung geimpften Kindes mit Poliomyelitis anstecken, wenn seine Immunität nicht mehr vollständig ist. In Zukunft wird ein Impfstoff eingeführt, der nicht mehr als Schluckimpfung, sondern wie die anderen Impfungen als Injektion verabreicht wird.

Säuglinge verfügen nach der Geburt noch über eine Immunität, da die Mutter während der Schwangerschaft ihre Antikörper auf das Ungeborene überträgt.

Beschwerden und Symptome

3 Stadien

Der Krankheitsverlauf läßt sich in drei Stadien einteilen. Im ersten Stadium besteht zunächst Fieber, Übelkeit, Erbrechen, Kopfschmerzen und evtl. Bauchschmerzen. Im zweiten Stadium treten dann die Symptome einer Hirnhautentzündung, also starke Kopfschmerzen, Gliederschmerzen usw. hinzu. Beim Übergang ins dritte Stadium kommt es dann zu Lähmungen. Sie können den ganzen Körper, also auch die Atemmuskulatur betreffen, wodurch die Kinderlähmung zum Tod führen kann.

Als Spätfolge bleiben meist Lähmungen, Bein- oder Armverkürzungen, Schäden an Gelenken und andere Schäden zurück.

Ganzheitsmedizinische Behandlung

Wann zum Arzt?

Sollte Ihr Kind nicht gegen Kinderlähmung geimpft sein und sollten Sie aufgrund der oben aufgeführten Symptome den Verdacht auf eine Kinderlähmung haben, gehört die Behandlung in jedem Fall umgehend in die Hände eines Arztes.

Da es sich um eine Virusinfektion handelt, gibt es auch hier keine ursächlichen Behandlungsmöglichkeiten. Es stehen aber verschiedene ganzheitsmedizinische Methoden zur Unterstützung einer fachgerecht ausgeführten schulmedizinischen Behandlung zur Verfügung.

Auch Spätfolgen, wie z.B. Lähmungen, lassen sich mit Akupunktur oder Homöopathie beeinflussen. Sprechen Sie darüber mit einem entsprechend ausgebildeten Arzt.

Impfung

Einer Kinderlähmung mit allen ihren Folgen können Sie durch die Impfung vorbeugen. Trotz aller Einwände gegen Belastungen durch Impfungen und auch unserer eigenen Zurückhaltung dem Thema Impfung gegenüber empfehlen wir *diese* Impfung unbedingt. Die Polio-Impfung gehört zu den Pflichtimpfungen (siehe Seite 164, 190). Sie verläuft fast immer ohne Komplikationen und bietet einen fast 100%igen

Impfschutz. Die Impfung muß allerdings regelmäßig, auch bei Erwachsenen, aufgefrischt werden.

Scharlach (Scarlatina)

Scharlach ist eine akute bakterielle Infektion der Gaumenmandeln und des Rachens, die mit einem Ausschlag (Exanthem) einhergeht. Der Erreger ist Streptococcus pyogenes der Gruppe A. Man unterteilt Streptokokken in die Gruppen A–E. All diese Erreger, also z.B. Streptokokken der Gruppe C, können zu einer Mandelentzündung führen, aber nur Streptokokken der Gruppe A rufen Scharlach hervor.

Streptokokken

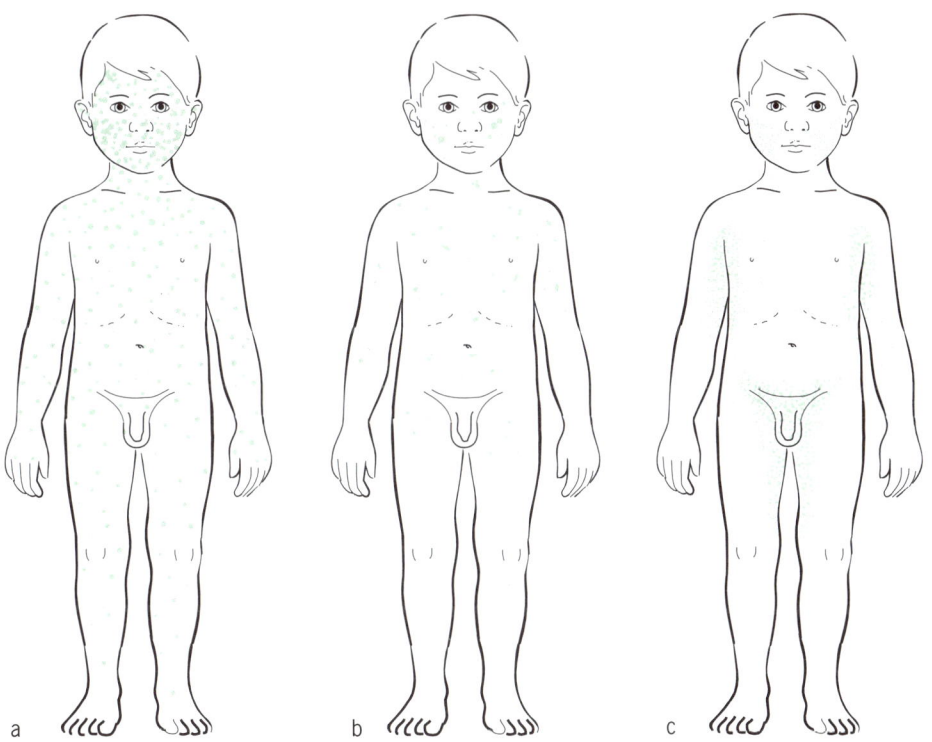

a   b   c

Typische Ausprägung des Hautausschlages bei Masern (a), Röteln (b) und Scharlach (c)

Ansteckung

Die Erreger werden über Tröpfchen oder durch direkten Kontakt übertragen. Die Inkubationszeit beträgt 2–4 Tage. Scharlach ist im ersten Lebensjahr sehr selten. Die Kinder erkranken am häufigsten zwischen dem 4. und 12. Lebensjahr.

Beschwerden und Symptome

Himbeerzunge typisch

Scharlach beginnt meist plötzlich mit hohem Fieber, Erbrechen und einer schweren Entzündung der Gaumenmandeln sowie des Rachens. Die Gaumenmandeln sind dabei in den meisten Fällen mit einem weißlichen Belag überzogen. Die Zunge ist ebenso weißlich belegt. Dieser weißliche Belag läßt am dritten Tag nach, und nun treten die Papillen, die sich am Zungengrund stecknadelkopfgroß erheben, besonders stark hervor. Dieses Bild erinnert an eine Himbeere. Sie können Scharlach an dieser sogenannten »Himbeerzunge« sehr gut erkennen.

Knötchen

Noch am ersten Krankheitstag tritt ein Ausschlag (Exanthem) auf, der meist an Bauch und Brust beginnt und sich schnell über den gesamten Rumpf und dann auch die Extremitäten ausbreitet. Das Gesicht, vor allem das Dreieck zwischen Lippen und Nase, bleibt häufig ausgespart. Der Ausschlag besteht aus hellroten, kleinen, stecknadelkopfgroßen Knötchen, die dicht aneinander stehen.

Der Ausschlag bleibt meist für eine Woche bestehen, verblaßt dann, und an seine Stelle tritt eine kleieförmige Abschuppung der Haut. Sie beginnt zunächst im Gesicht und breitet sich dann über den gesamten Körper aus. Besonders stark sind die Handinnenflächen und Fußsohlen betroffen. Die Haut kann dabei regelrecht in Fetzen abgezogen werden.

Diagnostik

Bei Verdacht auf Scharlach sollte der Arzt einen Abstrich anfertigen. Zur Untersuchung gibt es einen Schnelltest, der separat die gefährlichen beta-hämolysierenden Streptokokken der Gruppe A nachweisen kann. Wenn dieser Test positiv ausfällt, muß ein Antibiotikum verordnet werden. Ist der Test negativ und die Mandelentzündung auf einen anderen Erreger zurückzuführen, läßt sich die Behandlung auch sehr erfolgreich mit anderen Methoden durchführen (siehe Mandelentzündung, Seite 80).

Ganzheitsmedizinische Behandlung

Scharlach ist eine sehr ernstzunehmende Krankheit, weswegen Sie zur Behandlung Ihres Kindes immer einen Arzt zu Rate ziehen sollten. Früher verlief die Erkrankung sogar tödlich. Scharlach ist in dreierlei Hinsicht problematisch:

Wann zum Arzt?

Komplikationen

Die das Scharlach auslösenden Streptokokken der Gruppe A bilden ein Gift (Scharlachtoxin), das zu Herzmuskelentzündung (Myokarditis), Nierenentzündungen (Nephritis) und weiteren Komplikationen wie Hautblutungen oder Kreislaufversagen führen kann.

Durch Ausbreitung der Bakterien kann es zur Mittelohrentzündung, Hirnhautentzündung, Nasennebenhöhlenentzündung und anderen Komplikationen kommen.

Es kann als Spätkomplikation nach 3–4/(–6) Wochen zu einem Erkrankungsrückfall kommen, der mit einer akuten Nierenentzündung (Glomerulonephritis) oder mit Rheumatischem Fieber einhergeht. Das Rheumatische Fieber greift nicht nur die Gelenke, sondern auch das Herz an und kann dort zu irreparablen Herzschäden führen.

Wegen der gefährlichen Komplikationen ist bei nachgewiesenem Scharlach die einzig richtige Therapie die Einnahme von Penicillin über 10 Tage. Antibiotika müssen hier sein; gerade die Behandlung von Scharlach zeigt, daß Nutzen und Risiko eines Medikamentes immer gegeneinander abgewogen werden müssen. Die Beeinträchtigung der Darmflora unter der Penicillin-Einnahme läßt sich durch eine Symbioselenkung (siehe Seite 43), die im Anschluß an die Gabe von Penicillin in jedem Fall durchgeführt werden sollte, schnell wieder beheben.

Antibiotika

Bei Scharlach müssen Antibiotika sein.

Wenn Sie auf das Penicillin verzichten, droht Ihrem Kind als Spätfolge ein Herzfehler oder ein Nierenversagen. Beides ist durch richtiges Handeln bei einer Scharlachbehandlung zu vermeiden.

Penicillin?

Bettruhe

Das Antibiotikum führt spätestens innerhalb von 2–3 Tagen zur Beschwerdefreiheit. Dies sollte Sie weder dazu verleiten, Ihr Kind herumtoben zu lassen oder gar wieder in die Schule zu schicken, noch das Antibiotikum vorzeitig abzusetzen. Sie sollten Ihr Kind für 14 Tage zu Hause behalten und dabei möglichst Bettruhe einhalten lassen. Gegen die Langeweile helfen Bücher oder Geschichtenerzählen, möglichst aber nicht Cassettenrecorder, Fernseher oder sogar Videorecorder/Computerspiele.

Ernährung

Die Ernährung während der Erkrankung sollten Sie möglichst salz- und eiweißarm gestalten, um die Nieren zu entlasten.

Phytotherapie

Begleitend zum Penicillin in der Scharlachbehandlung können Sie Ihr Kind mit *Salbei-Tee* gurgeln lassen (Zubereitung siehe Seite 82), der die Halsschmerzen sehr gut lindert, insbesondere bis das Antibiotikum wirkt.

Abschlußuntersuchung

Sechs Wochen nach Krankheitsbeginn sollten Sie den Urin Ihres Kindes noch einmal untersuchen lassen, um auszuschließen, daß sich die Infektion bleibend auf die Nieren ausgewirkt hat.

Diphtherie

Die Diphtherie ist eine akute bakterielle Infektionskrankheit, die aufgrund der Durchimpfung der Bevölkerung lange Zeit fast ausgerottet war. Durch Öffnung der osteuropäischen Staaten sind in letzter Zeit verstärkt wieder Diphtheriefälle bekannt geworden. Die Diphtherie ist eine sehr schwere, lebensbedrohliche Krankheit. Für die schweren Symptome ist nicht der bakterielle Diphtherie-Erreger selbst, sondern sein Toxin (Gift) verantwortlich. Heute steht ein Diphtherieantitoxin zur Verfügung, welches bei Diphtherieverdacht sofort verabreicht werden muß.

Ansteckung

Die Bakterien werden durch Tröpfcheninfektion übertragen, entweder über einen Diphtheriekranken oder über den Stuhl eines Bakterienträgers oder Bakterienausscheiders. Die Inkubationszeit beträgt 2–5 Tage. Die Erkrankung muß von Ihrem Arzt beim Gesundheitsamt gemeldet werden. Diphtherie tritt am häufigsten zwischen dem 2. und dem 6. Lebensjahr auf.

Beschwerden und Symptome

Die Diphtherie betrifft zunächst entweder die Gaumenmandeln und den Rachen oder den Kehlkopf oder die Nase. Man unterscheidet deshalb die Gaumenmandel- und Rachendiphtherie von der Kehlkopfdiphtherie und der Nasendiphtherie. Auch Mischformen werden beobachtet.

Die Gaumenmandel- und Rachendiphtherie beginnt mit mittlerem Fieber und schwerem Krankheitsgefühl. Gaumenmandeln und Rachen sind gerötet und mit grauweißen sogenannten Pseudomembranen belegt. Es entwickelt sich ein süßlich, fauliger Mundgeruch. Die Halslymphknoten und der Hals sind meist schmerzhaft geschwollen.

Rachendiphtherie

Bei der Kehlkopfdiphtherie treten zunehmende Heiserkeit und ein bellender Husten hinzu. In der Folge wird die Atmung immer schwerer, und das Kind läuft blau an. In diesem Stadium besteht akute Erstickungsgefahr. Bei der Nasendiphtherie, die relativ selten ist, kommt es, vor allem bei Säuglingen, zu blutigem Schnupfen.

**Kehlkopf-
diphtherie**

Neben der direkten Erstickungsgefahr droht eine weitere Gefahr von seiten des Diphtherie-Toxins, das für weitere Komplikationen verantwortlich ist. Diese Komplikationen betreffen insbesondere das Herz (toxische Myokarditis) bis hin zum Herzversagen. Es kann zu toxischen Frühlähmungen, häufig zunächst am Gaumen, oder zu toxischen Spätlähmungen am ganzen restlichen Körper, kommen. Außerdem kann die Niere geschädigt werden.

Bei Krankheitsverdacht muß sofort ein Arzt zu Rate gezogen werden. Meist ist eine sofortige Krankenhauseinweisung notwendig.

Ganzheitsmedizinische Behandlung

Strengste Bettruhe ist bei Diphtherie oberste Pflicht.

Bettruhe

Handelt es sich wirklich um Diphtherie, gibt man ein Diphtherieantitoxin und Penicillin und trifft weitere Intensivmaßnahmen.

Therapie

Wegen der Gefährlichkeit der Diphtherie ist die Diphtherie-Impfung ein absolutes Muß. Sie schützen Ihr Kind so wirkungsvoll vor dieser Erkrankung.

Impfung

Homöopathie

Durch eine homöopathische Begleitbehandlung läßt sich das Krankheitsbild häufig mildern und das Auftreten von Komplikationen verhindern. Die Mittelwahl ist nicht ganz einfach. Deswegen sollten Sie einen Arzt mit der Zusatzbezeichnung Homöopathie zur Behandlung hinzuziehen. Es bieten sich besonders drei Mittel an, die Sie nach der Wasserglas-Methode verabreichen sollten:

Dosierung:
Kleinkinder 3mal 5 Globuli täglich, Schulkinder 3mal 10 Globuli täglich

- Wenn besonders der starke, faulige Mundgeruch sowie eher weißlich-gelbe Beläge auffallen: *Mercurius solubilis D12-Tabletten (DHU).*
- Ist Ihr Kind sehr erschöpft und sind die Beläge der Gaumenmandeln eher weißgrau: *Mercurius cyanatus D12-Tabletten (DHU).*
- Geht die Diphtherie eher mit blutigem Schnupfen, brennenden Schmerzen und kleinen blutenden Wunden auf den Gaumenmandeln einher: *Kalium bichromicum D12-Tabletten (DHU).*

Keuchhusten (Pertussis)

Keuchhusten ist eine akute bakterielle Infektionskrankheit, die mit typischen Hustenanfällen einhergeht. Erreger ist das Bakterium Bordetella pertussis, für die Symptome verantwortlich ist das von den Bakterien gebildete Toxin (Gift).

Ansteckung

Übertragen wird die Erkrankung durch Tröpfcheninfektion, also z.B. durch Niesen oder Husten. Die Inkubationszeit beträgt im Durchschnitt zwischen 7 und 10 Tagen, kann aber auch bis zu drei Wochen betragen.

Die Gefahr, daß Ihr Kind sich an Keuchhusten ansteckt, besteht insbesondere in den ersten vier Krankheitswochen. Meist erkranken die Kinder bis zum 6. Lebensjahr. Da die Immunität der Mutter nicht auf das Kind übertragen wird, können auch Neugeborene oder Säuglinge an Keuchhusten erkranken. Die Infektionsgefahr ist relativ hoch, so daß die Wahrscheinlichkeit groß ist, daß Ihr Kind an Keuchhusten erkranken wird, wenn es mit einem anderen Keuchhusten-Kind Kontakt hatte.

Wenn Ihr Kind länger als 2 Wochen hintereinander hustet und auch die unter Husten/Bronchitis (siehe Seite 49, 79) beschriebenen Maßnahmen nicht helfen, sollten Sie einen Arzt zu Rate ziehen.

Der Keuchhusten dauert im Vergleich mit anderen Kinderkrankheiten recht lange, nämlich etwa 7–8 Wochen. Die Diagnose zu stellen, ist nicht immer ganz einfach, da der Keuchhusten wie eine gewöhnliche »Erkältung« beginnt und der typische Husten erst später auftritt.

Gerade Kinder, die einen Keuchhusten durchgemacht haben, wirken nach der Erkrankung deutlich reifer und haben in Ihrer Entwicklung einen großen Sprung vorwärts getan, sowohl im körperlichen als auch im seelischen oder geistigen Bereich. Wir konnten beispielsweise beobachten, daß Kinder ihre Allergieneigung nach dem Keuchhusten abgelegt hatten. Ähnliches beobachteten wir auch bei Neurodermitis-Kindern. Kinder, denen es schwerfiel, vom Krabbeln zum Gehen überzugehen, konnten nach der Erkrankung innerhalb kurzer Zeit sehr gut gehen. Daher sind wir mit der Impfempfehlung gegen Keuchhusten sehr zurückhaltend, sie sollte bestimmten Risikokindern vorbehalten bleiben.

Impfung

Beschwerden und Symptome
Der Keuchhusten verläuft in drei Stadien. Erst im zweiten Stadium treten die typischen Hustenanfälle auf.

Das erste Stadium ist gekennzeichnet durch erhöhte Temperatur, Schnupfen und normalen Husten. Dieses Stadium hält in der Regel 1–2 Wochen an und ist uncharakteristisch, allenfalls der Schnupfen fällt durch sehr zähes Sekret auf. Viele Krankheiten beginnen so.

Erstes Stadium

Im zweiten Stadium, das für über etwa 4–5 Wochen besteht, treten dann die für Keuchhusten typischen Hustenanfälle auf. Ihr Kind atmet die Luft mit einem ziehenden, juchzenden Geräusch ein und hustet dann beim Ausatmen stakkatoartig, und häufig so lange, daß es in Atemnot gerät oder sich sogar übergeben muß. Das Kind bekommt dabei einen hochroten Kopf oder wird aufgrund der Atemnot sogar blau. Bei milderem Verlauf bestehen nur die typischen Hustenanfälle.

Zweites Stadium

Säuglinge mit Keuchhustenverdacht gehören daher umgehend in ärztliche Behandlung. Gefahr eines Atemstillstandes!

Im dritten Stadium, das wiederum 1–2 Wochen dauert, verschwinden die Hustenanfälle nach und nach. Manchmal husten Kinder aus Gewohnheit weiter, obwohl die Krankheit abgeklungen ist.

Drittes Stadium

> ### Komplikationen
>
> Komplikationen wie eine Lungenentzündung als Zweitinfektion oder eine Gehirnschädigung (Enzephalopathie) sind möglich, glücklicherweise aber sehr selten.
>
> Bei Säuglingen besteht die Gefahr des Atemstillstandes. Muß Ihr Baby nicht sogar in die Kinderklinik eingewiesen werden, sollten Sie unbedingt in einem Zimmer mit ihm schlafen.

Diagnose

Falls Zweifel an der Diagnose Keuchhusten bestehen, kann Ihr Arzt mit Hilfe eines Abstriches und einer Blutuntersuchung die Diagnose sichern.

Ganzheitsmedizinische Behandlung

Bei Keuchhusten läßt sich der ganzheitsmedizinische Behandlungsansatz besonders deutlich machen. Es kommt hierbei, neben der Linderung der Symptome und einer guten Pflege, insbesondere auch auf eine psychische Führung Ihres Kindes an. Denken Sie daran, daß Kinder sich an ihren Eltern orientieren und jede Ängstlichkeit und Sorge sehr genau wahrnehmen. Da Ihr Kind sich sowieso schon Sorgen über seine Krankheit macht, werden diese Ängste noch verstärkt, und die Hustenanfälle verlaufen sehr viel schlimmer.

Gelassen bleiben!

Die oberste Regel lautet also: Je mehr Ruhe und Gelassenheit Sie im Umgang mit dem Keuchhusten an den Tag legen, desto weniger heftig werden die Anfälle auftreten.

Bettruhe

Neben Ihrer ruhigen Ausstrahlung sollte Ihr Kind, zumindest in den ersten Krankheitswochen, Bettruhe einhalten. Die Gleichmäßigkeit einer ruhigen Atmosphäre bitte nicht durch Videospiele oder Fernsehen unterbrechen. Erwägen Sie, ob Ihr Kind nicht bei Ihnen im Schlafzimmer schlafen kann oder umgekehrt, Sie bei Ihrem Kind im Kinderzimmer, um bei schlimmen Anfällen beruhigend auf den kleinen Patienten einzuwirken.

Homöopathie

Die Behandlung des Keuchhustens ist eine der Stärken der Homöopathie. Wie immer funktioniert eine homöopathische Behandlung nur, wenn das richtige Arzneimittel gefunden wird. Die Arzneiwahl richtet sich dabei insbesondere nach der Gesichtsfarbe, der Art des Hustens und der Menge und Beschaffenheit des Schleimes. Vergleichen Sie die im folgenden angegebenen Symptome mit den Symptomen, die Sie bei Ihrem Kind feststellen, wählen Sie das passende homöopathische Arzneimittel, und geben Sie es nach der Wasserglas-Methode (Seite 38):

- Gesichtsfarbe im Anfall tomatenrot, trockener Krampfhusten mit wenig Schleimbildung, Ihr Kind ist auffallend weinerlich und Anfälle schlimmer vor Mitternacht: *Belladonna D10-Tropfen (DHU)*.
- Bei tiefrotem Gesicht, heißem Kopf, aber kalten Armen und Beinen sowie Neigung zu blutigem Auswurf bei trockenem Husten und wenig Schleim, Verschlimmerung der Anfälle durch Ärger oder Bewegung: *Arnica D10-Tropfen (DHU)*.
- Im Anfall rotes Gesicht, trockener Krampfhusten, wenig Schleimbildung, auffallendem Erstickungsgefühl, Verschlimmerung der Symptome nach Mitternacht: *Drosera D10-Tropfen (DHU)*.
- Bei rotem Gesicht, Husten mit viel und vor allem zähem Schleim, Verschlimmerung der Anfälle durch Wärme, Besserung der Anfälle durch Kälte oder Trinken eines kalten Getränkes: *Coccus cacti D10-Tropfen (DHU)*.
- Bei purpurrotem Gesicht im Anfall, Aushusten zähen Schleims, großer Erschöpfung nach den Anfällen und Verschlimmerung durch kalte Luft: *Corallium rubrum D10-Tropfen (DHU)*.
- Bei eher blassem bis blauem Gesicht und sehr schweren und langandauernden Anfällen, Erbrechen und großer Erschöpfung nach den Anfällen: *Cuprum metallicum D12-Tropfen (DHU)*.

Wenn das homöopathische Arzneimittel richtig gewählt worden ist, werden Sie den Keuchhusten bei Ihrem Kind mit Sicherheit deutlich abschwächen und die Krankheitsdauer abkürzen können.

Wenn Ihnen die homöopathische Behandlung zu kompliziert erscheint, empfehlen wir zwei Medikamente aus der Anthroposophischen Medizin:

Anthroposophie

Pertudoron I-Tropfen, 3mal täglich 2 Tropfen (Säuglinge) bzw. 5 Tropfen (ältere Kinder) in etwas Wasser. Abwechseln mit *Pertudoron II-Tropfen,* 3mal täglich, ebenfalls zwischen 2 und 5 Tropfen.

Um Verkrampfungen zu lösen und die Häufigkeit der Hustenanfälle zu reduzieren, können Sie Ihr Kind zusätzlich morgens und abends mit *Cuprum metallicum präparatum 0,4%-Salbe (Weleda)* auf Brust und Rücken einreiben.

»Luftveränderung« Sollten die Anfälle sehr hartnäckig sein und der Husten sehr fest sitzen, hat sich als altes Hausmittel ein Aufenthalt im Kuh- oder Pferdestall sehr bewährt. Der Husten löst sich, die Anfälle verlaufen leichter.

Phytotherapie Um den Schleim zu lösen, ist es wichtig, daß Ihr Kind genügend trinkt. Bitte grundsätzlich nicht Cola, Limonade oder andere künstliche Getränke, sondern besser frische Säfte, oder hier im speziellen Fall, einen Heilkräutertee. Nehmen Sie zu gleichen Teilen:

Huflattich	30 g
Fenchelsamen	30 g
Thymian	30 g

2 EL mit einem halben Liter kochendem Wasser übergießen, 10 Minuten ziehen lassen, abseihen. Mit etwas Honig süßen und über den Tag verteilt immer wieder eine Tasse trinken lassen.

Vorbeugung Noch ein Tip zum Schluß: Sollten Sie erfahren haben, daß im Kindergarten, der Schule oder der Bekanntschaft Keuchhusten aufgetreten ist, geben Sie Ihren Kindern zur Vorbeugung einmalig 10 Tropfen der Keuchhusten-Nosode *Pertussinum D30.* Manchmal läßt sich der Ausbruch der Erkrankung dadurch verhindern, in jedem Fall aber erreicht man einen milderen Verlauf.

Impfungen

Auf Seite 163 wurde bereits der Unterschied zwischen aktiven und passiven Impfungen beschrieben. Im folgenden geht es um die aktive Schutzimpfung.

Eine Impfung soll Immunität gegen eine Krankheit herstellen, indem das Immunsystem mit abgeschwächten oder abgetöteten Erregern dieser Krankheit durch Einnahme (Schluckimpfung) oder Injektion in Kontakt gebracht wird. Das Abwehrsystem setzt sich mit diesen Erregern auseinander und kann dabei eine abgeschwächte Form der jeweiligen Krankheit, z.B. die »Impfmasern« erkennen lassen. Meistens geht die Bildung der Abwehrstoffe gegen diese Krankheit jedoch unbemerkt vor sich. Das Immunsystem lernt die Erreger kennen und bildet Abwehrkörper. Kommt nach der Impfung ein Kontakt zum Wildvirus bzw. zu den Krankheitserregern, gegen die geimpft wurde, zustande, ist das Immunsystem schnell in der Lage, sie zu vernichten, da es bereits über Antikörper verfügt.

Aktive Schutzimpfung

Komplikationen

Als Impfkomplikationen können dieselben Komplikationen auftreten wie bei der Wildform des Erregers, jedoch in wesentlich abgeschwächterer Form. Wichtig ist es bei jeder Impfung dennoch, daß das Immunsystem zum Zeitpunkt der Impfung nicht gerade durch einen Infekt geschwächt ist. Deshalb untersucht der Arzt vor der Impfung auf einen Infekt und wird gegebenenfalls die Impfung verschieben. Auch eine große körperliche Anstrengung sollte – aus dem gleichen Grund – im zeitlichen Abstand zur Impfung liegen.

Unsere Impfempfehlung

Je nach besonderer Situation und Einzelfall empfehlen wir die folgenden Impfungen:

Die Impfung gegen Wundstarrkrampf wird normalerweise im 3. Lebensmonat empfohlen. Wir empfehlen in der Regel, bis zum Sommer vor dem zweiten Geburtstag zu warten. Die Verletzungsgefahr und somit Infektionsgefahr ist vorher sehr gering, weil Ihr Kind noch nicht läuft. Sie ersparen dadurch Ihrem kleinen Säugling die anstrengende Auseinandersetzung mit dem Impfstoff. Die Impfung muß nach 6 Wochen und nach einem Jahr wiederholt werden, dann besteht

Tetanus-Impfung

189

Impfschutz für die nächsten 10 Jahre. Im 10. Lebensjahr muß dann eine Auffrischung vorgenommen werden.

Diphtherie-Impfung

Die Diphtherie-Impfung wird zusammen mit der Tetanus-Impfung durchgeführt. Sie ist notwendig, weil wieder vermehrt Diphtheriefälle auftreten. Auch sie muß nach 6 Wochen und einem Jahr aufgefrischt werden und hält dann für ca. 5 Jahre, muß also im 6. und im 10. Lebensjahr wiederholt werden.

Kinderlähmung

Die Impfung gegen Kinderlähmung (Poliomyelitis) ist absolute Pflicht. Sie ist fast ausnahmslos komplikationslos und schützt vor einer tödlichen Krankheit. Die Impfung muß nach 6 Wochen und einem Jahr wiederholt werden, dann besteht Impfschutz für 10 Jahre. Im 10. Lebensjahr muß wieder aufgefrischt werden.

Röteln-Impfung

Zur Impfung gegen Röteln raten wir erst vor Beginn der Pubertät, wenn das Kind nicht zuvor sicher an Röteln erkrankt ist, ganz besonders bei Mädchen, da während einer Schwangerschaft die Gefahr von Mißbildungen des Embryos durch Röteln besteht. Ist die Schwangerschaft bereits eingetreten, darf nicht gegen Röteln geimpft werden!

Wann impfen?

Den Zeitpunkt der ersten Impfung Ihres Kindes sollten Sie, wenn keine anderen Gründe, z.B. Reisen ins Ausland oder andere Infektionsmöglichkeiten dazu zwingen, möglichst bis zum Sommer vor dem zweiten Geburtstag hinausschieben und dann mit der Diphtherie-/Tetanus-Impfung und der Polio-Impfung zusammen beginnen. Zum Zeitpunkt der Impfung darf das Kind keinen Infekt und auch keinen Neurodermitis-Schub haben.

Kritisch zu sehende Impfungen
Einzelfälle ausgenommen, raten wir von folgenden Impfungen ab:

Tuberkulose-Impfung

Zur Tuberkulose-Impfung raten wir nur, wenn die Gefahr besteht, mit einer offenen Tuberkulose in Berührung zu kommen. Das ist meistens nicht der Fall. Die BCG-Impfung wird oft schon nach der ersten Lebenswoche durchgeführt.

Masern-Impfung

Die Masern-Impfung schafft keine lebenslange Immunität, deshalb sollte möglichst die Erkrankung durchgemacht werden, weil dann lebenslange Immunität besteht. Durch die Impfung nehmen Sie Ihrem Kind die Möglichkeit, an einer Kinderkrankheit zu wachsen und setzen es der Gefahr aus, als Erwachsener die Masern zu bekommen, die dann wesentlich schwerer verläuft.

Mumps-Impfung

Hier gilt das gleiche wie bei der Masern-Impfung. Die Impfung schafft keine lebenslange Immunität, eine Erkrankung als Erwachsener birgt aber erhebliche Risiken (siehe Seite 174).

Keuchhusten-Impfung

Die Erkrankung verläuft meist komplikationslos, und Kinder wirken nach überstandener Krankheit gereift. Wir raten deshalb nicht generell zur Keuchhusten-Impfung.

Grippe-Impfung

Eine Impfung gegen Grippe, die durch sich ständig wandelnde Erreger verursacht wird, ist nur anzuraten bei schwerwiegenden Störungen des Immunsystems (Immunschwäche), sonst ist sie unsinnig (siehe Seite 76).

FSME-Impfung

Die Impfung gegen die Frühsommer-Zecken-Meningoenzephalitis ist nur notwendig, wenn Sie in einem sogenannten Endemiegebiet leben, in einem Gebiet, in dem die Zecken die FSME-Erreger übertragen, oder bei Reisen in derartige Gebiete, und dann auch nur, wenn Sie oder Ihr Kind sich viel in freier Natur aufhalten (siehe Seite 209).

Hepatitis-B-Impfung

Diese Impfung wird seit kurzem für alle Kinder empfohlen. Die Hepatitis B, eine Form der Leberentzündung, wird hauptsächlich durch Blut übertragen. Bisher erkrankten fast ausschließlich Angehörige bestimmter Risikogruppen an dieser Infektionskrankheit (medizinisches Pflegepersonal, Ärzte, Drogenabhängige bei Verwendung unsauberer Spritzen und Homosexuelle wegen der Möglichkeit der sexuellen Übertragung). Das Risiko bei Kindern ist also äußerst gering.

Eine Impfung ist immer eine ganz individuelle Entscheidung, die Sie treffen sollten, nachdem Sie sich vom Arzt Ihres Vertrauens ausführlich haben beraten lassen. Auf Seite 164 finden Sie die Impfempfehlungen des Bundesgesundheitsamtes denen der ganzheitsmedizinischen Sichtweise gegenübergestellt.

Unfälle und Verletzungen

◆
**Bei Bewußtlosigkeit
verständigen Sie so-
fort den Notarzt/Ret-
tungsdienst. Kind in
stabile Seitenlage
bringen!**

Kaum ein Lebensalter ist so häufig von Unfällen und Verletzungen betroffen wie der erste Lebensabschnitt. Glücklicherweise kommen Kinder und Eltern in den meisten Fällen mit dem Schrecken davon. Ist dennoch ein Unfall oder eine Verletzung eingetreten, heißt es unbedingt: Bewahren Sie die Ruhe und prüfen Sie genau, was verletzt ist. Beobachten Sie Ihr Kind sorgfältig.

Stark blutende Wunden decken Sie mit einem keimfreien Tuch (aus dem Verbandskasten, notfalls ein frisch gebügeltes Taschentuch) ab. War das Kind zunächst nicht bewußtlos, wird dann aber auffällig müde oder verlangsamt, sollten Sie ebenfalls unverzüglich Kontakt zu einem Arzt aufnehmen. Auch bei Verdacht auf Vergiftung oder Verätzung holen Sie seinen Rat unverzüglich ein oder rufen eine der Gift-Notrufzentralen an (Seite 213).

Gift-Notruf

Wunden im Mund scheinen erschreckend stark zu bluten, sind aber oft harmlos, beispielsweise durch einen Zungenbiß entstanden. Der Speichel verdünnt das Blut, so daß es schlimmer aussieht, als es ist.

Haben Sie den Verdacht auf einen Knochenbruch, bei dem das Bein oder der Arm auffällig verformt sind, sollten Sie die verletzte Extremität möglichst nicht bewegen.

Impfpaß

Müssen Verletzungen ärztlich versorgt werden, sollten Sie immer daran denken, den Impfpaß des Kindes zur Hand zu haben. Besteht Unklarheit darüber, ob ausreichender Tetanus-Impfschutz besteht, wird das Kind möglicherweise unnötig mit dem Tetanus-Passivimpfstoff geimpft.

Im folgenden sind einige Verletzungen und Unfallfolgen näher beschrieben.

Gehirnerschütterung (Commotio cerebri)

Das Gehirn Ihres Kindes ist durch den knöchernen Schädel und die das Gehirn umgebende Gehirnflüssigkeit relativ gut geschützt. Trotzdem kann es durch Gewalteinwirkung, z.B. nach Stürzen oder Schlägen, zu Verletzungen kommen.

Glücklicherweise geschehen solche Unfälle, gerade bei jungen Kindern, häufig ohne Folgen am Schädel und Zentralnervensystem. Schädelbrüche bei Säuglingen und Kleinkindern, deren Schädel noch nicht voll ausgebildet ist, sind nicht ganz selten, allerdings führen sie meist nicht zur Beeinträchtigung des Zentralnervensystems. Verletzungen, die mit einer Hirnschädigung oder mit einem Schädelbruch einhergehen, bedürfen selbstverständlich sofortiger ärztlicher Behandlung. Hier soll lediglich die Gehirnerschütterung (Commotio cerebri), bei der der Knochen intakt bleibt, behandelt werden.

Bei Verdacht auf Schädelbruch sofort den Notarzt/Rettungsdienst verständigen.

Beschwerden und Symptome

Bei einer Gehirnerschütterung treten Übelkeit, Erbrechen, Schwindel und Kopfschmerzen auf. Es kann auch Bewußtlosigkeit hinzutreten, die nur einige Minuten bis zu einer halben Stunde andauert. Ist Ihr Kind länger bewußtlos, handelt es sich um die schwerere Gehirnprellung (Contusio cerebri), die selbstverständlich sofort in ärztliche Überwachung gehört. Typischerweise können sich Kinder nach einer Gehirnerschütterung an den Unfall selbst, häufig auch die Zeit davor, nicht mehr erinnern (Amnesie).

Wenn Ihr Kind gestürzt ist oder einen Schlag auf den Kopf bekommen hat und Sie eine Gehirnerschütterung vermuten, sollten Sie immer sofort einen Arzt zu Rate ziehen. Er untersucht die Nervenfunktionen Ihres Kindes, schließt – je nach Verdacht – einen Schädelbruch aus oder mißt mit Hilfe des EEGs (Elektroenzephalogramm) die Gehirnströme.

Bei jedem gefährlichen Sturz oder Schlag auf den Kopf den Arzt zu Rate ziehen.

Bei gesicherter Diagnose einer Gehirnerschütterung ist keine dauerhafte Hirnschädigung zu befürchten. Alle Symptome sollten sich wieder zurückbilden; manchmal bleibt nach einer schweren Gehirnerschütterung allerdings eine Erinnerungslücke an diese Zeit (Amnesie) zurück. Dennoch sollte das Kind in den auf die Verletzung folgenden Tagen gut beobachtet werden, um weitere Schäden wie eine verzögert einsetzende Hirnblutung auszuschließen. In diesem Fall verändert es merklich sein Wesen, wird langsam, müde, klagt evtl. über Doppeltsehen.

Bettruhe

Ganzheitsmedizinische Behandlung

Wichtigste Maßnahme bei einer Gehirnerschütterung ist absolute Bettruhe. Handelt es sich nur um eine leichte Gehirnerschütterung, ohne Bewußtlosigkeit, Erbrechen und Erinnerungsverlust, reichen 2–3 Tage, in schwereren Fällen sind je nach der Dauer der verschiedenen Symptome 1–3 Wochen Bettruhe einzuhalten.

> Bei Bewußtlosigkeit sollten Sie Ihr Kind seitlich lagern, den Kopf etwas erhöht, am besten auf Ihrem Schoß, um zu verhindern, daß Ihr Kind Erbrochenes einatmet und bis zum Eintreffen des Notarztes daran erstickt.

Homöopathie

Symptome einer Gehirnerschütterung lassen sich sehr gut homöopathisch behandeln.

Geben Sie im akuten Stadium *Arnika D12-Globuli (DHU)* nach der Wasserglas-Methode (siehe Seite 38).

Bei leichten Gehirnerschütterungen sollten nach 3–4 Tagen alle Symptome wieder verschwunden sein.

Sollten Kopfschmerzen, Übelkeit und Erinnerungsverlust über diese Zeit hinaus anhalten, gibt man in Absprache mit dem behandelnden Arzt *Hypericum D12-Globuli (DHU)*, 3mal 5 Kügelchen täglich.

Sind nach 14 Tagen immer noch Symptome vorhanden, wechseln Sie auf *Helleborus D12-Globuli (DHU)*, 3mal 5 Kügelchen täglich.

Anthroposophie

Gute Erfahrungen zur Behandlung von Schwindel und Kopfschmerzen nach einer Gehirnerschütterung haben wir auch mit Kephalodoron, einem Mittel aus der Anthroposophischen Medizin, gemacht. Geben Sie Ihrem Kind 3mal täglich 1 Tablette *Kephalodoron 5% D3 (Weleda)* als Alternative zur homöopathischen Behandlung.

Insektenstiche

Insektenstiche sind, abgesehen von einigen Ausnahmen, harmlos und sehr gut zu behandeln.

Komplikationen

Gefahr besteht, wenn Ihr Kind in Zunge, Mund oder Rachen gestochen wurde. Dann muß augenblicklich ein Arzt aufgesucht werden, da das gut durchblutete Gewebe in diesem Bereich sehr stark und schnell anschwellen kann, wodurch die Atemwege verlegt werden können und so ein lebensbedrohlicher Notfall eintritt.

Insbesondere nach Stichen von Wespen, Hornissen oder Bienen können allergische Reaktionen auftreten. Sie können lokal begrenzt sein, aber auch den ganzen Körper betreffen. Auch in diesem Fall handelt es sich um einen medizinischen Notfall, in dem Lebensgefahr bestehen kann. Also sofort ärztliche Hilfe in Anspruch nehmen! Sie erkennen eine systemische allergische Reaktion an Rötung und Quaddelbildung am gesamten Körper.

Ganzheitsmedizinische Behandlung

Bachblüten

Meist sind die Kinder, besonders nach Stichen von Wespen, Bienen oder Hornissen außer sich und schreien. Reden Sie in dieser Situation beruhigend auf Ihr Kind ein, auch wenn Ihnen nicht danach zumute ist.

5 Tropfen des Bachblütenmittels *Rescue*, direkt in den Mund gegeben, wirken oft hervorragend. Ihr Kind beruhigt sich zusehends.

Giftentfernung

Sollte der Stachel noch in der Haut stecken, so entfernen Sie ihn vorsichtig mit einer Pinzette und achten auf vollständige Entfernung. Saugen Sie danach die Wunde mit dem Mund gründlich aus, um das Gift, insbesondere das von Bienen, vollständig zu entfernen (davon ausgegangen, daß Sie nicht selbst an einer entsprechenden Allergie leiden). Spucken Sie anschließend gründlich aus, und spülen Sie Ihren Mund mit Wasser. Sie verhindern durch das Aussaugen lokale, aber auch systematische allergische Reaktionen sehr wirkungsvoll, weil das entsprechende Gift dafür verantwortlich ist.

Phytotherapie/ Anthroposophie

Fertigen Sie anschließend einen Umschlag aus *Arnika-Essenz* (*z.B. von Wala*). Hierzu geben Sie 2 EL der Essenz auf ein Schäl-

195

Apfel- oder Zwiebelscheibe

chen (200 ml) lauwarmes Wasser. Umrühren, dann ein kleines Baumwolltuch (z.B. Taschentuch) damit tränken und auf die Wunde legen. Dieses 2–3mal im Abstand von 5 Minuten wiederholen. Sollten Sie die Arnika-Essenz nicht griffbereit haben, legen Sie eine Apfel- oder Zwiebelscheibe auf die Einstichstelle auf.

Die Schmerzen und das Brennen, häufig auch allergische Reaktionen, sind nach dieser Behandlung oft bereits verschwunden. Geben Sie zum Abschluß der Behandlung *Combudoron-Gelee (Weleda)* auf die Wunde, und lassen Sie es eintrocknen. Bei einfachen Mückenstichen reicht meist *Combudoron-Gelee (Weleda)*, mehrmals täglich auf die Einstichstellen aufgetragen.

Akupressur zur Selbstbehandlung

Um allergischen Reaktionen, besonders bei Bienen- oder Wespenstichen vorzubeugen, empfehlen wir, die Ohr-Akupunkturpunkte 13 (Nebenniere) und 78 (Allergie) mit dem Fingernagel mittelstark zu stimulieren. Der Akupunkturpunkt 78 liegt an der Ohrspitze. Greifen Sie das Ohr oben mit Zeigefinger und Daumen.

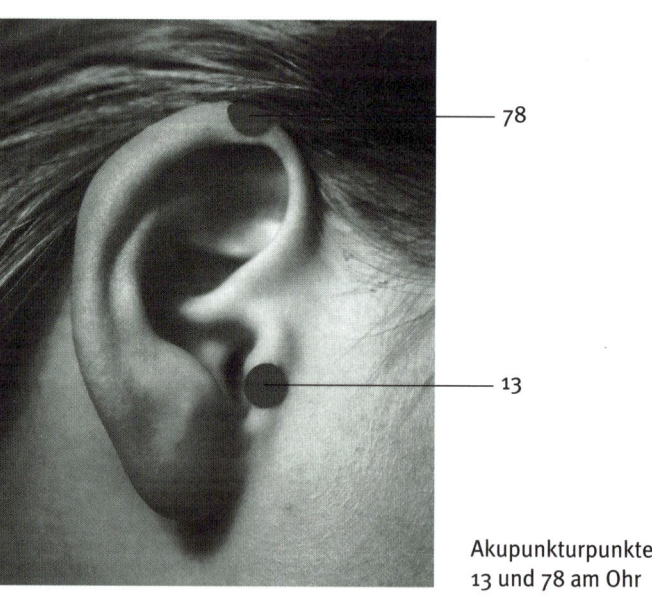

Akupunkturpunkte
13 und 78 am Ohr

Sollte bei Ihrem Kind eine Überempfindlichkeitsreaktion gegen Insektenstiche bekannt sein, sollten Sie immer, in Absprache mit Ihrem Arzt, eine Notfallapotheke, bestehend aus Calcium, einem Antihistaminikum und Cortison, für den Fall bereit haben, daß tatsächlich eine systemische allergische Reaktion eintritt. Diese Notfall-Sofortmaßnahme ersetzt natürlich nicht das sofortige Aufsuchen des Arztes. Bei bekannter Überempfindlichkeitsreaktion empfiehlt es sich, mit einer homöopathischen oder besser noch mit einer Akupunkturbehandlung die Allergie auszuheilen. Sprechen Sie dazu mit einem entsprechend ausgebildeten Arzt. Nach unserer Erfahrung beträgt die Erfolgsquote zur Allergiebeseitigung bei fachgerechter Ausführung über 90 %.

Notfallmedikamente

Narben

Narbenbildungen nach mangelnder oder gar fehlender Wundversorgung oder in der Folge von Operationen, Verbrennungen und Verätzungen lassen sich auch im nachhinein noch gut behandeln. Viele Kinder leiden, besonders wenn sie älter werden, darunter, sich beispielsweise im Schwimmbad oder beim Sportunterricht nicht zeigen zu können, wenn die Narben entstellend wirken.

Ästhetik

Hinzu kommt, daß Narben bei Kindern besonders häufig dazu neigen, zu wuchern und ein sogenanntes Keloid (überschießendes Narbengewebe) zu bilden.

Ganzheitsmedizinische Behandlung

Gute Erfolge lassen sich erzielen durch eine kombinierte innerliche und äußerliche Behandlung. Neben einer speziellen Salbe aus der Anthroposophischen Medizin wird innerlich ein individuell ausgewähltes Homöopathikum verabreicht. Zusätzlich hat sich die Behandlung mit Softlaser sehr bewährt.

Zur Behandlung der Narbe oder Wulstnarbe (Keloid) tragen Sie 3mal täglich *Keloidgel (Wala)* auf die Narbe auf.

Anthroposophie

Zur innerlichen, homöopathischen Behandlung verwenden Sie:

Homöopathie

Bei weichen und blassen Narben: *Badiaga D4-Tropfen (DHU)*, 3mal 5 Tropfen täglich.

Bei harten, blassen und empfindlichen Narben: *Causticum D12-Globuli (DHU)*, 1mal täglich 5 Kügelchen.

Bei harten und auch schmerzhaften Narben: *Silicea D12-Globuli (DHU)*, 1mal täglich 5 Kügelchen.

Softlaser

Um eine Narbe mit Softlaser bestrahlen zu lassen, wenden Sie sich bitte an einen Arzt, der auch Laserakupunktur ausführt oder an einen Dermatologen, der über einen Softlaser verfügt.

Nasenbluten (Epistaxis)

Nasenbluten kann nach Kratzen mit dem Finger an der Nasenschleimhaut, nach Stürzen oder Schlägen (Ballwurf) auf die Nase, aber auch ohne ersichtlichen Grund auftreten, wenn die Gefäße in der Nasenschleimhaut sehr dünn sind. In den meisten Fällen ist Nasenbluten harmlos. Sie sollten aber darauf achten, ob die Nase anschwillt oder nach einem Sturz verformt wirkt (Nasenbeinbruch). Bei solchen ernsthafteren Verletzungen muß natürlich sofort ein Arzt zu Rate gezogen werden.

Ganzheitsmedizinische Behandlung

Sofortmaßnahme

Bei einmaligem Nasenbluten setzen Sie Ihr Kind aufrecht hin und lassen es den Körper leicht nach vorne neigen. In den Nacken sollten Sie eine kühle Kompresse, z.B. ein mit kaltem Wasser getränktes Baumwolltuch, legen. Dadurch sollte sich das Nasenbluten schnell unterbinden lassen. Wenn die Nase nach 10–15 Minuten immer noch blutet, sollten Sie auch hier einen Arzt zu Rate ziehen.

Chronisches Nasenbluten

Problematischer ist das chronisch immer wieder auftauchende Nasenbluten. Bei manchen Kindern tritt bis zu 7mal pro Woche Nasenbluten auf. Hier hat es sich bewährt, *Argentum proteinicum-Nasentropfen 1%* (aus der Apotheke), 3mal täglich 1 Tropfen in jedes Nasenloch einzugeben. Die Schleimhäute schwellen dadurch ab, und auch das Nasenbluten sollte nach und nach verschwinden.

Immer wieder auftretendes Nasenbluten läßt sich auch ausgezeichnet mittels Akupunktur behandeln. Sie sollten dazu einen auf Akupunktur spezialisierten Arzt aufsuchen, da die Behandlung nicht ganz einfach ist.

Sonnenbrand

Sonnenbrand ist eine Entzündung und Rötung der Haut, insbesondere durch die Ultraviolettstrahlung der Sonne. Grundsätzlich gilt für den Sonnenbrand dasselbe wie für Verbrennungen (siehe Seite 203).

UV-Strahlung

Vermeiden Sie unbedingt einen Sonnenbrand!

Wichtigster Schutz ist dosierter Aufenthalt in der Sonne, besonders am Meer und im Hochgebirge im Schnee, wo die UV-Strahlung besonders intensiv ist. Weiterhin sollten Sie Ihr Kind vorzugsweise mit luftigen, aber möglichst große Körperpartien bedeckenden Kleidern und einem Sonnenhütchen schützen. Erst an dritter Stelle stehen Sonnenschutzpräparate, die bei Kindern einen sehr hohen Lichtschutzfaktor haben müssen. Abhängig vom Hauttyp des Kindes kann bereits nach 10 Minuten intensiver Sonnenbestrahlung ein Sonnenbrand auftreten!

Symptome und Beschwerden

An den betroffenen Stellen schwillt die Haut und rötet sich, bei längerer Sonneneinstrahlung bilden sich auch Bläschen. Treten auch Knötchenbildung und Juckreiz hinzu, ist eine zusätzliche allergische Komponente gegen Sonnenstrahlung zu vermuten.

Ganzheitsmedizinische Behandlung

Wie bei jeder Verbrennung ist auch beim Sonnenbrand umgehende Kühlung der Haut sehr wichtig, um den Schaden der Sonneneinstrahlung zu begrenzen. Bei Verbrennungen 1. Grades (Rötungen) sind hierzu in Scheiben geschnittene Salatgurken geeignet, die Sie auf die betroffenen Stellen auflegen, oder eine Auflage mit Speisequark. Verteilen Sie den

Kühlende Auflagen

Quark einen halben Zentimeter dick gleichmäßig auf den betroffenen Hautarealen, gerade auch im Gesicht. Lassen Sie diese Auflage 10 bis 15 Minuten einwirken. Spülen Sie danach mit lauwarmem Wasser ab, oder benutzen Sie nasse Baumwolltücher, um den Quark vorsichtig zu entfernen.

Phytotherapie

Zur weiteren Abheilung können Sie in der Folge 2mal am Tag, solange dieses nötig ist, einen lauwarmen Umschlag mit verdünnter *Calendula-Essenz* (2 EL auf eine Tasse Wasser) anfertigen. Lassen Sie die Umschläge 10–15 Minuten auf den betroffenen Hautstellen liegen.

Homöopathie

Zur zusätzlichen homöopathischen Behandlung sollten Sie sorgfältig das geeignete Arzneimittel auswählen und 3mal 5 Kügelchen täglich geben:

• Bei auffallend dunkelroter Haut: *Arnica D6-Globuli (DHU)*.
• Wenn brennender Schmerz oder Blasenbildung bei Verbrennungen 2. Grades im Vordergrund stehen: *Cantharis D6-Globuli (DHU)*.
• Wenn Brennen und Jucken im Vordergrund stehen: *Urtica urens D4-Globuli (DHU)*.

Sonnenstich

◆
Bei (starker) Sonneneinstrahlung auf leichte, luftdurchlässige Kleidung und geeignete Kopfbedeckung achten.

Zum Sonnenstich kommt es durch die unmittelbare Einwirkung von Sonnenstrahlen, besonders auf den unbedeckten Kopf und Nacken Ihres Kindes. Besonders, wenn Kinder ungeschützt bei hohen Temperaturen und Sonne draußen herumtoben oder Sport treiben, erhitzen sich Kopf und Gehirn, so daß der Sonnenstich, bei weiterer Hitzeeinwirkung ein Hitzschlag mit Kopfschmerzen, Fieber und Bewußtlosigkeit eintritt.

Denken Sie daran, Ihrem Kind an heißen Tagen immer ausreichend zu trinken anzubieten, möglichst frische Obstsäfte, Wasser oder ein Gemisch aus beidem. Achten Sie insbesondere im Urlaub darauf, daß Ihr Kind nicht in der Sonne einschläft. Kinder sollten bei extremer Hitze nicht herumtoben und, besonders bei hoher Luftfeuchtigkeit, immer wieder Pausen einlegen und sich im Schatten aufhalten. Ein Sonnenstich oder Hitzschlag lassen sich so durch richtiges Verhalten vermeiden.

Lassen Sie Ihr Kind im Sommer nicht alleine im Auto zurück, denn im geschlossenen Wagen kann die Temperatur sehr stark ansteigen.

Symptome und Beschwerden
Ein Sonnenstich macht sich durch heftige Kopfschmerzen, Übelkeit, Fieber und Schwindel bemerkbar.

Ganzheitsmedizinische Behandlung
Beim Sonnenstich und besonders beim schwereren Fall des Hitzschlages, handelt es sich immer um einen Notfall, zu dem sofort ein Arzt hinzugezogen werden sollte.

Tritt Bewußtlosigkeit ein (Hitzschlag): Sofort Notarzt/Rettungsdienst rufen!

Bis der Arzt eintrifft, legen Sie Ihr Kind in den Schatten und lagern seinen Kopf erhöht, z.B. im Schoß einer ihm vertrauten Person (Geschwister, Mutter oder Vater). Fertigen Sie feuchtkalte Umschläge, indem Sie Baumwolltücher in kaltes Wasser tauchen, auswringen und Kopf und Stirn damit, einhüllen. Nach 10 Minuten erneuern.

Als erste Maßnahme geben Sie *Belladonna D6-Globuli (DHU)* nach der Wasserglas-Methode (siehe Seite 38).

Homöopathie

Wenn insbesondere Kopfschmerzen und Nackensteifigkeit, also Symptome einer Hirnhautentzündung (Meningitis) hinzutreten, geben Sie *Apis D12-Globuli (DHU),* 3mal 5 Kügelchen täglich, neben den evtl. notwendigen anderen Sofortmaßnahmen.

Auch die Akupunktur bietet ausgezeichnete Behandlungsmöglichkeiten eines Sonnenstiches oder sogar Hitzschlages. Hier seien drei der wichtigsten Punkte erwähnt, die Sie selbst sofort zur Akupressur benutzen können (siehe Kasten); selbstverständlich kann diese Behandlung eine fachgerechte Therapie durch einen erfahrenen Akupunkturarzt nicht ersetzen.

Akupunktur

Akupressur zur Selbstbehandlung

Beim Sonnenstich muß in erster Linie überschüssige Wärme abgeleitet werden. Dazu sind nach chinesischer Vorstellung folgende Punkte geeignet:

Di 4   Bei an den Zeigefinger angelegtem Daumen auf der höchsten Erhebung des sich bildenden Muskelbauches auf dem Handrücken (siehe Seite 76).

Di 11   Bei maximal gebeugtem Unterarm am äußeren Ende der Ellenbogenbeugefalte. Beide Punkte sollten Sie für jeweils ca. 20 Sekunden kräftig massieren (siehe Seite 204).

Bei Hitzschlag mit Kollaps und eingetrübtem Bewußtsein ist der Punkt Du Mai 26 ausgezeichnet wirksam, bis der Notarzt eintrifft.

Du Mai 26   Im Winkel zwischen Oberlippe und Nase (siehe unten).

Mit dem Daumennagel kräftig für 20 Sekunden massieren.

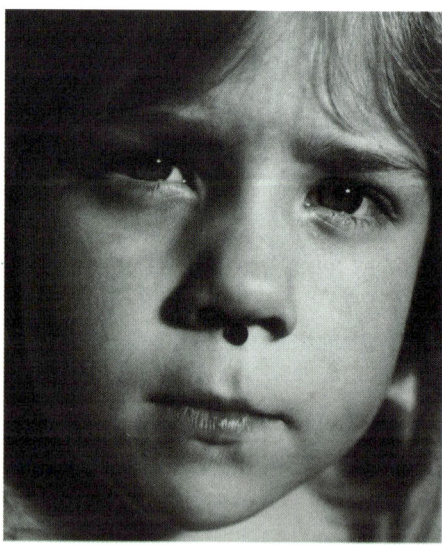

Akupunkturpunkt
Lenkergefäß 26/LG
26 bzw. Du Mai 26

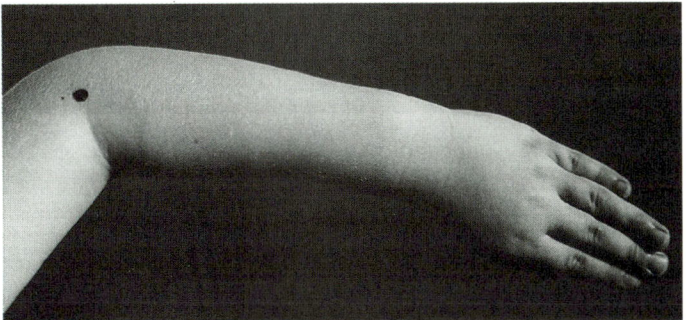

Akupunkturpunkt Dickdarm 11/Di 11

Verbrennungen und Verbrühungen

Verbrennungen und Verbrühungen, zumindest kleineren Ausmaßes, sind im Kindesalter relativ häufig. Verursacht werden sie meist durch das Herunterziehen von Behältern mit heißen Flüssigkeiten oder den Kontakt mit heißen Gegenständen. Verbrennungen werden dabei durch trockene Hitze, wie Feuer, heiße Herdplatte, Strom usw. erzeugt, während Verbrühungen durch Kontakt mit feuchter Hitze, z.B. kochenden Flüssigkeiten oder Dampf, hervorgerufen werden. Allgemein führen Flüssigkeiten schneller zu Wärmeschäden als trockene Hitze.

 Bereits kleinere Verbrennungen können für kleine Kinder lebensgefährlich sein.

Um die Schwere einer Verbrennung zu klassifizieren, unterscheidet man vier Verbrennungsgrade:

- Verbrennung 1. Grades: schmerzhafte Hautrötung
- Verbrennung 2. Grades: Rötung mit Blasenbildung der Haut, u. U. auch schon mit Zerstörung der obersten Hautschichten
- Verbrennung 3. Grades: tiefgehende Gewebezerstörung, die verbrannte Stelle wirkt weißlich, Abheilung nur unter Narbenbildung
- Verbrennung 4. Grades: Verkohlung

Beschwerden und Symptome

Eine Verbrennung oder Verbrühung geht mit starken Schmerzen, bei schwereren Verbrennungen auch mit Blasenbildung oder sogar Zerstörung der Haut einher.

Komplikationen

In der verbrannten Haut entstehen Toxine (= Giftstoffe), die ein starkes Anschwellen der Haut bewirken und die zum Kreislaufzusammenbruch führen können. Durch Hitze zerstörte Eiweiße können zu Nierenversagen führen; die verbrannte Haut ist äußerst anfällig für bakterielle Infektionen, so daß auch von hier Gefahren drohen.

Wann zum Arzt?

1 % der Körperoberfläche entspricht bei Erwachsenen der Handfläche!

Nur kleinere Verbrennungen 1. Grades dürfen Sie selbst behandeln. Bei Verbrennungen ab dem 2. Grad und einer betroffenen Hautfläche, die mehr als 1 % der Körperoberfläche Ihres Kindes ausmacht, müssen Sie einen Arzt aufsuchen, bei einer Verbrennung über 5 % der Hautfläche den Notarzt rufen. Bei Verbrennungen 3. Grades ist die Fläche der kritischen Verbrennung noch entsprechend kleiner! Schwerstverbrannte mit Verbrennungen 2. Grades, die mehr als 20 % der Hautoberfläche betreffen, gehören in eine Spezialklinik.

Bei Kindern wird das verbrannte Areal nach verschiedenen Schemata eingeschätzt. Als Beispiel für die prozentualen Anteile der Körperoberfläche sei die Verteilung bei einem Vierjährigen genannt:

Kopf: 16 %
Arme: jeweils 10 %
Körper: Rumpf vorne und hinten jeweils 17 %
Beine: jeweils 15 %

Ganzheitsmedizinische Behandlung

Ruhe bewahren!

Wie bei allen Verletzungen und Notfällen gilt natürlich auch hier: Wenn Sie Ihrem Kind wirklich helfen wollen sind Ruhe und überlegtes Handeln oberstes Gebot.

Sofortmaßnahme »Kühlen«

Wichtigste Sofortmaßnahme bei allen Verbrennungen und Verbrühungen ist die Abkühlung aller betroffenen Stellen mit kaltem Wasser in Form von Dusche, Badewanne oder Wasserhahn, je nach Ausmaß der Verbrennung.

- Sofort bedeutet: noch vor Lösen erhitzter Kleidungsstücke 5–10 Minuten kaltes Wasser über die betroffenen Areale

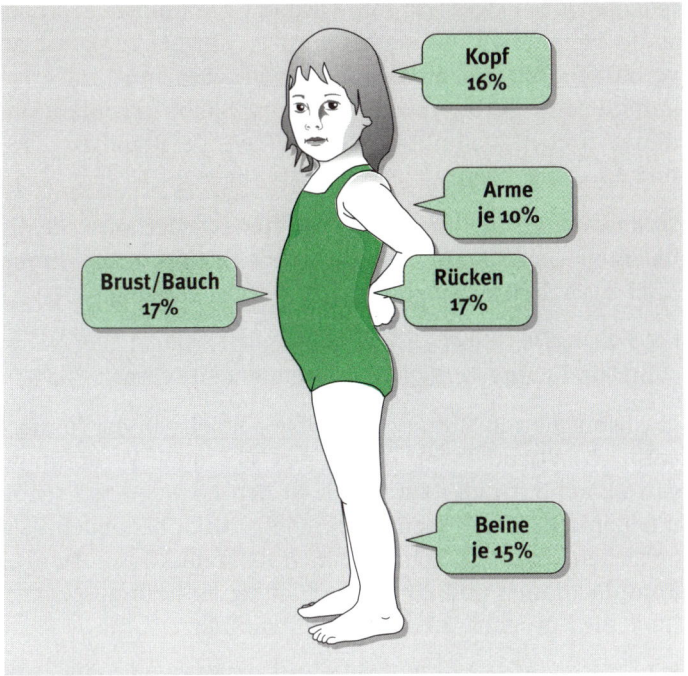

Körperoberfläche in Prozent bei einem 4jährigen Kind

fließen lassen. Sie verhindern so, daß die Hitze sich weiter im Körper ausbreiten kann. Der Hitzeschaden läßt sich selbst nach 30 Minuten noch deutlich reduzieren.

- Nach 5- bis 10minütigem Einwirken von kaltem Wasser lösen Sie vorsichtig die Kleidung von den betroffenen Stellen und kühlen dann noch einmal 5–10 Minuten mit kaltem Wasser.
- Verbrannte und mit der Haut verklebte Kleidung sollten Sie belassen und mit der Kleidung kühlen.
- Entfernen Sie in jedem Fall Ketten, Uhren, Ringe usw., um Einschnürungen zu verhindern, die durch das Anschwellen der Haut unweigerlich eintreten.

Verbrennungen 1. Grades lassen sich nach Kühlen der betroffenen Hautstellen mit Wasser ausgezeichnet mit verdünnter *Arnika-Essenz (Wala)* oder *Brand-Essenz (Wala)* behandeln. Verdünnen Sie die Essenz (2 EL Essenz auf eine Tasse lauwarmes Wasser), rühren Sie um und bereiten Sie daraus

Bitte niemals Salben, Puder oder Fette auf Verbrennungen auftragen!

Phytotherapie/ Anthroposophie

feuchte Umschläge. Dadurch wird der schlimmste Schmerz sofort genommen und der Heilprozeß eingeleitet. Es ist oft verblüffend zu sehen, wie wenig von einer zunächst ernst anmutenden Verbrennung 1. Grades bleibt, nachdem auf diese Art über 20 Minuten behandelt wurde. Brand- bzw. Arnika-Essenz gehören in jede Hausapotheke.

Homöopathie

Sollten weiterhin Schmerzen auftreten, wiederholen Sie die feuchten Umschläge mit Arnika-Essenz und geben Ihrem Kind zusätzlich zur homöopathischen Behandlung

- *Cantharis D6-Globuli (DHU)*, 3mal täglich 5 Kügelchen, wenn Ihr Kind hauptsächlich über brennenden Schmerz klagt.

In Absprache mit Ihrem ganzheitsmedizinisch oder homöopathisch behandelnden Arzt lassen sich auch Verbrennungen 2. und 3. Grades zusätzlich zu den notwendigen schulmedizinischen Maßnahmen homöopathisch behandeln. Sie erreichen dadurch deutliche Schmerzreduktion, weniger Komplikationen und einen beschleunigten Heilungsprozeß. Auch die Narbenbildung verläuft unauffälliger.

- Bei Verbrennungen 2. Grades mit großen und hellen Blasen: *Cantharis D6-Globuli (DHU)*, 3mal täglich 5 Kügelchen.
- Wenn Brennen und Jucken im Vordergrund stehen: *Urtica urens D4-Globuli (DHU)*, 3mal täglich 5 Kügelchen.
- Bei Verbrennungen 3. Grades (zusätzlich zu allen anderen notwendigen Maßnahmen!): *Arsenicum album D12-Globuli (DHU)*, 1mal täglich 10 Kügelchen.

Verbrennungen 1. und 2. Grades können bei dieser Behandlung auch ohne Narbenbildung abheilen. Verbrennungen 3. Grades hinterlassen, besonders bei Kindern, meist Narben mit Keloidbildung (Behandlung siehe Seite 197).

Impfschutz prüfen

Auch bei Verbrühungen und Verbrennungen ist ein ausreichender Impfschutz gegen Tetanus (Wundstarrkrampf) sehr wichtig, weil die Erreger über die verletzte Haut eindringen können. Sollte kein Impfschutz bestehen, muß dies unbedingt nachgeholt werden. In diesem Fall ist dann auch eine sofort wirkende passive Impfung notwendig.

Verletzungen

Wenn man mit Kindern zu tun hat, hat man auch zwangs-
läufig mit kleineren und größeren Verletzungen zu tun. Meistens sind es Riß-, Schnitt-, Schürf-, Platzwunden, Quetschungen oder Blutergüsse. Auch Verletzungen von Gelenken, Muskeln und Knochen müssen bedacht werden.

Was Sie bei Verletzungen wissen sollten

Sollten Sie sich über das Ausmaß der Verletzung, z.B. bei
Muskeln oder Gelenken (bei Verletzung der Gelenkbänder),
nicht im klaren sein, stellen Sie Ihr Kind in jedem Fall einem
Arzt vor. Das gleiche gilt für Platz- und Rißwunden oder
größere Schürfwunden, die chirurgisch versorgt werden sollten.

Denken Sie daran, daß auch sehr kleine Verletzungen, z.B. **Infektionsgefahr**
durch einen Nagel oder Dornen im Garten, zu einer Infek-
tion mit Tetanus-Bakterien führen können. Aufgrund der
guten Durchimpfung der Bevölkerung kommt diese Erkrankung heute zwar relativ selten vor, bei mangelndem Impfschutz kann sie aber jederzeit auftreten, weil das Tetanus-
Bakterium praktisch überall, z.B. in Gartenerde, vorkommt.
Es gilt also: Die Tetanus-Impfung ist eine absolute Pflicht-
impfung, auch bei sehr großer Zurückhaltung Impfungen
gegenüber.

Die Unterstützung der Wundheilung durch homöopathische **Unterstützung der**
Arzneimittel ist eine der Stärken der Homöopathie. Wichtig **Wundheilung**
ist, wie generell in der Homöopathie, das Finden des richtigen Arzneimittels. Die Wahl richtet sich dabei nach Art und
Form der Wunden (siehe unten).

Ganzheitsmedizinische Behandlung

Im folgenden sind die wichtigsten und am häufigsten auftretenden Verletzungen mit ihrer jeweiligen Behandlung genannt.

Geschlossene Verletzungen

(Prellungen, Quetschungen, Zerrungen, auch mit Blutaustritten in der Haut):

- Geben Sie 2 EL *Arnika-Essenz (Wala)* auf eine Tasse lauwarmes Wasser. Feuchten Sie damit Umschläge an, die Sie alle 20 Minuten erneuern. Sie werden verblüfft sein, wie schnell die Schmerzen nachlassen, wie wenig es zu Schwellung und Beulenbildung an der Haut kommt.

Offene Wunden

(bei denen Blut auch nach außen tritt, wie Rißwunden, Quetschungen mit Gewebsdefekten, kleineren Platz- und Schnittwunden):

Geben Sie 2 EL *Calendula-Essenz (Wala)* auf eine Tasse lauwarmes Wasser, und spülen Sie damit die Wunde unter Zuhilfenahme eines Baumwolltuches, das Sie gut mit der Essenz tränken. Reinigen Sie damit die Wunde vorsichtig. Auch hier ist es meistens verblüffend, wie schnell Schmerzen nachlassen und eine Blutung zum Stehen kommt.

Homöopathie

Um die Wundheilung innerlich zu unterstützen, geben Sie täglich:

- Bei Schnittwunden (auch Operationswunden): *Staphisagria D12,* 2mal 5 Globuli (DHU). Der Schmerz läßt dadurch rasch nach. Die Wundränder legen sich gut aneinander und heilen sehr bald zu.
- Bei Riß- und Schürfwunden, Muskelverletzungen von der Muskelzerrung bis hin zum Muskelriß, besonders bei sporttreibenden Kindern: *Calendula D4,* 3mal 5 Globuli (DHU).
- Bei Stichverletzungen, z.B. durch Nägel im Fuß oder in der Hand, nach Bissen von Katzen, Nagetieren usw.: *Apis D6,* 3mal 5 Globuli (DHU).
- Bei Quetschungen, Prellungen oder Beulen: *Arnica D6,* 3mal 5 Globuli (DHU).

- Bei Verletzungen von besonders nervenreichem Gewebe, z.B. an der Hand oder im Gesicht, die nicht besonders tief, aber sehr schmerzhaft sind, sowie mit zerfetztem Wundrand: *Hypericum D6,* 3mal 5 Globuli (DHU).
- Bei Prellungen des Auges, z.B. durch einen Ball oder Schlag: *Symphytum D4,* 3mal 5 Globuli (DHU), aber auch klären lassen, ob wirklich »nur« eine Prellung des Auges vorliegt!
- Bei Überanstrengung von Gelenken, Bändern und Muskeln, z.B. durch langes Gehen oder durch sportliche Aktivität Ihres Kindes; bei Verrenkungen, bei Umknicken, z.B. mit dem Fußgelenk, Bänderzerrung: *Rhus toxicodendron D12,* 2mal 5 Globuli (DHU). Unbedingt abklären, ob und was im einzelnen verletzt ist. Bei Gelenkinstabilität oder einem Bänderriß sind weitere Maßnahmen notwendig!
- Bei Knochenbrüchen zur Verbesserung des Heilungsprozesses: im Wechsel morgens und mittags jeweils *Symphytum D6,* 2mal 5 Globuli (DHU), abends *Calcium phosphoricum D12,* 1mal 5 Globuli (DHU).

Bei Muskelverletzungen wirkt die Akupunktur ausgezeichnet. Sprechen Sie dazu mit einem auf Akupunktur spezialisierten Arzt.

Akupunktur

Zeckenbiß

Zecken sind etwa 1 mm große blutsaugende Insekten, die, wenn sie vollgesogen sind, bis 1 cm Größe annehmen können. Sie leben vorwiegend in Wäldern; Menschen werden von ihnen besonders bei Streifzügen im Unterholz oder beim Spielen im Laub befallen. Die Zecke setzt sich an einer warmen Stelle des Körpers fest und durchsticht die Haut, um Blut zu saugen. Dabei kann sie Krankheitserreger übertragen. Vor allem zwei Erreger sind gefürchtet: Die Borrelien, eine Bakterienart, rufen die Borreliose (Lymekrankheit) hervor, die Gelenke und Nervensystem befallen – allerdings erst nach einer symptomfreien Zeit. Das FSME-Virus kann zur gefährlichen Hirnhautentzündung führen, der sogenannten Frühsommer-Meningoenzephalitis (FSME).

Borrelien und FSME-Virus

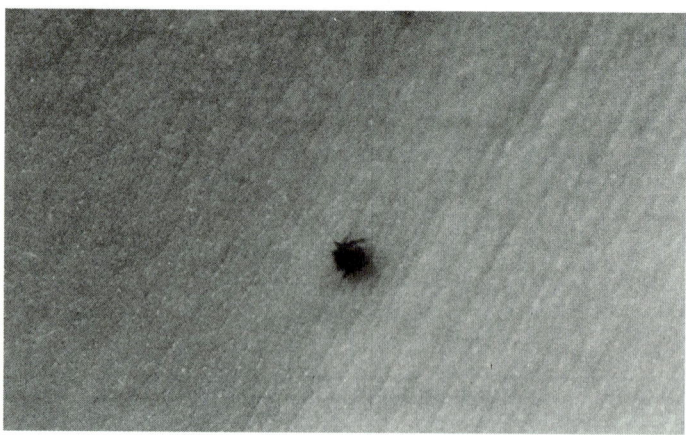

Zecke, festgebissen am Hals; beginnende Rötung um die Bißstelle

Beschwerden und Symptome

Meist sitzt die Zecke in reizloser, also nicht geröteter Haut und sollte dort so bald wie möglich entfernt werden. Beobachten Sie nach Entfernen der Zecke die Einstichstelle.

Borreliose

Sollte es, auch noch nach mehreren Wochen, zu einer ringförmigen Rötung der Haut kommen (Erythema chronicum migrans), welche mit oder ohne Fieber und grippeähnlichen Symptomen einhergehen kann, sind möglicherweise Borrelien übertragen worden. Die durch sie hervorgerufene Lymekrankheit beginnt 3–30 Tage nach dem Zeckenbiß mit Kopf-, Glieder- und Rückenschmerzen, Übelkeit und hohem Fieber. Es können auch Gelenkschmerzen und Nervenlähmungen hinzutreten. Wird das Fieber nicht behandelt, tritt es immer wieder schubweise auf mit beschwerdefreien Intervallen dazwischen. Die Erkrankung ist häufig auch für Ärzte schwer zu diagnostizieren, weil der Zeckenbiß Wochen zurückliegen kann und nicht mehr mit der Erkrankung in Verbindung gebracht wird. Geben Sie Ihrem Arzt allerdings die Information, daß Ihr Kind von einer Zecke gebissen wurde, kann er eine Blutuntersuchung anfertigen, mit der sich ein entsprechender Verdacht bestätigen oder ausschließen läßt. Die Lyme-Borreliose wird mit Antibiotika behandelt und heilt, wenn die Therapie rechtzeitig begonnen wurde, folgenlos aus.

Im Falle der Frühsommer-Meningoenzephalitis (FSME-Krankheit) tritt nach 7–10 Tagen Fieber mit grippeähnlichen Symptomen auf, das zunächst wieder verschwindet. Nach 4–5 fieberfreien Tagen steigt das Fieber erneut, nun unter Mitbeteiligung des Zentralnervensystems. Es treten jetzt Kopfschmerzen, Krampfanfälle, unter Umständen auch Lähmungen auf. Die FSME kann sogar zum Tode führen. Allerdings
sind in Deutschland nur wenige Regionen betroffen, in denen die Zecken überhaupt das FSME-Virus übertragen. Dazu
gehören der Bayerische Wald, der südliche Schwarzwald und
der Bodenseeraum. Auch in den Alpenländern, besonders in
Österreich sowie in Osteuropa ist das Virus beheimatet. Genaue Informationen über die Verbreitung können Sie aber
bei Ihrem Gesundheitsamt bekommen.

FSME

Ganzheitsmedizinische Behandlung
Achten Sie besonders im Früh- und Hochsommer darauf, daß
Ihre Kinder möglichst wenig unbedeckte Haut zeigen, wenn
sie sich im Wald aufhalten. Also möglichst langärmliges T-
Shirt, lange Hose, Strümpfe und feste Schuhe anziehen. Untersuchen Sie nach einem Spaziergang in der Natur den Körper sowie Kopfhaut und Nacken auf Zecken hin.

Vorbeugen

So entfernen Sie eine Zecke

Wenn Sie eine Zecke finden, sollte sie schnellstmöglich ent-
fernt werden. Greifen Sie den aus der Haut herausragenden
Teil der Zecke vorsichtig mit einer Pinzette, ohne die Zecke zu
zerquetschen. Bewegen Sie die Zecke einige Male vorsichtig
hin und her, um den Sitz in der Haut etwas zu lockern. Drehen
Sie nun entweder die Zecke heraus, oder klappen Sie den
Körper der Zecke über den Kopf hinweg und entfernen den
»Holzbock« auf diese Art. Wichtig ist dabei, daß der Kopf der
Zecke nicht abreißt und in der Haut steckenbleibt, denn gera-
de in den Beißwerkzeugen sitzen die Krankheitserreger.

Ungeeignet sind die früher oft empfohlenen Methoden, die
Zecke mit Öl, Vaseline oder Klebstoff zu ersticken und dann
zu entfernen. Hierbei entleert die Zecke eher noch mehr
Krankheitserreger in die Haut.

Antibiotika

Beobachten Sie Ihr Kind sowie auch die Einstichstelle der Zecke in den nächsten Tagen sehr aufmerksam. Sollten Sie eine Rötung um die Einstichstelle oder grippeähnliche Symptome und Fieber bei Ihrem Kind feststellen, suchen Sie sofort einen Arzt auf und besprechen mit diesem Ihre Vermutung in Zusammenhang mit dem Zeckenbiß. Handelt es sich tatsächlich um eine Borreliose, wird Ihr Arzt ein Antibiotikum verordnen, hier steht keine andere sinnvolle Alternative zur Verfügung!

FSME-Impfung

Gegen die FSME-Krankheit kann geimpft werden. Wenn Sie sich also mit Ihren Kindern längere Zeit in Gebieten, in denen FSME-Viren bekannt sind, aufhalten wollen, z.B. anläßlich eines Urlaubes, sollten Sie eine solche Impfung in Erwägung ziehen. Bis zum vollständigen Impfschutz sind drei Impfungen notwendig. Die ersten 1–3 Monate vor Reisebeginn (allerdings möglichst nicht im Frühsommer selbst, die zweite kurz vor Reisebeginn, wodurch bereits ein Impfschutz von 95 % besteht, und die dritte Impfung dann nach Ablauf weiterer 9 Monate. Der Impfschutz hält dann für ca. 3–5 Jahre an.

Vergiftungen

Diesen Abschnitt halten wir mit Absicht kurz, weil es wenig spezielle ganzheitsmedizinische Maßnahmen gibt, die im Vergiftungsfall angebracht wären. Bei einer Vergiftung handelt es sich um einen medizinischen Notfall, und schnelle ärztliche Versorgung ist ein unbedingtes Muß. Wenn Sie also den Verdacht haben, Ihr Kind habe etwas Giftiges zu sich genommen oder ein Medikament geschluckt, das nicht in seine Hände geraten sollte, verständigen Sie sofort den Notarzt. Wenn Sie Ratschläge zu diesem Thema brauchen, können Sie auch eine der über das ganze Bundesgebiet verteilten Vergiftungszentralen anrufen. Diese geben kompetenten Rat, unter anderem auch zu der Giftigkeit von verschiedenen Pflanzen. Für den Arzt sollten Sie die Pflanze, die Flüssigkeit, die Medikamentenpackung usw., die sie als Vergiftungsauslöser verdächtigen, unbedingt bereithalten, damit er gegebenenfalls die geeigneten speziellen Antidota (Gegengifte) einsetzen kann.

Eine Vergiftung muß immer wie ein Notfall behandelt werden.

Bitte beachten

Informationszentren für Vergiftungsfälle mit durchgehendem 24-Stunden-Dienst

Deutschland

13353 Berlin
Universitätsklinikum Rudolf
Virchow
Humboldt-Universität Berlin
Station 43b
Augustenburger Platz 1
Tel.: 030/450–53555/–53565

14059 Berlin
Beratungsstelle für Vergiftungs-
erscheinungen und Embryonal-
toxikologie
Pulsstr. 3–7
Tel.: 030/19240 (Zentrale)

24105 Kiel
Zentralstelle zur Beratung bei
Vergiftungsfällen
Medizinische Universitätsklinik
Schittenhelmstr. 12
Tel.: 0431/597–0 (Zentrale),
0431–597–4268 (Durchwahl)

28205 Bremen
Zentralkrankenhaus Klinikum
für Innere Medizin
Intensivstation
Sankt-Jürgen-Str.
Tel.: 0421/497–0 (Zentrale),
0421/497–5410 (Vergiftungen
bei Kindern)

37075 Göttingen
Georg-Augustus-Universität
Kinderklinik und Polyklinik
Robert-Koch-Str. 40
Tel.: 0551/3962–10 (Zentrale),
0551/3962–39 (Durchwahl)

38126 Braunschweig
Medizinische Klinik II des
städtischen Klinikums
Salzdahlumer Str. 90
Tel.: 0531/595–0 (Zentrale)
0531/62290 (Durchwahl)

53113 Bonn
Informationszentrale gegen
Vergiftungen
Zentrum für Kinderheilkunde
der Rheinischen Friedrich-
Wilhelms-Universität
Adenauerallee 119
Tel.: 0228/2873–211 oder
0228/2873–333

55131 Mainz
Beratungsstelle für Vergiftun-
gen
II. Medizinische Klinik und Poli-
klinik
Johannes-Gutenberg-Universität
Langenbeckstr. 1,
Tel.: 06131/232466 (Durchwahl);
06131/19240

66421 Homburg/Saar
Universitätsklinik für Kinder-
und Jugendmedizin
Tel.: 06841/19240

79106 Freiburg
Informationszentrale für Vergif-
tungen
Universitäts-Kinderklinik
Mathildenstr. 1
Tel.: 0761/2704361
Zentrale 0761/2704300

81675 München
Giftnotruf München
Ismaninger Str. 22
Tel.: 089/19240 (Durchwahl)

90419 Nürnberg
Toxikologische Intensivstation
Flurstr. 17
Tel.: 0911/398–0 (Zentrale),
0911/398–2451 (Durchwahl)

**Bundesweiter Gift-
Notruf 19240 wird
angestrebt**

99089 Erfurt
Giftnotruf Erfurt für Mecklen-
burg-Vorpommern, Sachsen,
Sachsen-Anhalt und Thüringen
Klinikum Erfurt
Nordhäuser Str. 74
Tel.: 0361/730730

Österreich

Österreich und Schweiz

1090 Wien
Vergiftungsinformations-
zentrale
Allgemeines Krankenhaus
Währinger Gürtel 18–20
Tel. (1) 40400/2222; (1) 4064343

Schweiz

8030 Zürich
Schweizer Toxikologisches
Informationszentrum
Klosbachstr. 107
1/251–5151 (Notfälle)
(0) 1/251–6666 (nicht dringliche
Anfragen)

Augenkrankheiten

Besteht eine Grundkrankheit?

Augenkrankheiten können entweder ausschließlich das Auge betreffen oder im Zusammenhang mit einer anderen Grundkrankheit die Augen mitbetreffen. Eine der häufigsten bei Kindern auftretende Augenerkrankung ist die Bindehautentzündung (Konjunktivitis), deren Behandlung deshalb ausführlich dargestellt wird. Aber auch viele andere Augenkrankheiten lassen sich sehr gut ganzheitsmedizinisch behandeln, darunter die Kurzsichtigkeit (Myopie), das Schielen (Strabismus) und Entzündungen des Augennerven (Neuritis des Nervus opticus).

Denken Sie daran, diese Behandlungsmöglichkeiten auszuschöpfen, bevor sich Ihr Kind beispielsweise einer empfohlenen Operation unterziehen muß. Wenn keine anderen wichtigen Gründe dagegen sprechen, empfiehlt sich ein Behandlungsversuch über 6–8 Wochen, um festzustellen, ob eine Besserung zu erzielen ist.

Augen sind empfindlich

Um die Augen Ihres Kindes bestmöglich schützen zu können, sollten Sie einige Dinge wissen.

Die Augen können durch ultraviolette Strahlen geschädigt werden. Besonders intensiv tritt diese Strahlung bei Sonne am Wasser und im Schnee auf. Setzen Sie Ihrem Kind also eine Sonnenbrille mit UV-undurchlässigen Gläsern auf oder zumindest eine Schirmmütze.

Sonnenbrille

Die Augen sind über den Tränennasengang mit der Nase verbunden. Bei starkem Schnupfen kann daher Sekret auch in die Augen übertreten. Das ist relativ harmlos und keine eigentliche Augenentzündung. Beobachten Sie allerdings rahmiges oder gelblich-dickliches Sekret in den Augen, sollten Sie den Augenarzt aufsuchen, ebenso, wenn ein Fremdkörper im Auge zu entfernen ist. Bei einem Fremdkörper ist das betreffende Auge sehr stark gerötet, tränt, das Kind kann das Auge oft kaum öffnen. Das andere Auge ist nicht beeinträchtigt.

Sekret

Fremdkörper

Ist eine ätzende Flüssigkeit ins Auge gelangt, bitte sofort mit reichlich Wasser spülen und den Arzt verständigen.

Ätzende Flüssigkeit

Der Tränennasengang kann verstopft sein. In diesem Fall muß der Arzt ihn mit einer feinen Sonde eröffnen. Da der Abfluß im inneren Augenwinkel liegt, sollten Sie die Augen beim Waschen immer von außen nach innen reinigen; auch Augentropfen werden in den äußeren Augenwinkel gegeben, weil sie sich dann nach innen verteilen.

Reinigung

Achten Sie darauf, daß Ihr Kind die Augen nicht überanstrengt. Es soll immer bei gutem Licht lesen, basteln oder fernsehen. Verhindern Sie, daß es stundenlang auf einen Monitor starrt, denn damit werden die Augenmuskeln einseitig beansprucht und auch der Lidschlag wird seltener. Machen Sie vorher eine feste Zeit aus, auch wenn das Kind am Computer so herrlich ruhig ist und Sie nicht stört!

Computer

Bindehautentzündung (Konjunktivitis)

Die Bindehaut des Auges beginnt jeweils am Ober- und Unterlid, bildet eine Umschlagfalte und verbindet sich in der Augenmitte mit der Hornhaut. Sie umhüllt also den Augapfel und die Lider von innen.

Ursachen

Die Ursachen einer Bindehautentzündung sind sehr vielgestaltig. Der Kontakt mit Chemikalien, physikalische Reize (z.B. UV-Licht), bakterielle oder virale Infektionen, am häufigsten aber Allergien sind die Auslöser. Außerdem können verschiedene Allgemeinerkrankungen wie Erkältungs- und Kinderkrankheiten wie Masern, Röteln oder Windpocken mit einer Bindehautentzündung einhergehen.

Beschwerden und Symptome

Sie erkennen eine Bindehautentzündung immer an den drei Symptomen

3 Hauptsymptome

• Rötung, evtl. mit Juckreiz oder Schwellung der Bindehaut
• erhöhte Lichtempfindlichkeit
• verstärkter Tränenfluß

Die Augen können dabei meist nicht mehr ganz geöffnet werden.

Ist nur ein Auge betroffen, das stark gerötet ist und tränt, kann ein Fremdkörper hineingeraten sein, den umgehend der Augenarzt entfernen sollte.

Ganzheitsmedizinische Behandlung

Zunächst sollten immer die Auslöser beseitigt werden. Bei einer Bindehautentzündung im Rahmen einer Allgemeinerkrankung sollte die Grundkrankheit behandelt werden.

Phytotherapie/ Anthroposophie

Zur symptomatischen Behandlung empfehlen wir das Auflegen feuchter lauwarmer Kompressen aus *Kamillenblüten* und *Augentrostkraut* (aus der Apotheke). Übergießen Sie 1 Teelöffel *Kamillenblüten* und 1 Teelöffel getrocknetes *Augentrostkraut* mit einer Tasse kochenden Wassers, 10 Minuten ziehen lassen, abseihen. Aus der abgekühlten Flüssigkeit stellen Sie lauwarme Kompressen her, die Sie 3mal täglich 10 Minuten auf die Augenlider legen. Ihr Kind sollte dabei möglichst liegen. Lesen Sie ihm dabei eine Geschichte vor, dann bleibt es ruhig liegen und fühlt sich wohl – Voraussetzung für jede Heilung! Stellen Sie den Aufguß bitte jeden Tag frisch her. **Ruhe**

Als weitere Behandlung zwischen den Kompressen empfehlen sich 2–3mal täglich *Euphrasia D3-Augentropfen (Weleda)*. Geben Sie in jedes Auge jeweils 1–2 Tropfen. Spreizen Sie die Lider etwas auseinander und geben Sie die Tropfen in den äußeren Augenwinkel.

Sekretverklebte Augen, die Sie bei Ihrem Kind besonders morgens nach dem Schlafen beobachten können, lösen Sie vorsichtig mit einem lauwarmen Kamillenaufguß. 1 Teelöffel *Kamillenblüten* aus der Apotheke mit einer Tasse kochenden Wassers übergießen, 10 Minuten ziehen lassen, abseihen.

Geht die Bindehautentzündung auf eine Allergie zurück, behandeln Sie bitte wie unter Allergien (siehe Seite 138) beschrieben.

Sollte die Bindehautentzündung auf eine Infektion, insbesondere mit Viren zurückzuführen sein, ist diese sehr ansteckend. Achten Sie auf ausreichende Hygiene, also häufiges Wechseln von Bettwäsche, Waschlappen usw. Ihr Kind sollte möglichst wenig in den Augen reiben und sich häufig die Hände waschen. **Hygiene**

Wenn dick-eitriges Sekret auftritt, wenn nur ein Auge betroffen ist (Verdacht auf einen Fremdkörper), wenn das Auge schmerzt oder wenn nicht innerhalb von zwei Tagen eine deutliche Besserung auftritt, konsultieren Sie bitte einen Arzt. **Wann zum Arzt?**

Kopfschmerzen im Kindesalter

**Organische
Ursachen?**

Nicht nur Erwachsene, sondern auch Kinder klagen immer häufiger über Kopfschmerzen. Tun Sie es nicht als Bagatelle ab, wenn Ihr Kind über Kopfschmerzen klagt. Etliche Kinderkrankheiten, auch allgemein fieberhafte Krankheiten können zu Kopfschmerzen führen. Auch andere organische Ursachen müssen geklärt werden, wenn Ihr Kind erstmals über starke Kopfschmerzen klagt. Sind derartige Ursachen ausgeschlossen, geben die Schmerzen einen Hinweis auf eine Überlastung auf seelischem Gebiet. Gehen Sie diesem Hinweis nach; das kostet oft einige detektivische Arbeit. Aber so bekommt Ihr Kind die Chance, einen Konflikt zu lösen, der sich sonst ein anderes Ventil suchen würde, behandelte man die Kopfschmerzen lediglich mit Schmerzmitteln.

Kopfschmerzen

Informieren

Informieren Sie sich zunächst anhand des Symptomfahrplans auf den Umschlaginnenseiten sowie auf Seite 68, welche Krankheiten den Kopfschmerzen zugrundeliegen könnten.

Symptome und Beschwerden

Infektion?

Die Symptome bei Kopfschmerzen sind zunächst recht einförmig: Der Kopf tut weh. Um Kopfschmerzen zu differenzieren, ist es wichtig, die besonderen Charakteristika des Auftretens festzuhalten. Leidet Ihr Kind einmalig unter Kopfschmerzen, so kann dies z.B. durch eine Infektion oder Erkältungskrankheit bedingt sein.

Schmerz ist nicht gleich Schmerz

Versuchen Sie herauszufinden, wie Ihr Kind die Schmerzen empfindet: bohrend, dumpf, grell, spitz, klopfend? Wann treten sie auf? Beim Bücken, beim Husten, bereits beim Aufwachen, in der Schule, am Abend, beim Fernsehen? Sind sie von Übelkeit begleitet? Messen Sie auch Fieber. Wirkt der Nacken steif? Sind die Schmerzen heftig und akut oder eher »im Hintergrund«, aber ständig vorhanden? Wann bessern sie sich? Sind sie eher vorne, in die Augenhöhlen ausstrahlend?

Je genauer sich die Charakteristik herausfinden läßt, desto besser läßt sich die Diagnose stellen.

Treten die Kopfschmerzen allerdings immer wieder auf, lohnt es sich ein sogenanntes Schmerztagebuch anzulegen, in dem genau die Art, die Lokalisation und die Umstände, unter denen der Kopfschmerz aufgetreten ist, festgehalten werden. Ein ganzheitsmedizinisch arbeitender Arzt kann damit wesentlich besser z.B. ein homöopathisches Medikament finden oder die passende Akupunkturbehandlung durchführen.

Schmerztagebuch

Aber auch die Ursachen lassen sich auf diese Weise herausfinden und dann abstellen. So ist es möglich, daß eine Nasennebenhöhlenentzündung für die Kopfschmerzen verantwortlich ist, aber auch, daß ein Sehfehler oder Schielen sich bei Ihrem Kind auf diese Weise äußert. Das würde dadurch auffallen, daß Ihr Kind z.B. immer nach längerem Lesen über Kopfschmerzen klagt. Oft ist Kopfschmerz wie bei Erwachsenen streßbedingt, so daß manchmal schon Erstkläßler unter Kopfschmerzen leiden. Auch Verspannungen, die z.B. durch Haltungsfehler verursacht werden können, können die Ursache chronischer Kopfschmerzen sein.

Ganzheitsmedizinische Behandlung

Besonders bei chronischen Kopfschmerzen sollten Sie sich auf keinen Fall mit der Verordnung eines Schmerzmittels zufrieden geben. Dieses kann zwar die Kopfschmerzen vorübergehend betäuben, aber keinesfalls die Ursache beheben. Gewähren Sie Ihrem Kind statt dessen Ruhe. Fragen Sie Ihr Kind, ob Wärme oder Kälte angenehmer ist, und verfahren Sie entsprechend, versuchen Sie auch eine Imaginationsübung (Seite 240). Behandeln Sie die unten angegebenen Akupunkturpunkte mittels Akupressur, besonders wenn sie druckempfindlich sind.

Schmerzmittel?

Akupressur zur Selbstbehandlung

Akupunktur

Di 4   Bei an den Zeigefinger angelegtem Daumen auf der höchsten Erhebung des sich bildenden Muskelbauches der sich auf dem Handrücken bildet (siehe Seite 76).

Bl 2   Am nasalen Ende der Augenbraue jeweils rechts und links (siehe Seite 75).

Bl 10 Auf dem Muskelbauch jeweils rechts und links neben der Wirbelsäule am Übergang von Hinterkopf zum Hals (Bild siehe Seite 220).
Gb 20 Etwas seitlich von Blase 10 zwischen den beiden Muskelbäuchen in einer Vertiefung.

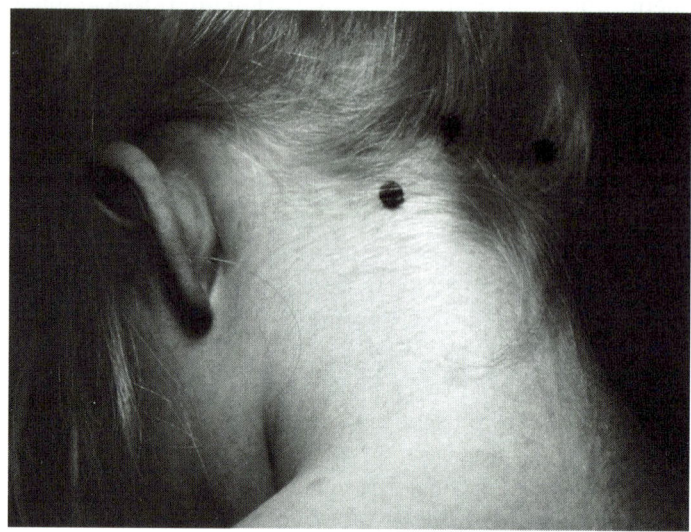

Akupunkturpunkte Gallenblase 20 (1mal) und Blase 10 (2mal)

Ursachensuche

Die oberste Regel jeder Kopfschmerzbehandlung muß lauten: immer die Ursache herausfinden. Dies ist manchmal nicht ganz einfach, aber Ihr ganzheitsmedizinischer Arzt kann Ihnen bei der Suche behilflich sein. Sehfehler oder Schielen sollten korrigiert oder behandelt werden. Durch die Akupunktur kann unterstützend eingewirkt werden. Haltungsfehler sollten z.B. durch entsprechende krankengymnastische Übungen verbessert werden, eine Nasennebenhöhlenentzündung sollte ausgeheilt werden (siehe Seite 73).

Entspannung

Kopfschmerzen, die durch seelische Belastungen zustande gekommen sind, sollten behutsam auch auf diesem Wege behandelt werden. Zur Unterstützung hat sich das Autogene Training bestens bewährt, in kindgerechter Weise sogar schon für 6jährige Kinder. Lesen Sie dazu bitte ab Seite 30.

Migräne

Mit Migräne bezeichnet man das wiederholte anfallsweise Auftreten heftiger, meist einseitiger Kopfschmerzen. Das Kind klagt über starke Übelkeit, oft erbricht es sich auch. Typisch, aber nicht durchweg vorhanden, sind Sehstörungen. Im Gegensatz zu Erwachsenen tritt die Migräne bei Kindern allerdings auch beidseitig auf, die Sehstörungen und auch die Anfallsdauer sind meist kürzer.

Die Ursache der Migräne ist unbekannt. Nachgewiesen wurde eine überschießende Reaktion der Blutgefäße im Gehirn. Kommen zur Migräneveranlagung noch Streß, körperliche Anstrengung, hormonelle Umstellungen (z.B. während der Regelblutung) bei Mädchen oder auch der Genuß bestimmter Nahrungsmittel hinzu, kann ein Migräneanfall ausgelöst werden. Sensible Kinder sind eher betroffen. Es gibt familiäre Häufungen. Haben die Eltern Migräne, so ist auch die Wahrscheinlichkeit für die Kinder erhöht, daran zu erkranken.

Ursache

Symptome und Beschwerden

Ein Migräneanfall kann mit oder ohne sogenannter Aura einhergehen. Unter Aura versteht man Symptome wie Unwohlsein, Flimmern vor den Augen oder verschwommenes Sehen bis hin zu Lähmungen oder Taubheitsgefühlen, die dem eigentlichen Schmerzanfall vorausgehen. Eine Aura kann Stunden oder sogar Tage bestehen, muß aber nicht auftreten. Der Kopfschmerz entwickelt sich dann recht schnell und meist einseitig, es tritt Übelkeit und Erbrechen sowie eine Empfindlichkeit gegen Licht und Geräusche hinzu. Die Schmerzen sind so stark, daß sich die Kinder selbst ins Bett legen. Wenn sie einschlafen, ist der Schmerz am nächsten Morgen meist vorüber. Die Diagnose gilt als sicher, wenn die Kopfschmerzen anfallsweise einseitig sind und Übelkeit und Erbrechen oder sogar eine Aura vorhanden sind.

Bei starken Kopfschmerzen mit Übelkeit muß eine Hirnhautentzündung ausgeschlossen werden. Hier tritt die typische Nackensteife, meist auch eine erhöhte Temperatur hinzu.

Ganzheitsmedizinische Behandlung

Lassen Sie Ihr Kind in einem abgedunkelten Zimmer im Bett liegen. Gegen Geräusche sollte es so gut wie möglich abgeschirmt werden. Appetitlosigkeit sollten Sie respektieren.

Erstmaßnahme

Schmerzmittel

Schulmedizinisch wird die Migräne mit Schmerzmitteln, Ergotaminpräparaten oder anderen gefäßwirksamen Substanzen behandelt. Unterschieden wird die vorbeugende Dauerbehandlung und die Schmerzbehandlung im Anfall. Vor allem bei der vorbeugenden Behandlung sind die Behandlungserfolge aber meistens unzufriedenstellend und für Kinder wegen der Nebenwirkungen besonders kritisch zu sehen. Ganzheitsmedizinisch läßt sich die Migräne recht gut behandeln.

Autogenes Training

Ihr Kind sollte Autogenes Training in einem Kurs speziell für Kinder erlernen (siehe Seite 30). Das Führen eines Schmerztagebuches (siehe unter Kopfschmerzen, Seite 220) ist wichtig, um die Auslöser besser kennenzulernen und – wenn möglich – zu meiden.

Gesunde Lebensführung

Allgemeine Ratschläge zur gesunden Lebensführung und gesunden Ernährung sollten beachtet werden, Streß sollte möglichst abgebaut werden. Es konnte nachgewiesen werden, daß bestimmte Nahrungsmittel Migräneanfälle auslösen können. Das sind insbesondere Schokolade, bestimmte Käsesorten und Geschmacksverstärker in Lebensmitteln wie z.B. Glutamat (in Suppenwürfeln, Fertigwürzen oder Fertigmahlzeiten u.a.). Diese sollten möglichst vermieden werden.

Wann zum Arzt?

Zur Behandlung der Migräne sollten Sie immer einen Arzt hinzuziehen. Sie ist zur Selbstbehandlung weniger geeignet. Sie läßt sich hervorragend mit Akupunktur und auch homöopathisch behandeln. Die Erfolgsaussichten einer Serie von Akupunkturbehandlungen, bei kleineren Kindern Laserakupunktur, liegen zwischen 70 und 80 %.

Hirnhautentzündung (Meningitis)

Erreger

Eine Hirnhautentzündung ist eine Entzündung der das Gehirn umgebenden Häute. Sie kann hervorgerufen werden durch Viren, Bakterien oder Pilze. Sie ist meistens die Folge einer anderen Infektion und tritt dabei durch die Übertragung von Viren oder Bakterien entweder direkt oder über die Blutbahn als Komplikation auf. Häufige bakterielle Erreger sind Meningokokken und Pneumokokken, sie rufen eine eitrige Hirnhautentzündung hervor. Virale Hirnhautentzündungen treten hauptsächlich als Komplikation einer Rötel-, Masern- oder Mumpserkrankung auf, wenn das Immunsystem Ihres Kindes die Infektion nicht ausreichend bekämpfen kann.

Symptome und Beschwerden

Zunächst bestehen meistens Allgemeinsymptome wie plötzliches Fieber, Krankheitsgefühl und Erbrechen. Ihr Kind hat Kopfschmerzen und ist sehr berührungsempfindlich, ein Krampfanfall kann das erste Krankheitszeichen sein. Bei schweren Verläufen kommt es zu Bewußtseinstrübung. Es besteht Nackensteifigkeit, d.h., Ihr Kind legt den Kopf in den Nacken, weil das Vorbeugen des Kopfes mit starken Schmerzen verbunden ist und das Zurückbeugen die entzündeten Hirn- und Rückenmarkshäute entspannt. Bei Kindern unter drei Jahren können die typischen Symptome auch fehlen, es ist dann »nur« apathisch und hat Fieber.

Anzeichen

Die noch ernstere Gehirnentzündung (Enzephalitis) unterscheidet sich von einer Hirnhautentzündung dadurch, daß nicht nur die das Gehirn umgebenden Häute betroffen sind, sondern die Entzündung das Gehirn selbst betrifft. Das kann die Folge einer Hirnhautentzündung sein, aber auch einzeln auftreten.

Ganzheitsmedizinische Behandlung

Eine Selbstbehandlung ist hier nicht sinnvoll, sie kann sogar gefährlich sein. Wenn eine Hirnhautentzündung nicht rechtzeitig behandelt wird, können Krampfanfälle, Lähmungen und geistige Behinderungen die Folge sein. Bei Verdacht auf Hirnhautentzündung also sofort den Arzt aufsuchen. Ein ganzheitsmedizinisch tätiger Arzt wird Ihnen auch sagen können, welche Begleitmaßnahmen sinnvoll sind, um das geschwächte Immunsystem, was einer so schweren Infektion immer vorausgeht, wieder zu stärken und so Selbstheilungskräfte zur Ausheilung der Erkrankung zu mobilisieren.

Sowohl eine Hirnhautentzündung als auch eine Gehirnentzündung sind Notfälle, die dringend ärztlicher Behandlung bedürfen.

Zahnungsbeschwerden und Kariesprophylaxe

Zahnungsbeschwerden (Dentitio difficilis)

Viele Kinder haben mit der Bildung der ersten Zähne Schwierigkeiten. Sie leiden unter Schmerzen, und jedesmal, wenn ein weiterer Zahn im »Kommen« ist, können Fieber, Erkältung oder Durchfall als Symptome hinzutreten. Viele Kinder sind gerade während des Zahnens besonders wund, z.B. im Windelbereich, manche entwickeln sogar einen Soor, alles Zeichen eines »angeschlagenen« Immunsystems. Schließlich muß sich das Immunsystem bei Säuglingen erst nach und nach bilden, und nicht alle Säuglinge werden dabei, z.B. durch möglichst langes Stillen, unterstützt.

Ganzheitsmedizinische Behandlung

Phytotherapie

Sie können Ihrem Kind durch verschiedene Maßnahmen den Durchbruch der Zähne erleichtern. Bewährt hat sich die Anwendung einer *Veilchenwurzel,* die in verschiedenen Größen in der Apotheke erhältlich ist. Hängen Sie Ihrem Kind die Wurzel um, so daß es sie jederzeit in den Mund stecken kann, um darauf herumzulutschen und zu beißen.

Beißring

Sie können auch einen Eisbeißring verwenden. Dies ist ein wassergefüllter Kunststoffring. Legen Sie den Ring ins Eisfach Ihres Kühlschrankes. Wenn das Wasser gefroren ist, können Sie den Ring Ihrem Kind geben. Durch die Kühlung beim Lutschen und Beißen wird der Schmerz gelindert.

Anthroposophie

Um die Zahnbildung zu fördern, können Sie *Aufbaukalk I und II (Weleda),* jeweils eine Messerspitze des Pulvers I am Morgen und des Pulvers II am Abend geben.

Um Entzündung und Schmerzen beim Zahnen zu vermindern, können Sie in der akuten Situation *Chamomilla compositum-Zäpfchen (Weleda)* geben.

Die Schmerzen beim Zahnen kommen zustande, weil sich die Haut über dem noch nicht durchgebrochenen Zahn immer weiter spannt und dadurch schmerzt. Häufig hilft es, wenn Sie Ihrem Kind einen Ihrer Finger zum Daraufherum-

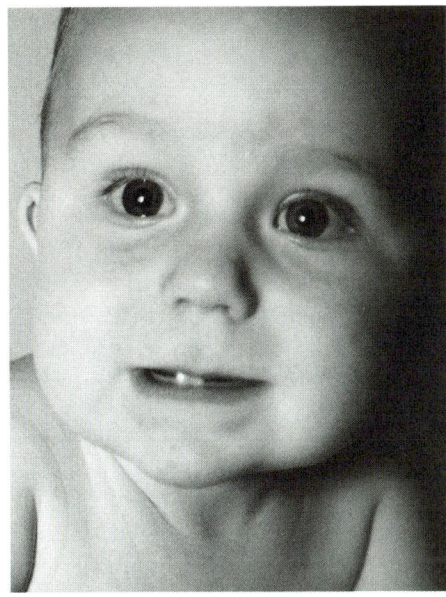

Zahnender Säugling,
6 Monate alt

lutschen oder -beißen überlassen oder die Stelle im Mund regelrecht massieren.

Kariesprophylaxe

Karies, die Zahnfäule, ist eine Zivilisationskrankheit. Auch
ohne Zahnbürste haben in früheren Zeiten die Menschen
nicht daran gelitten.

Bevor Löcher in den Zähnen auftreten, bildet sich die soge- **Plaque**
nannten Plaque, ein bakterieller Zahnbelag. Die Bakterien
ernähren sich von Kohlenhydratresten im Mund und produzieren eine Milchsäure, die den Zahnschmelz angreift.

Heute wird oft Fluor gegeben, ein Mineral, das in den Zahn- **Fluor geben?**
schmelz eingebaut wird und ihn härtet. Da Karies allerdings
keine Fluor-Mangelkrankheit ist, muß man dieses Vorgehen
kritisch betrachten, da das Mineral in die Blutbahn aufgenommen wird und auch die Bakerienflora im Darm schädigen kann. Bei geeigneter Zahnhygiene ist eine über die normale Ernährung hinausgehende Fluoraufnahme unnötig.

Gut kauen lassen!

Zähne und Zahnfleisch werden durch den Speichelfluß und mechanisch durch die Nahrung gereinigt. Geben Sie Ihrem Kind Lebensmittel, die es gut kauen muß. Auch sollte es immer genügend Getränke angeboten bekommen.

Getränke

Ihr Kind soll seinen Durst mit möglichst ungezuckerten Getränken löschen. Flaschen bitte nicht als Dauernuckel überlassen.

Süßigkeiten

Wenn das Kind nicht von Süßigkeiten lassen kann, soll es lieber einmal täglich seinen Süßhunger befriedigen, als ständig irgend etwas zu lutschen und zu schlecken. Der ständige Zuckereintrag in den Mund ist auch für die Zähne schlecht.

Zähneputzen

❶
Äußerst zahnschädlich ist das Nuckeln zuckerhaltiger Getränke, seien es Kindertees oder Fruchtsäfte.

Zum Zähneputzen eignen sich auch leicht salzhaltige Zahncremes, da sie den Speichelfluß anregen und so auch die Selbstreinigung fördern. Seien Sie ein gutes Vorbild! Machen Sie das mindestens zweimal tägliche Zähneputzen zu einer Gemeinschaftsveranstaltung schon mit kleinen Kindern, dann finden sie auch Spaß daran und sind stolz, es den Großen nachzutun.

Rachitis-Prophylaxe mit Vitamin D

Mangelerscheinungen vorbeugen

Vitamine sind in der Nahrung enthaltene Nährstoffe, die der Mensch zur Aufrechterhaltung seines Stoffwechsels benötigt und die er nicht selbst herstellen kann. Bei einem Fehlen von Vitaminen können verschiedenste Mangelerscheinungen und Erkrankungen eintreten. Das Vitamin D ist für die Steuerung des Calcium- und Phosphatstoffwechsels im Körper zuständig und damit insbesondere für den Aufbau von Knochen, aber auch für die Muskel- und Nervenfunktion. Der Körper kann Vitamin D selbst herstellen. Er bildet es in der Haut unter Einfluß von Sonnenlicht.

Fehlt Vitamin D im Körper, kommt es zu Knochendeformierungen, ganz besonders natürlich im Kindesalter, weil die Kinder ja noch wachsen. Diese Vitamin-D-Mangelkrankheit heißt Rachitis. Die Wahrscheinlichkeit an einer Rachitis zu erkranken, ist in den ersten zwei Lebensjahren wegen der starken Wachstumsgeschwindigkeit des Skelettes am größten. Besonders die Wintermonate in unseren Breiten sind hier ein Problem.

Vitamin-D-Quellen

Seinen Bedarf an Vitamin D deckt der Körper durch zwei verschiedene Quellen:

- Durch die Bildung von Vitamin D in der Haut durch Sonnenbestrahlung. Deswegen erkranken Kinder, die viel in der Sonne sind, auch weniger an Rachitis.
- Durch die Zufuhr in der Nahrung. Weder in Kuhmilch noch in Muttermilch ist Vitamin D allerdings in ausreichender Menge vorhanden. Vitamin-D-Quellen sind hauptsächlich Eier und Seefisch.

Empfehlungen

Sonne an die Haut

Beste Vorbeugung ist also, mit Ihrem Kind viel nach draußen zu gehen und die Sonne auch ruhig einmal in den Kinderwagen scheinen zu lassen. Lassen Sie Ihr Kind allerdings nie ungeschützt in der prallen Sonne allein! Übertreibungen sind gefährlich. Für eine ausreichende Vitamin-D-Bildung reicht die Sonneneinstrahlung auf Gesicht und Arme für eine Viertelstunde aus. An Sommertagen soll die Sonne nicht direkt auf die Haut scheinen, das Licht z.B. im Schatten eines Baumes reicht völlig.

Tabletten

An Tagen ohne Sonne und bei Kindern, die für ihr Alter sehr groß oder in einem Wachstumsschub sind und bei dunkelhäutigen Kindern, können Sie *Vitamin-D-Tabletten (z.B. Vigantoletten)* geben. Lassen Sie sich von Ihrem Arzt über die im Fall Ihres Kindes zu empfehlende Menge an Vitamin D beraten, falls überhaupt eine zusätzliche Gabe nötig ist.

Vorsicht vor einer Calcium-Überdosierung! Eine Vergiftung äußert sich durch Erbrechen, Verstopfung, starke Blässe, Nieren- und Knochenschädigung.

Calcium

Neben Vitamin D ist für das Knochenwachstum selbstverständlich auch eine ausreichende Zufuhr von *Calcium* notwendig. Hier müssen vor allem Eltern aufpassen, die ihre Kinder vegan, das heißt ohne Fleisch, Fisch und Milchprodukte, ernähren.

Entwicklungsstörungen

Stottern

Stottern ist relativ häufig. Diese Störung beruht auf der unfreiwilligen Wiederholung oder dem Auslassen von Lauten und auf der Verlängerung bestimmter Silben beim Sprechen. Damit ist Stottern eine Sprachflußhemmung. Wir unterscheiden entwicklungsbedingtes und psychogenes Stottern.

Entwicklungs-bedingtes Stottern

Am häufigsten finden wir entwicklungsbedingtes Stottern bei Kindern im 3.-4. Lebensjahr, in einer Zeit, in der Kinder beginnen, über Erlebtes zu berichten und Geschichten zu erzählen. Das sprachliche Einhalten des zeitlichen Nacheinanders fällt Kindern in diesem Alter noch schwer. Die Gedanken sind schneller, als Mund und Zunge die Worte formen können. Das führt zu Stockungen, die das Stottern auslösen können. Bei weit über 80 % dieser Form des Stotterns normalisiert sich der Sprachfluß ganz von selbst. Sie sollten unbedingt der Versuchung widerstehen, immer wieder berichtigend einzugreifen. Geduld, Aufmunterung und vor allem freundlich zugewandtes Zuhören reichen meist schon aus, daß das Kind gelassen genug wird und flüssig spricht.

Psychogenes Stottern

Psychogenes Stottern dagegen wird häufig durch traumatische Ereignisse ausgelöst, beispielsweise durch Krankenhausaufenthalte oder Verlassenheitserlebnisse. Hier kommt es darauf an, das auslösende Ereignis, das manchmal Jahre zurückliegen kann, zu thematisieren und gemeinsam mit dem Kind noch einmal zu durchleben.

Fallbericht

Wir haben in unserer Praxis eine junge Frau kennengelernt, die im Alter von 5 Jahren während eines Krankenhausaufenthaltes extremen Verlust- und Trennungsängsten ausgesetzt war. Dieses Ereignis löste bei ihr dauerhaftes Stottern aus. Nachdem sie, gemeinsam mit ihren Eltern, unter therapeutischer Anleitung dieses für sie äußerst traumatische Erlebnis noch einmal durchlebt hatte, war sie tatsächlich von ihrem Stottern befreit.

Nicht alle Fälle verlaufen so, wie im Fallbericht dargestellt, da sich viele Kinder durch das Stottern bestimmte Sprachmuster angewöhnen und Sprechängste aufbauen, die erst langsam und behutsam abgebaut werden können. Wichtig ist, daß die Eltern sich dem Kind unbefangen zuwenden, sich Zeit zum Zuhören nehmen und dem Kind nicht ins Wort fallen.

Bewährt hat sich außerdem das gemeinsame Erlernen eines Entspannungstrainings (z.B. Autogenes Training) für Eltern und Kind. Es gibt inzwischen speziell auf kindliche Bedürfnisse zugeschnittene AT-Kurse, die Kindern über bildliche Imaginationen einen leichten und unkomplizierten Zugang zu diesem Entspannungsverfahren ermöglichen.

Entspannungstraining

Alle auf seelischer Ebene liegenden Erkrankungen können unterstützend gut mit Bachblütenmitteln behandelt werden. Vergleichen Sie die im folgenden genannten Mittel mit den Symptomen Ihres Kindes, und wählen Sie die ähnlichsten aus.

Bachblüten

- Wenn Ihr Kind sehr schüchtern und zurückhaltend ist: *Mimulus.*
- Um Selbstvertrauen zu wecken: *Larch* in Kombination mit *Mimulus.*
- Wenn Ihr Kind sehr unter dem Stottern leidet, es aber niemanden wissen läßt und versucht, betont fröhlich zu sein: *Agrimony.*
- Wenn Ihr Kind leicht aufgeregt ist und das Stottern damit zusammenhängt: *Impatiens.*

Dosierung: Kleinkinder 3mal 5 Tropfen, Schulkinder 3mal 10 Tropfen täglich

Lassen Sie sich die ausgewählten Bachblütenmittel in der Apotheke zu einer Einnahmeflasche zusammenmischen.

Übergewicht

Von Übergewicht sind Kinder häufig schon in einem sehr jungen Alter, besonders aber mit dem Beginn der Schulzeit und später in der Pubertät betroffen. Ursachen des Übergewichts sind meist streß- und kummerbedingte »Freßphasen« und Frustrationen, die das Kind durch gesteigertes Essen zu verkraften versucht. Natürlich gibt es auch körperliche Ursachen eines Übergewichts, z.B. bei Stoffwechselstörungen. Diese müssen natürlich durch einen Arzt ausgeschlossen werden.

Bewegungsmangel

Zum übermäßigen Essen kommt in der Regel ein Bewegungsmangel vieler Kinder hinzu, der zusammen mit dem ständigen Überangebot hochkalorischer Nahrungsmittel die Kinder in einen Teufelskreis geraten läßt, aus dem sie nur mit größter Mühe wieder herausfinden können.

Ersatzbefriedigung

Übergewichtige Kinder haben häufig jeden Bezug zu Hunger- und Sättigungsgefühlen verloren. Sie essen nicht mehr aus Hunger, sondern sie befriedigen durch das Essen Bedürfnisse wie Geborgenheit und Wärme und versuchen so, durch das Essen den Mangel an menschlicher Zuwendung und Liebe auszugleichen. Auf diese Weise gewöhnen sich übergewichtige Kinder ein sehr nachteiliges Eßverhalten an, das sich besonders durch hastiges Schlingen der Nahrung und hohe Zuckerkonzentrationen in den Nahrungsmitteln ausdrückt.

◆
Essen darf kein Erziehungsmittel sein!

Ernährungsumstellung und Erziehung

Den Teller leer essen?

Einige Erziehungsmaßnahmen wirken sich zudem äußerst negativ auf das Eßverhalten der Kinder aus. Beugen Sie also vor, indem Sie nicht auf das stete »Leeressen« des Tellers bzw. das stete »Leertrinken« der Flasche oder Tasse bestehen. Denken Sie daran, daß nicht jede Unlustäußerung eines Säuglings oder Kleinkindes mit Nahrungszufuhr beantwortet werden sollte. Häufig möchten die Kinder nur Zuwendung und Geborgenheit erfahren. Belohnen Sie niemals gutes Verhalten mit Süßigkeiten oder schlechtes Verhalten durch den Entzug von Süßigkeiten. Ersetzen Sie niemals ideelle Zuwendung durch materielle, das heißt, ersetzen Sie nicht Ihre Zuwendung durch Süßigkeiten oder beispielsweise erhöhtes Taschengeld.

Eßgewohnheiten

Jedoch nicht alle Kinder essen aus Kummer zuviel. Übergewichtige Kinder sind häufig in Familien anzutreffen, in denen das Essen ein sehr wichtiges Thema ist. Hier sollten Sie traditionelle Eßgewohnheiten und die Wertigkeit des Essens in der Familie überdenken. Häufig hilft es, wenn sich die gesamte Familie um eine neue Einstellung zum Essen bemüht.

Das lohnt sich immer und ist wichtig für Ihr Kind, wenn Sie betrachten, wie groß die Nachteile sind, die durch das Übergewicht für Ihr Kind entstehen.

Da sich der Kontakt unter Kindern vielfach in Bewegungsspielen vollzieht, werden übergewichtige Kinder häufig aus Spielgemeinschaften ausgeschlossen. Ihre Langsamkeit und Unbeholfenheit mündet in Kontaktprobleme und Gehemmtheiten, ein regelrechter Isolationsprozeß kommt in Gang. So geraten übergewichtige Kinder leicht in den Bereich ständiger Frustrationen, die sie wiederum versuchen, durch vermehrtes Essen auszugleichen.

»Träge Pummelchen«

Eine konsequente Reduktionsdiät und eine Aktivierung der Kinder ist unerläßlich. Fördern Sie den Spaß an der Bewegung, an Sport und Spielen aller Art. Damit fördern Sie die Leistungsfähigkeit Ihres Kindes, sein Selbstbewußtsein wird steigen, und es wird sich in Kindergruppen wieder besser einordnen können. Täglicher Sport und eine bessere Durchgliederung des Tages mit Freizeitaktivitäten sind ausgesprochen wichtig.

Bewegungsspiele

Anschauliches Einüben von richtiger Ernährung ist für Kinder besser und einleuchtender als ständiges Kalorienzählen. Auf diese Weise lernt das Kind, Kontrolltechniken bewußt einzusetzen und sich so vom ständigen Essenwollen loszulösen.

Kalorienzählen?

Da das gestörte Eßverhalten nach einiger Zeit Suchtcharakter annimmt, ist eine Änderung der Eßgewohnheiten zusätzlich durch Entzugssymptome wie Nervosität und Schwitzen begleitet. In diesem Fall ist eine begleitende Behandlung mit Akupunktur zu empfehlen. Gerade in diesem Punkt wird die Akupunktur oft mißbräuchlich angewendet. Sie kann nicht das Übergewicht beseitigen, sondern hilft, das Suchtpotential zu senken und die Begleitsymptome des Entzugs zu mildern. Das ist oft der entscheidende Schritt. Um eine Änderung des Eßverhaltens müssen Sie sich parallel dazu in jedem Fall bemühen, sonst wäre auch die Akupunktur umsonst. Suchen Sie sich einen erfahrenen Akupunkturarzt oder Ganzheitsmediziner.

Essen als Sucht

Hilfe durch Akupunktur

Eßverweigerung

Wenn ein Kind nicht essen will, kann das körperliche oder seelische Ursachen haben. Lesen Sie bitte unter Appetitlosigkeit auf Seite 64 nach.

Machtkämpfe

Sind körperliche Ursachen ausgeschlossen und verweigert ein Kind häufig das Essen ganz und gar, handelt es sich oft um einen Machtkampf zwischen Mutter und Kind. Beispiele sind Kleinkinder, die das Essen verweigern, wenn sie nicht selbst mit dem Löffel essen dürfen, aber auch Kinder, die gezwungen werden, Speisen zu sich zu nehmen, die sie nicht mögen. Zwingt man ein solches Kind trotz allem zum Essen, kann dies sogar zum Auslösen des beim Kind noch sehr labilen Brechreizes führen.

Ihr Kind ist ein Suppenkasper?

Kein Zwang

Gehen Sie als Eltern Machtkämpfen auf dieser Ebene möglichst aus dem Weg, und zwingen Sie Ihr Kind grundsätzlich niemals zum Essen, sondern lassen Sie es selbst bestimmen, wieviel und was es essen möchte. Auch wenn Sie selbst der Meinung sind, daß Ihr Kind bestimmte Nahrungsmittel, die beispielsweise besonders gesund sind, unbedingt essen sollte: Zwingen Sie es keinesfalls dazu. Sie würden es immer weiter in eine Eßverweigerungshaltung treiben.

Eine Eßverweigerung kann erfahrungsgemäß nur schrittweise abgebaut werden, am besten dadurch, daß Sie Ihr Kind, was das Thema Essen betrifft, ganz und gar gewähren lassen und Sie das Essen nicht zu einem Thema zwischen sich und Ihrem Kind werden lassen.

Pubertätsmagersucht (Anorexia nervosa), Eß-Brechsucht (Bulimia nervosa)

Ernste Erkrankung

Abzugrenzen von der Eßverweigerung ist die Pubertätsmagersucht, die sogenannte Anorexia nervosa. Die Pubertätsmagersucht ist eine psychosomatische Erkrankung, die sehr ernst zunehmen ist und sogar zum Tode führen kann. Betroffen sind vorwiegend Mädchen, die mit Eintritt in die Pubertät durch immer neue Abmagerungskuren extreme Gewichtsverluste provozieren. Ursache sind, neben gesellschaftlichen Bedingungen wie dem vorherrschenden Idealbild der überschlanken Frau vor allem auch Entwicklungs- und Persönlichkeitsprobleme. Die Mädchen sehen sich nicht in der Lage, die Rolle einer erwachsenen Frau zu übernehmen. Ausgeprägte Bewältigungsängste finden dann in der fortschreitenden Magersucht ihren Ausdruck. Magersüchtige Mädchen brauchen unbedingt ärztliche, und vor allem auch psychotherapeutische Betreuung, in die idealerweise auch die Familienmitglieder mit einbezogen werden.

Seelische Betreuung

Dabei sollten Sie aber immer die fachliche Hilfe entweder eines Ganzheitsmediziners, Psychologen, Psychotherapeuten oder einer psychosomatischen Klinik in Anspruch nehmen. Von Selbstbehandlungsversuchen ist abzuraten. Ein Ganzheitsmediziner kann neben einer psychosomatischen Betreuung auch Akupunktur oder Homöopathie als unterstützende Behandlung anwenden.

Eß-Brechsucht (Bulimia nervosa)

Die Eß-Brechsucht ist meist noch schwieriger zu erkennen als die Magersucht. Auch hier erbrechen sich die meist weiblichen Patienten absichtlich, essen aber zwischendrin große Mengen, so daß letzten Endes das Gewicht unverändert bleibt. Schäden am sich noch entwickelnden Körper sind auch hier zu befürchten. Die Ursachen und die Behandlung entsprechen im wesentlichen denen der Magersucht.

Einkoten (Enkopresis)

Man unterscheidet primäres und sekundäres Einkoten. Von primärem Einkoten sprechen wir, wenn das Kind zuvor noch nicht sauber war, von sekundärem Einkoten, wenn es mindestens ein halbes Jahr lang sauber geblieben ist. Vergleichen Sie bitte dazu das Kapitel Bettnässen ab Seite 120.

Seelische Notlage

Im Grunde geht das Einkoten auf die gleichen Ursachen zurück wie das Einnässen, ist aber ein wesentlich schwerwiegenderes Anzeichen der seelischen Notlage eines Kindes.

Es tritt allerdings auch viel seltener auf. Zur Behandlung soll-ten Sie die gleichen Maßnahmen ergreifen wie beim Einnäs-sen. Zusätzlich sollten Sie dem Kind verstärkt Möglichkeiten zu Sandkastenspielen mit Wasser, Matsch und »Modder« er-möglichen.

Es ist bei diesen Kindern aus psychoanalytischer Sicht sehr wichtig, ihren Besitz zu respektieren, d.h. Dinge, die ihnen gehören, nicht ungefragt wegzunehmen oder gar anderen Kindern zum Spielen anzubieten. Lassen Sie darüber hinaus zu, daß Ihr Kind unordentlich sein darf, fordern Sie es nicht ausdrücklich zum Ordnunghalten oder Aufräumen auf.

Die unterstützende Behandlung mit Bachblüten, Akupunk-tur usw. entspricht der des Einnässens (siehe Seite 120).

Ängste

Grundsätzlich ist Angst eine normale und erwünschte Reak-tion auf Gefahren. Problematisch wird Angst erst, wenn sie in Situationen auftritt, die für die meisten Menschen übli-cherweise nicht angstauslösend sind.

Ängste bei Kindern sind häufig entwicklungsbedingt. Ver-schiedene Lebensalter werden auch von verschiedenen Äng-sten begleitet.

Fremdeln

Die ersten deutlichen Angstäußerungen zeigt ihr Kind mit 8 Monaten, wir sprechen hier von der sogenannten Acht-Mo-nats-Angst (Fremdeln). Dabei zeigt Ihr Kind deutliche Angst-abwehrreaktionen fremden Menschen gegenüber. Es kann nun zwischen fremd und vertraut deutlich unterscheiden.

Ihr Kind fremdelt? Kein Grund zur Sorge!

Neue wissenschaftliche Studien belegen, daß frühes Frem-deln eine der ersten Intelligenzleistungen des kleinen Kindes ist. Sie sollten diese Angst weder unterdrücken noch fördern, sondern respektieren und Ihrem Kind liebevoll ermutigend

Nicht zwingen

zur Seite stehen. Zwingen Sie es niemals, z.B. auf den Arm ei-ner fremden Person zu gehen. Häufig fühlen sich die Erwachsenen, denen gegenüber Ihr Kind fremdelt, persönlich getroffen und reagieren beleidigt. Lassen Sie sich davon nicht unter Druck setzen.

Trennungs- und Dunkelängste sind vom Kleinkindalter bis in das Grundschulalter hinein typisch. Auch hier gilt: Respektieren Sie die Ängste Ihres Kindes, indem Sie beispielsweise bei Dunkelheit ein kleines Licht brennen lassen und Trennungen, die Ihr Kind ängstigen, möglichst vermeiden. Ermutigen und unterstützen Sie Ihr Kind aber auch, diese Ängste langsam zu überwinden. Zum Beispiel dadurch, daß Sie Trennungen in milder Form, zeitlich zunächst kurz und dann immer länger werdend, mit Ihrem Kind üben.

Trennungs- und Dunkelängste

Wie lange darf eine Trennung dauern?

Kinder, die durch schlechte Erfahrungen verunsichert sind, brauchen länger, um zu verinnerlichen, daß ihre Eltern nach kurzer Abwesenheit auch wiederkommen. Kinder, die in Geborgenheit aufwachsen, zeigen auch weniger Trennungsängste, weil sie ihren Erfahrungen entsprechend davon ausgehen, daß vertraute Personen auch wiederkommen.

Das richtige Maß zu finden ist also ein individueller Wert. Es gibt keine Regeln dafür, ab wann man für wie lange ein Kind eines bestimmten Alters alleine bzw. mit fremden Personen »alleine« lassen kann.

Individuelle Unterschiede

Die Schulangst der Schulkinder ist im wesentlichen eine Versagensangst, häufig begründet durch hohe Erwartungshaltungen im Elternhaus und in der Schule (siehe auch »Die Entwicklung des Kindes«, Seite 281).

Schulangst

Angstbewältigung
Grundsätzlich ist die Basis für jede angemessene Angstbewältigung eine tragfähige, von Vertrauen und Liebe bestimmte Beziehung zu den Eltern. Erzählen Sie Ihrem Kind

davon, daß auch Sie als Kind Angst hatten und auch heute noch manchmal Angst haben, und daß Angst etwas ist, das uns alle vor Gefahren schützt. Auf diese Weise wird das Selbstvertrauen des Kindes gestärkt, Vertrauen geschaffen und das Kind in die Lage versetzt, seine Ängste selbst zu bewältigen.

Bachblüten

Wenn Ihr Kind nachts aus dem Schlaf aufschreckt, weil es einen Angsttraum hatte, und nun weint, helfen die *Notfalltropfen* der Bachblüten-Therapie *(Rescue-Tropfen)*. Geben Sie direkt aus der Einnahmeflasche 10 Tropfen in den Mund.

Leidet Ihr Kind unter chronischen Ängsten, können Sie das passende Bachblütenmittel selbst zusammenstellen und in der Apotheke mischen lassen. Vergleichen Sie die folgenden Mittel mit den Symptomen Ihres Kindes:

- Bei unerklärlichen Ängstlichkeiten und Furcht: *Aspen.*
- Bei schüchternen und grundsätzlich furchtsamen Kindern: *Mimulus.*
- Bei akuten Angstzuständen: *Rock Rose.*
- Wenn die Angst durch ein Erlebnis ausgelöst wurde, das noch nicht verkraftet ist: *Star of Bethlehem.*

Aggressionen

Selbstbehauptung

Aggression ist die Reaktion des Menschen auf Gefühle wie Ärger, Wut und Zorn. Aggression dient, in Maßen gehalten, vor allem der Selbstbehauptung des Menschen. Sie ist, ebenso wie Angst, eine normale Reaktion. Problematisch wird Aggression, wenn sie im Übermaß und zu heftig auftritt. Übersteigen die Aggressionen das normale Ausmaß, ist es notwendig, die aggressiven Impulse zu kanalisieren und zu regulieren. Steht das Zerstören von Gegenständen beim Kleinkind noch in engem Zusammenhang mit seinem Entdeckerdrang, so ist ein ähnliches Verhalten bei älteren Kindern unangemessen und muß korrigiert werden.

Nachahmung

Die Ursachen vermehrter Aggressionsneigung sind vielfältig. Kinder, die Unduldsamkeit und Aggressionen Erwachsener erleben, neigen selbst eher zu aggressiven Verhaltensmustern. Auch die Imitation von Gewaltszenen, denen die Kinder durch Fernseh- und Videokomsum ausgesetzt sind, führen bei Nachahmung teilweise zu extrem aggressiven Verhaltensmustern.

Setzen Sie Grenzen!

Es ist wichtig, daß den Kindern klare Grenzen gesetzt werden, an denen sie sich orientieren können. Um Aggressionen in Leistungsbereitschaft umzuleiten, hat sich sportliche Betätigung der Kinder besonders bewährt. Gerade sportliche Wettbewerbe, die mit Kräftemessen einhergehen, ermöglichen es dem Kind, die Grenzen seiner Leistungsfähigkeit auszuloten. Spannungen, die sich ansonsten in Aggressionen ausgedrückt haben, werden in sportliche Leistungsbereitschaft umgeleitet.

Eine alles tolerierende ebenso wie eine übermäßig autoritäre Erziehung führt zu einer gestörten Aggressivität. Gerade aggressiv enthemmte Kinder brauchen Respekt, Achtung und Zuneigung, aber auch klare Grenzen.

Wann zum Arzt?

Wenn Sie das Gefühl haben, der Situation nicht gewachsen zu sein, sollten Sie ärztliche Hilfe in Anspruch nehmen. Bitte fragen Sie auch bei Nachbarn, Spielkameraden, Erziehern und Lehrern nach, wie sich Ihr Kind in anderer Umgebung verhält. Ein Kind, das sich beispielsweise in einer Gruppe ducken muß, dreht möglicherweise zu Hause auf und ähnliches.

Ganzheitsmedizinische Unterstützung

Bachblüten

Als unterstützende Therapie haben sich Bachblüten bewährt.

* Wenn sich Aggressionen in Wutanfälle steigern und Ihr Kind gar nicht mehr zu beeinflussen ist, helfen *Rescue-Tropfen* (alle 10 Minuten 5 Tropfen in den Mund).

Um eine Mischung zum dauernden Einnehmen zu finden, die die Wutanfälle und Aggressionen abbaut, vergleichen Sie die folgenden Angaben mit den Symptomen bei Ihrem Kind und lassen sich die entsprechenden Bachblüten zu einer Einnahmeflasche in der Apotheke mischen:

Dosierung:
3mal 10 Tropfen aus
der Einnahmeflasche

- Wenn das Kind gegen sich selbst und Dingen wie Spielzeug gegenüber ungeduldig ist: *Impatiens*.
- Wenn sich Ihr Kind nur schwer beruhigen läßt und leicht reizbar ist: *Vervain*.
- Wenn Ihr Kind ungeduldig ist und besonders in Entwicklungsphasen seine eigene Unzulänglichkeit nicht akzeptieren kann: *Beech*.
- Wenn sich Ihr Kind überall einmischt und Streit geradezu sucht: *Chicory*.
- Wenn Ihr Kind z.B. mit Kritik nicht zurecht kommt und sich ungerecht behandelt fühlt: *Willow*.

Nägelbeißen/Daumenlutschen

Aggressiv gegen
sich selbst

Nagelbeißen und Daumenlutschen verschaffen den Kindern eine erhebliche Befriedung, die durchaus autoaggressive Züge trägt. Das bedeutet, solche Kinder richten aggressive Impulse nicht nach außen, sondern gegen sich selbst. Häufig fühlen sich diese Kinder eingeengt von den als überhöht empfundenen Anforderungen durch Elternhaus und Schule. Sie richten die daraus entstandenen Aggressionen nicht gegen die Umwelt, sondern reagieren sie durch Nagelbeißen bzw. Daumenlutschen ab.

Schaffen Sie in einer solchen Situation eine Entlastung von Anforderungen, und ermöglichen Sie dem Kind, Ärger nach außen abzureagieren, zum Beispiel durch Duldung aggressiver Spiele. Liebevolle Zuwendung der Eltern ist für diese Kinder von enormer Bedeutung. Schimpfen und Nörgeln sollten möglichst ganz unterlassen werden.

Bitterer Lack

Leider nehmen Daumenlutschen oder Nägelbeißen häufig Gewohnheitscharakter an, so daß sie auch nach einer Änderung der Erziehungshaltung weiter bestehen können. In diesem Fall ist es hilfreich, eine der handelsüblichen ungiftigen, aber sehr bitteren Lösungen auf Nägel bzw. Daumen aufzutragen, um so die Gewohnheit zu unterbrechen, z.B. *Stop & Grow-Lösung* aus der Apotheke. Grundlage der Behandlung bleibt eine Änderung in der Erziehungshaltung, einhergehend mit der seelischen Entlastung des Kindes.

Sie können den Prozeß durch *Bryophyllum Argento cultum Rh D3-Tropfen (Weleda)* unterstützen, aber nicht ersetzen. Geben Sie dann jeden Abend 10 Tropfen zum Einnehmen.

Anthroposophie

Hyperaktivität (Allgemeine motorische Unruhe)

Hyperaktive Kinder, deren »Prototyp« der »Zappelphilipp« ist, sind ruhelos, können nicht stillsitzen, können keine Bewegung ohne Unterbrechung durch Nebenbewegung ausführen und kein Ziel (z.B. Hausaufgaben oder Aufgaben in der Schule) zielstrebig verfolgen. Hände und Füße stehen niemals still. Die Kinder können sich nicht konzentrieren, was besonders in der Schule zu erheblichen Schwierigkeiten führt. Dadurch können diese Kinder den Anforderungen in der Schule nur schlecht gerecht werden und reagieren unsicher und reizbar.

Die Kinder fühlen sich selbst in ihrer Lage unglücklich, und durch die häufigen Mißerfolgserfahrungen werden sie noch ungeduldiger. Auf diese Weise geraten sie in einen Teufelskreis, aus dem sie allein nur schwer wieder herausfinden.

Vielfach werden diesen Kindern starke Medikamente zur Beruhigung verabreicht. Dies führt jedoch in keiner Weise zu einer Heilung, sondern dazu, daß Ihr Kind mehr oder weniger »benebelt« durchs Leben geht. Seine Isolation wird dadurch nur noch stärker.

Beruhigungs-mittel?

Ganzheitsmedizinische Behandlung

Wenn Sie merken, daß Ihr Kind wieder in eine Phase gesteigerter Motorik gerät, schlagen Sie Bewegungsspiele vor und lassen Ihr Kind sich einmal richtig austoben. Eltern sollten keinesfalls die Bewegungen der Kinder unterdrücken, sondern kanalisieren und gezielt aktivieren, zum Beispiel durch Sport, Schwimmen und Wandern.

Bewegungsspiele

Bewahren Sie selbst, unter allen Umständen, die Ruhe!

Auch das Tanzen, also Bewegung bei Musik, wirkt sich bei diesen Kindern besonders günstig aus. Tanzen Sie mit Ihrem Kind. Beginnen Sie mit lauten, stark rhythmischen Musik-

Tanzen

stücken, gehen Sie langsam über zu ruhigeren und schließlich zu ganz sanften Musikstücken ohne Rhythmus. Bewegen Sie sich möglichst gemeinsam mit Ihrem Kind dazu und zeigen Sie ihm, wie Sie Ihre eigenen Körperbewegungen dem langsamer und sanfter werdenden Rhythmus der Musik anpassen. Ihr Kind wird es Ihnen gleichtun, sich dabei beruhigen, und seine Selbstkontrollmöglichkeiten über seine eigenen Bewegungen werden auf diese Weise gefördert.

Imaginations-übungen

Bewährt haben sich auch abendliche Imaginationsübungen. Dazu setzen Sie sich am Abend ans Bett Ihres Kindes und fordern es auf, die Augen zu schließen. Beginnen Sie, eine dem Kind angenehme Vorstellungswelt zu entwerfen und detailliert zu beschreiben (ein Beispiel für eine solch mögliche Imaginations- oder Traumreise finden Sie im folgenden). Diese Imaginationen wirken sich sehr beruhigend und ausgleichend auf Ihr Kind aus. Die Kinder spüren dies meist selbst und verlangen abends regelrecht nach Ihren »Traumreisen«.

Traumreise (Beispiel für eine Imaginationsübung)

Fordern Sie Ihr Kind auf, sich bequem hinzulegen und die Augen zu schließen. Dann beginnen Sie zu erzählen:

»Es ist ein warmer Sommertag. Du bist am Meer – das Meer ist blau, ruhig und glatt – nur ganz sanft plätschern kleine Wellen an den Strand.« – Kurze Pause –

»Der Sand unter deinen Füßen ist weich und angenehm warm. Ein ganz leichter Wind weht. Du spürst ihn auf deinem Gesicht und in deinen Haaren.« – Kurze Pause –

»Du beschließt, dich in den Sand zu legen. Du legst dich auf den Rücken und spürst die wohlige Wärme des Sandes am ganzen Körper.« – Kurze Pause –

»Am blauen Himmel über dir siehst du einige weiße Sommerwölkchen dahinziehen.

Du hörst dem sanften Plätschern der Wellen zu – und du fühlst dich ganz und gar wohl, zufrieden und ruhig.

Dieses angenehme Gefühl breitet sich in deinem ganzen Körper aus. Ruhe und Wärme durchströmen dich. Du genießt dieses schöne Gefühl jetzt für eine Weile.«

An dieser Stelle lassen Sie Ihrem Kind wieder ein wenig Zeit und machen eine Pause im Erzählen. –

Dann beginnen Sie wieder:

»Auch, wenn du jetzt gleich von deiner Traumreise zurückkehrst, bleibt das schöne Gefühl von Ruhe und Wärme in dir. Jetzt streckst und reckst du dich mit Genuß ganz fest und ausgiebig.«

– Achten Sie darauf, daß Ihr Kind sich wirklich reckt und streckt –

»Nun schlägst du die Augen wieder auf.«

Achten Sie darauf, mit ruhiger Stimme, langsam und leise zu sprechen.

Reize abschirmen!

Schirmen Sie Ihr Kind unbedingt von allen übermäßigen Sinnesreizen ab. Vor allem Fernsehen, Video, Cassettenrekorder oder Computerspiele sind zu vermeiden. Auch ein Besuch im Vergnügungspark oder auf der Kirmes sollte vermieden werden.

Ernährung

Teilweise wurden künstliche Lebensmittelzusätze mit Hyperaktivität in Zusammenhang gebracht. Sie sollten deshalb Lebensmittelfarbstoffe, Geschmacksverstärker und Konservierungsstoffe vermeiden, was auch z.B. aus Gründen der Allergievermeidung sehr sinnvoll ist. Denken Sie an eine möglichst vollwertige Ernährung, vermeiden Sie Weißmehlprodukte und süße Limonaden.

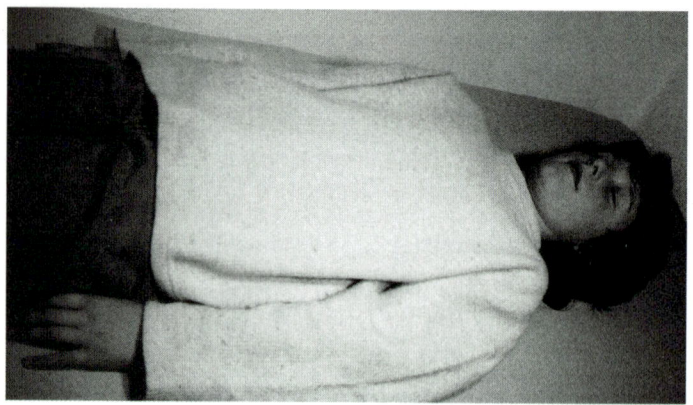

Kind bei einer Imaginationsübung

Phytotherapie

Vorsicht mit Johanniskraut bei blonden, hellhäutigen Kindern: Es besteht erhöhte Sonnenbrandgefahr.

So setzen Sie Heilpflanzen ein

Beruhigungstee

Eine bewährte Teemischung ist:

Melissenblätter	30 g
Johanniskraut	30 g
Baldrianwurzel	30 g

Übergießen Sie 1 Teelöffel dieser Mischung mit einer Tasse kochendem Wasser, 10 Minuten ziehen lassen, abseihen und 3mal täglich eine Tasse trinken lassen. Als unterstützende Behandlung kann dieser Tee über mehrere Wochen gegeben werden.

Bachblüten

Zusätzlich bewährt haben sich vor allem auch Bachblüten, die direkt auf die »Seelenebene« des Kindes einwirken. Diese ersetzen natürlich obige Ratschläge nicht. Vergleichen Sie folgende Angaben mit der Situation Ihres Kindes, geben Sie die ähnlichsten Mittel zu einer Einnahmeflasche gemischt:

Dosierung:
3mal 10 Tropfen täglich
¼ Stunde vor den Mahlzeiten

- Wenn Ihr Kind ungeduldig, sehr nervös und leicht gereizt ist: *Impatiens.*
- Wenn sich Ihr Kind in eine Sache hineinsteigert und dabei »zappelig« wird: *Vervain.*

- Wenn das hysterische Verhalten bis zum Kontrollverlust führt: *Cherry Plum.*
- Für Kinder, die besonders jähzornig werden und leicht eifersüchtig sind: *Holly.*

Schlafstörungen

Schlafstörungen äußern sich in Einschlaf- oder Durchschlafstörungen, in nächtlicher Angst und Schlafwandeln. Schlafstörungen sind sehr häufig. Über 30 % aller Kinder klagen darüber. Um Schlafstörungen richtig beurteilen zu können, müssen wir zunächst einmal betrachten, wieviel Schlaf ein Kind im Laufe der verschiedenen Entwicklungsstadien braucht. Sie sollten bedenken, daß die folgenden Angaben jedoch nur Normwerte sind, bei denen Abweichungen von 1–2 Stunden nach oben oder unten durchaus möglich sind.

30 % aller Kinder

● **Empfohlene tägliche Schlafdauer abhängig vom Alter des Kindes**

Alter	Empfohlene Schlafdauer
die ersten Lebenswochen	16–18 Stunden
1. Lebensjahr	15–16 Stunden
2. Lebensjahr	14–15 Stunden
5. Lebensjahr	10–12 Stunden
7. Lebensjahr	10 Stunden
10. Lebensjahr	9 Stunden
14. Lebensjahr	8 Stunden

Einschlafstörungen

Einschlafstörungen treten häufig auf, wenn die Zeitspanne zwischen dem Zubettgehen und dem eigentlichen Einschlafen durch Unruhe oder Spannungen der verschiedensten Art belastet ist.

Ursachen

243

Regelmäßigkeit

Gute-Nacht-Geschichte

Rituale sind wichtig

Entwickeln Sie gemeinsam mit Ihrem Kind Regelmäßigkeit und Rituale. Bringen Sie Ihr Kind möglichst immer zur gleichen Zeit ins Bett, und verbinden Sie das Zubettgehen mit immer wiederkehrenden Handlungen (Ritualen). Singen Sie, zum Beispiel während des Zähneputzens, immer das gleiche Lied, sagen Sie dann allen anderen noch im Haushalt anwesenden Personen gute Nacht. Anschließend nehmen Sie Ihr Kind auf den Arm und legen es ins Bett. Richten Sie in immer wiederkehrender gleicher Weise die Kissen und erzählen oder lesen Sie eine kurze Geschichte mit wenig aufregendem Inhalt vor. Sagen Sie gute Nacht, und lassen Sie evtl. ein kleines Nachtlicht brennen oder die Tür einen Spalt weit offen und sprechen mit Ihrem Kind vom Nebenzimmer aus noch ein paar Worte.

Beruhigung

Das geschilderte Ritual kann Ihnen als Beispiel dienen, als Anleitung, um mit Ihrem Kind zusammen ganz eigene Formen von wiederkehrenden Handlungen zu finden. Die Wiederkehr der Ereignisse beruhigt gerade die sehr sensiblen, von Einschlafstörungen geplagten Kinder, die sich nur schwer von der vertrauten Umgebung und den Geschehnissen des Tages lösen können.

Durchschlafstörungen

Durchschlafstörungen werden häufig nur zufällig von den Eltern bemerkt, da viele Kinder während dieser Zeit ruhig und selbständig in ihrem Zimmer spielen und dann über dem Spiel wieder einschlafen.

Träume

Ist Angst der Grund der Durchschlafstörung (zum Beispiel schlechte Träume), so kommen die Kinder häufig ins Schlafzimmer der Eltern. In einem solchen Fall sollten Sie Ihr Kind ruhig eine kleine Weile zu sich ins Bett nehmen. Lassen Sie sich dabei genau den Inhalt des schlechten Traumes schildern. Kinder können sehr genau darüber Auskunft geben und mit dem Sprechen darüber verschwindet auch die Angst. Die Kinder können beruhigt wieder in ihrem eigenen Bett weiterschlafen.

Der »Nachtschreck« (Pavor nocturnus)

Die sogenannte nächtliche Angst (Pavor nocturnus) tritt besonders häufig bei Kindern im Trotzalter und bei Vorschulkindern auf. Die Kinder wachen etwa eineinhalb bis zwei Stunden nach dem Einschlafen auf und jammern und weinen gequält. Die Kinder wirken äußerst angespannt und klammern sich geradezu verzweifelt an die Eltern.

Ursache sind häufig Trennungsängste, denen besonders Kinder im Trotzalter durch die dann stattfindenden ersten Ablösungsversuche des Kindes von der Mutter ausgesetzt sind, aber auch bei Vorschulkindern, die durch das tägliche Verlassen des Hauses in den Kindergarten oder Vorschule erste Distanz zur Mutter aufbauen. Einerseits wünschen und wollen die Kinder die Distanz zur Mutter, gleichzeitig ängstigen sie sich auch davor. **Trennungsängste**

Häufig sind diese Kinder, wenn sie sich in ihrer Angst sehr festgefahren haben, nur schwer zu beruhigen. Versuchen Sie, in diesem Zustand bei Ihrem Kind das Gähnen zu provozieren, da Gähnen lösend wirkt und den Zustand beenden kann. Dies erreichen Sie am besten dadurch, daß Sie selbst immer wieder laut und ausgiebig, eben ansteckend, gähnen. **Gähnen hilft!**

Weiterhin sollten Sie das Bachblütenmittel *Rescue* in einer Einnahmeflasche für einen solchen Fall zur Hand haben. 5 Tropfen davon, direkt in den Mund gegeben, wirken sehr rasch beruhigend und angstlösend. **Bachblüten**

Während des Tages sollten Kinder mit »Nacht-Angst« immer wieder in ihren Selbständigkeitsbestrebungen unterstützt und ermuntert werden. Gleichzeitig sollten Sie Ihrem Kind signalisieren, daß Sie jederzeit da sind und daß es sich auf Sie verlassen kann. Als sehr hilfreich hat sich auch das »Babyspielen« erwiesen. Nehmen Sie dazu Ihr Kind (auch ein älteres Kind) auf den Schoß, und wiegen Sie es wie ein Baby hin und her. Schmusen und sprechen Sie dabei mit Ihrem Kind wie mit einem Baby, und hören Sie erst damit auf, wenn es selbst genug hat. Dieses Spiel genießen »Nacht-Angst-Kinder« sehr, da es ihnen eine spielerische Rückkehr zu einem jüngeren Lebensalter ermöglicht. In der Psychoanalyse spricht man von Regression. **Seelische Unterstützung**

Achten Sie unbedingt darauf, daß sich Ihr kleiner Schlafwandler nicht selbst in Gefahr bringt, also zum Beispiel Türen nach draußen öffnet!

Entspannungs-training

Anthroposophie

Akupunktur

Einschläfernd und entspannend

Schlafwandeln

Das Schlafwandeln, ein durchaus geordneter Dämmerzustand, in dem die Kinder koordiniert hin und her gehen können, betrifft meist Schulkinder, aber auch jüngere Kinder können schlafwandeln. Schlafwandler wissen am nächsten Morgen nicht mehr, was sie nachts unternommen haben. Schlafwandelnde Kinder sind häufig sehr sensibel und aufnahmefähig.

Versuchen Sie alle Aufregungen, auch aufregende Filme im Fernsehen, vor dem Schlafengehen zu vermeiden. Sehr günstig wirkt sich auch das Erlernen eines speziell auf Kinder zugeschnittenen Entspannungstrainings aus. Bereits Kinder ab dem 6. bis 7. Lebensjahr können es erlernen. Es wirkt beruhigend, entspannend und in hohem Maße schlaffördernd. Aufgeregtheit und Gespanntheit des Tages lösen sich. Ihr Kind findet so erholsamen Schlaf.

Zur innerlichen Behandlung können Sie vor dem Schlafengehen *Avena sativa compositum-Tropfen (Weleda)* geben, am besten 20 Tropfen in einem halben Glas warmen Pfefferminztees.

Sollten die Schlafstörungen gar nicht in den Griff zu bekommen sein, können Sie Ihr Kind durch einen entsprechend erfahrenen Arzt mit Akupunktur behandeln lassen. Zur Unterstützung Ihrer Bemühungen empfiehlt sich die Akupressur eines Akupunkturpunktes. Die Maßnahme wirkt einschläfernd und entspannend und wird in der Akupunktur häufig mit anderen Punkten kombiniert. Eltern, die die Wirkung dieses Punktes kennen, baten in unserer Praxis schon darum, ihn bei ihrem Kind auszulassen, weil ihr Kind hinterher schläfrig wurde. Massieren Sie diesen Punkt abends vor dem Schlafengehen.

Akupressur zur Selbstbehandlung

LG 20 auf der Mittellinie des Kopfes am Schnittpunkt mit der gedachten Verbindung zwischen den beiden höchsten Punkten des Ohres.

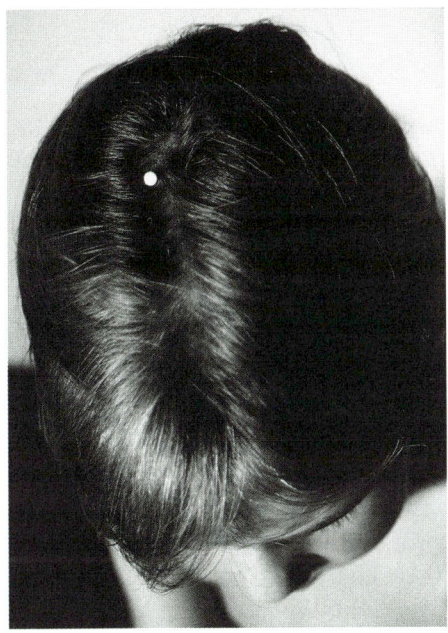

Akupunkturpunkt
Lenkergefäß 20/
LG 20

Als dauerhafte Hilfe, um Schlafstörungen grundsätzlich vor- **Bachblüten**
zubeugen, können Sie eine persönliche Bachblütenmi-
schung herstellen, indem Sie entsprechend den Symptomen
Ihres Kindes die Mittel auswählen:

- Wenn unerklärliche Ängste Ihr Kind am Einschlafen hin- | Dosierung:
  dern: *Aspen.* | täglich 3mal 10 Trop-
- Wenn Ihr Kind allgemein sehr ängstlich ist und vor der | fen aus der Einnah-
  Dunkelheit oder dem Alleinsein Angst hat: *Mimulus.* | meflasche
- Wenn sich Ihr Kind Sorgen macht und Gedanken unaufhörlich im Kopf kreisen, besonders auch bei Schulkindern
  vor Klassenarbeiten: *White Chestnut.*
- Wenn Ihr Kind z.B. auf ein Geschwisterkind eifersüchtig
  ist und deshalb nicht schlafen kann: *Holly.*
- Wenn Ihr Kind überaktiv ist oder sich nur schwer beruhigen kann und deshalb nicht schläft: *Vervain.*
- Wenn das Kind den ganzen Tag müde ist, vor sich hin-
  träumt und deswegen abends nicht schlafen kann: *Clema-
  tis.*

Lassen Sie die passenden Mittel in der Apotheke mischen.

**Hartnäckige
Schlafstörungen**

Johanna

Wegen hartnäckiger Schlafstörungen wurde die 9jährige Johanna von ihrer Mutter in unserer Praxis vorgestellt. Die schon seit Jahren bestehenden Ein- und Durchschlafstörungen hatten sich in den letzten Monaten stark verschlimmert, so daß weder Mutter noch Kind genügend Schlaf bekamen. Die Mutter klagte, sie sei der Sache nervlich nicht mehr gewachsen. Johanna schlief um 24 Uhr immer noch nicht, würde auch in der Nacht regelmäßig aufwachen und dann nach der Mutter verlangen. Sie, die Mutter, habe mittlerweile regelmäßig Kopfschmerzen und leide unter Konzentrationsschwierigkeiten.

Wir empfahlen zunächst eine Akupunkturbehandlung und das Autogene Training für Mutter und Kind. Miteinbezogen war auch der Punkt LG 20. Bereits nach der vierten Sitzung ergab sich ein kurioser Erfolg: Während ihre Mutter sich noch ein Rezept ausstellen ließ, hatte sich Johanna noch einmal ins Wartezimmer gesetzt. Als ihre Mutter sie 10 Minuten später abholen wollte, war das sonst nie zum Schlafen zu bewegende kleine Mädchen tatsächlich trotz fremder Umgebung eingeschlafen. Auch zu Hause besserten sich die Schlafstörungen sehr, und nach einer Serie von zehn Akupunkturbehandlungen waren sie gänzlich behoben.

Konzentrationsstörungen

Weit verbreitet

Viele Kinder leiden heute, ohne sonst in irgend einer Weise auffällig zu sein, unter Konzentrationsschwierigkeiten. Diese weit verbreitete Störung der Konzentration macht sich vor allem in der Schule negativ bemerkbar. Flüchtigkeitsfehler, Lernunlust und leichte Ablenkbarkeit kennzeichnen das konzentrationsgestörte Kind.

Die Ursachen hierfür sind vielfältig. Eine allgemeine Reizüberflutung durch den Fernseher, durch Video und Computerspiele in Kombination mit geringen Möglichkeiten, eigene Erfahrungen durch Erleben von Natur und Umwelt umzusetzen.

Strukturieren Sie den Tagesablauf Ihres Kindes. Achten Sie auf Regelmäßigkeit, sowohl beim Essen als auch beim Schlafen, Spielen und Lernen. Reduzieren Sie passive Tätigkeiten wie vor dem Fernseher oder Computer sitzen, und fördern Sie statt dessen Bewegungsspiele draußen an der frischen Luft.

Tagesablauf

Auch eine gesunde vollwertige, vitamin- und eiweißreiche Kost ist für konzentrationsschwache Kinder außerordentlich wichtig.

Ernährung

Unterstützen und fördern Sie zielstrebiges Arbeiten Ihres Kindes, zum Beispiel bei den Hausaufgaben, indem Sie auch kleine Erfolge und Fortschritte loben und belohnen.

Loben Sie!

Wirksamstes Mittel zur Steigerung der Konzentrationsfähigkeit ist das Autogene Training. Neben der Entspannung wird dabei direkt Konzentrationsvermögen geübt. Es ist ab einem Alter von 6 Jahren geeignet.

Autogenes Training

Operationen und Krankenhaus-
aufenthalte

Ein Krankenhausaufenthalt ist für Ihr Kind stets eine belastende Situation. Das kranke Kind trifft auf eine völlig fremde Welt; fremde Personen und ungewohnte Routinen müssen zusätzlich zur Krankheit ertragen werden. Viele therapeutische und diagnostische Prozeduren gehen mit Unbehaglichkeit und Schmerzen einher. Geräte und Maschinen wirken beängstigend.

Trennungsangst

Häufig erleben Kinder im Krankenhaus, durch die Trennung von den Eltern und der gewohnten Lebensumgebung, Angst vor dem Alleinsein oder sie fürchten, im Stich gelassen zu werden, womöglich nicht wieder zur Familie zurückkehren zu können. Gerade kleine Kinder können vieles noch nicht verstehen und sind rationalen Argumenten nicht zugänglich. Ihr Kind könnte annehmen, daß der Krankenhausaufenthalt eine Form von Bestrafung sei und meinen, vergangene »Missetaten« würden damit geahndet. Die meisten Kinder erleben mehr oder weniger heftige Trennungsängste. Sie wirken im Krankenhaus traurig, besorgt, ruhelos und häufig auch kooperationsunwillig.

Regressives Verhalten

Bei jüngeren Kindern finden sich oft Anzeichen regressiven Verhaltens: die Kinder fallen in Verhaltensweisen eines jüngeren Lebensalters zurück, beispielsweise benutzen sie wieder die »Babysprache«, wollen gefüttert und angekleidet werden, oder sie nässen wieder ein, nachdem sie schon trocken waren. Der Mangel an elterlicher Zuwendung und Liebe wirkt sich in jedem Fall fatal auf die psychische Verfassung des Kindes aus.

Vorbereitung des Krankenhausaufenthaltes

Das Kind einweihen

Versuchen Sie, vor und während eines Krankenhausaufenthaltes Ihre eigenen Ängste zu kontrollieren und möglichst positiv und bekräftigend auf Ihr Kind einzuwirken. Um ihm die Situation zu erleichtern und die im Krankenhaus notwendigen Maßnahmen verständlich zu machen, sollten Sie die Gründe der Einweisung kindgerecht erklären. Ab dem

Schulalter verstehen die Kinder schon recht viel; kleinere Kinder sollten sich vor allem etwas vorstellen können, was auf sie zukommt. Hierzu gibt es kindgerechte Bilderbücher, die Sie gemeinsam mit Ihrem Kind anschauen können; Sie sollten sich mit Ihrem Kind auch die Station vorher schon ansehen und Ärzte und Schwestern kennenlernen. Puppenspiele mit dem Inhalt des bevorstehenden Krankenhausaufenthaltes geben Ihrem Kind die Gelegenheit, Gefühle und Empfindungen über das, was ihm bevorsteht, auszudrücken und sich so damit auseinanderzusetzen. Es kann so erfahren, warum eine Operation notwendig ist, wie die Operationsvorbereitung aussieht, wie die Operation verläuft, was danach passiert und wie der Heilungsverlauf ist.

Geeignete Bilderbücher

Erkundigen Sie sich nach einem Krankenhaus in Ihrer Nähe, in dem Sie als Vater oder Mutter bei Ihrem Kind bleiben können. Immer mehr Kinderkliniken ermöglichen diese Betreuung, weil die Ängste Ihres Kindes dadurch entscheidend gemildert werden und so ein positiver Heilungsverlauf begünstigt wird.

»Rooming-in«

Denken Sie daran, für Ihr Kind Lieblingsspielzeug und Kuscheltiere mit ins Krankenhaus zu nehmen und für Beschäftigungs- und Spielmöglichkeiten zu sorgen.

Bleiben Sie auch während diagnostischer Maßnahmen bei Ihrem Kind, denn dann hat Ihr Kind weniger Angst und die Untersuchung läuft reibungsloser. Lassen Sie sich nicht abwimmeln! Voraussetzung ist allerdings, daß Sie selbst Ruhe ausstrahlen und so auf Ihr Kind übertragen können.

Nicht alleine lassen

Im Mittelpunkt sollten für Sie immer die Bedürfnisse und Ängste Ihres Kindes stehen. Angst schwächt das Immunsystem deutlich; ein ängstlicher Mensch empfindet Schmerzen wesentlich stärker als ein entspannter Mensch. Unterschätzen Sie die Wirkung Ihrer Zuwendung auf das Kind nicht! Sie stärkt das Kind und läßt es Schmerzen und unangenehme Prozeduren wesentlich besser ertragen.

Homöopathische Operationsbegleitung
Wenn Ihr Kind operiert werden muß, sollten Sie in jedem Fall selbst oder in Absprache mit Ihrem homöopathischen

Arzt eine Operationsvorbereitung mit homöopathischen Arzneimitteln durchführen. Auch nach dem Eingriff sollte eine homöopathische Begleitbehandlung weiter fortgeführt werden. Es kann so erreicht werden, daß Operationen komplikationsloser verlaufen, hinterher weniger Schmerzen auftreten und die Operationswunden wesentlich besser und komplikationsloser abheilen. Es kommt weniger zu Blutungen, das Risiko für Embolien und Thrombosen kann gesenkt werden.

Vor der Operation

Geben Sie Ihrem Kind vier Tage vor der Operation jeweils 2mal täglich 5 Globuli *Arnika D12 (DHU)*, jeweils 15 Minuten vor dem Essen.

Nach der Narkose

Nach dem Erwachen aus einer Narkose sollte Ihr Kind *Nux vomica D6-Globuli (DHU)* nach der Wasserglas-Methode (siehe Seite 38) nehmen. Die Nachwirkungen der Narkose, insbesondere die Übelkeit, können dadurch sehr gut behandelt werden. Sobald die Symptome nach der Narkose aufhören, wechseln Sie wieder auf *Arnika D12-Globuli*, 2mal täglich 5 Kügelchen. Geben Sie dieses Mittel über eine weitere Woche.

Schmerzen

Sollten nach der Operation Schmerzen im Operationsgebiet auftreten, können Sie in Absprache mit den behandelnden Ärzten homöopathisch behandeln, auch, um die Menge der notwendigen Schmerzmittel zu reduzieren.

- Wenn sich der Schmerz wie wund oder »gequetscht« anfühlt: *Bellis perennis D6-Globuli (DHU)* nach der Wasserglas-Methode.
- Bei stechenden, reißenden Schmerzen, wenn Nervengewebe verletzt wurde, nach Zahnoperationen: *Hypericum D12-Globuli (DHU)* nach der Wasserglas-Methode.

Die homöopathischen Medikamente vertragen sich mit allen anderen Maßnahmen und Medikamenten im Krankenhaus problemlos. Es gibt keine Wechselwirkungen und keine Nebenwirkungen. Das auch zur Beruhigung für alle im Krankenhaus arbeitenden Ärzte.

Rückkehr nach Hause

Nach der Rückkehr aus dem Krankenhaus sind oft noch die oben beschriebenen regressiven Verhaltensweisen festzustellen. Lassen Sie Ihrem Kind Zeit, sich zu Hause wieder einzugewöhnen, dann wird es auch bald zu seinem altersgemäßen Verhalten zurückfinden. Am häufigsten klagen Kinder nach einem Krankenhausaufenthalt über Schlafstörungen und schlechte Träumen. Sie können Ihr Kind in diesem Fall für einige Zeit in Ihrem Schlafzimmer schlafen lassen und ihm so Sicherheit und Geborgenheit vermitteln, die es braucht, um die vergangenen Ereignisse zu verkraften.

Wenn Ihr Kind nach einem Krankenhausaufenthalt Angst vor dem Dunklen hat, sollten Sie darauf Rücksicht nehmen und nachts ein kleines Nachtlicht brennen lassen. Außerdem lassen Sie die Tür zu seinem Zimmer offen, so daß Sie sein Rufen sofort hören können. Sollten diese Störungen länger als 1–2 Wochen andauern, können Sie Ihrem Kind vorübergehend die unter »Schlafstörungen« genannten Medikamente geben (siehe Seite 243).

Die Angst nehmen

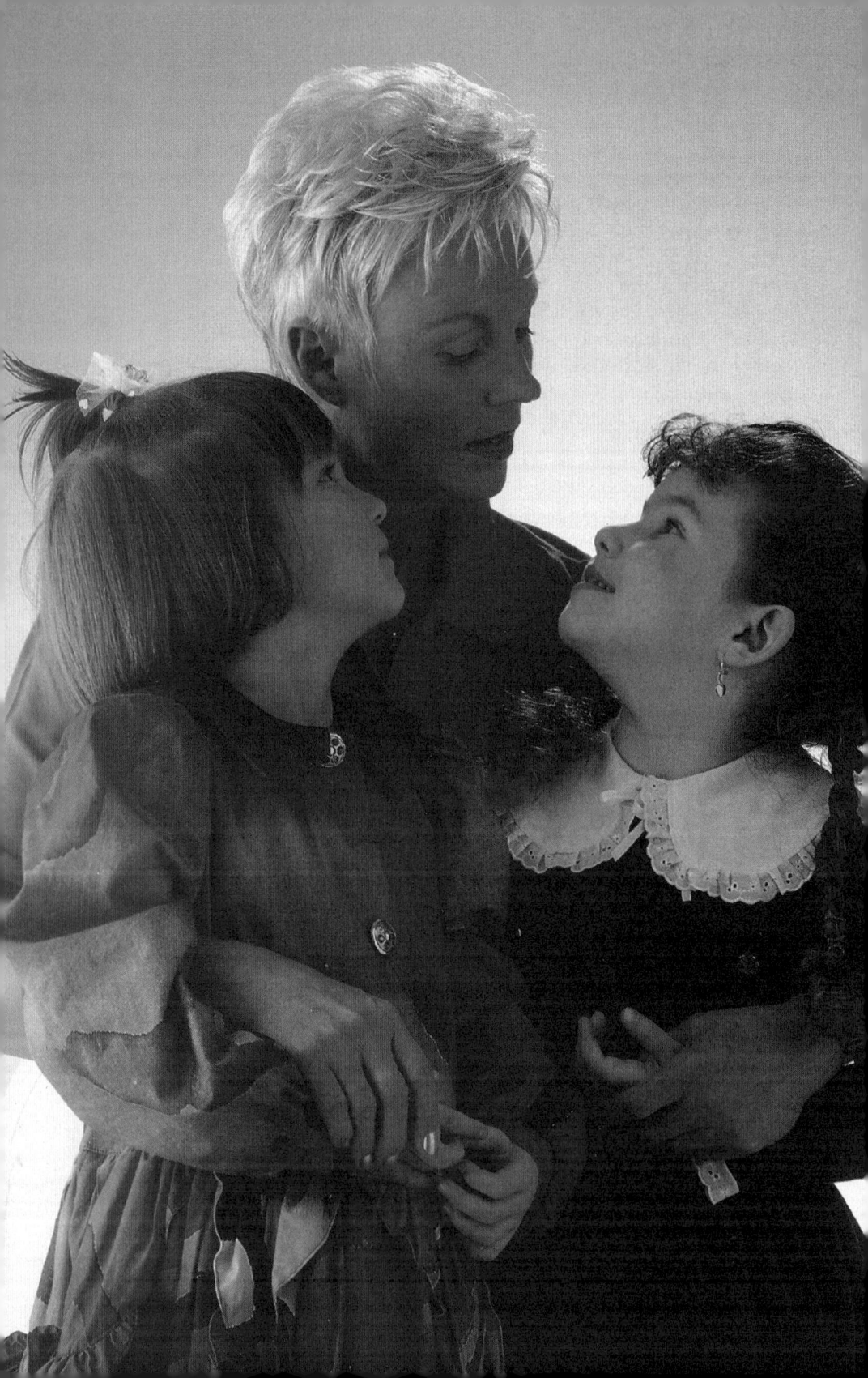

Ihr Kind wachsen und gedeihen lassen

Ihr Kind hat vom ersten Tag seines Lebens an Bedürfnisse – nach Wärme, Essen und Trinken, nach Bewegung und Spiel, nach Zärtlichkeit, Liebe und Zuwendung. Geben Sie Ihrem Kind, was es braucht. So kann es wachsen und gedeihen, sich körperlich, seelisch und geistig gesund entwickeln. Denken Sie auch an die Zeit vor der Geburt …

Grundsätze der gesunden Lebensführung

Wir wollen Ihnen im folgenden einige Gedanken vorstellen und Antworten zu häufig gestellten Fragen geben, die eine gesunde Lebensführung von Kindern betreffen. Die wichtigsten Komponenten für eine gesunde Lebensführung sind richtige Ernährung, ausreichende Bewegung, ein geregeltes Leben, Schutz vor Schadstoffen aller Art und Förderung der seelischen Entwicklung. Hält man sich an ein paar wesentliche Grundregeln, schafft man die Basis für ein gesundes Wachsen und Gedeihen der Kinder.

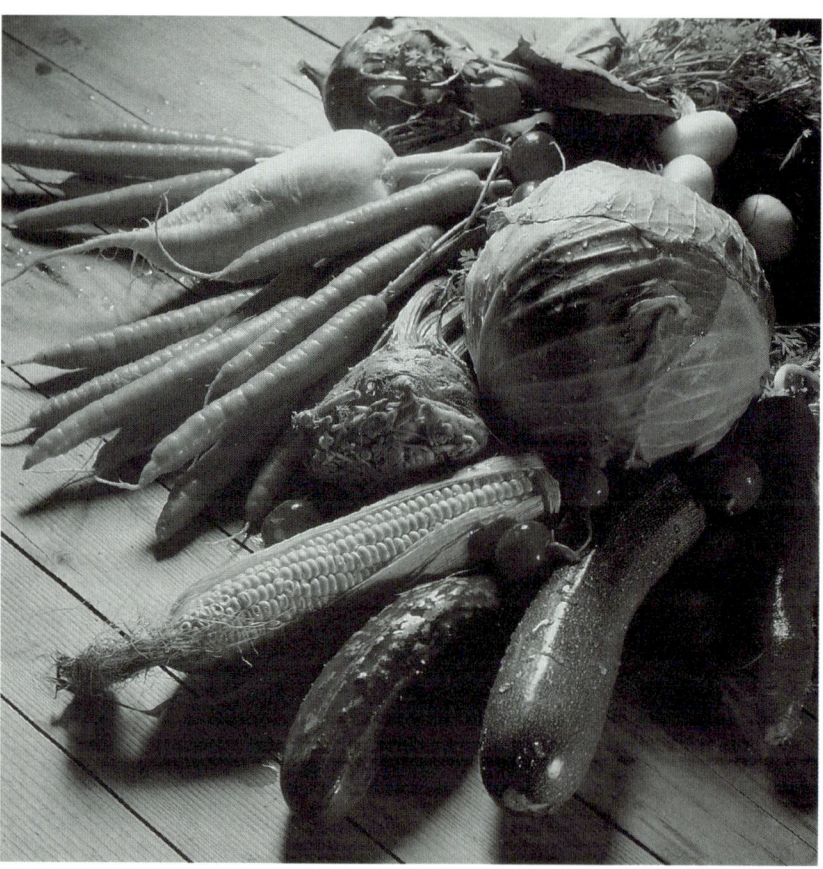

Gesunde Ernährung

Die Anforderung an eine gesunde und ausgewogene Ernährung wechselt mit den Entwicklungsstadien Ihres Kindes. Allgemein dient die Ernährung der Versorgung des Körpers mit Makronährstoffen, also Eiweiß, Kohlenhydraten und Fetten sowie Mikronährstoffen, lebensnotwendigen Stoffen, die nicht dem Energiebedarf, sondern dem Stoffwechsel dienen. Hierzu zählen u. a. Vitamine, Mineralstoffe, Spurenelemente und Flüssigkeit.

Ernährung des Säuglings

Muttermilch Für Säuglinge und ältere Babys ist Muttermilch die ideale Ernährung (siehe auch Seite 270). Sollte die Muttermilchmenge einmal nicht ausreichen, kann die Milchbildung mit Hilfe der Akupunktur verbessert werden. Auch Milchbildungstee ist geeignet (z.B. Milchbildungstee von Weleda), Sie sollten aber nicht mehr als 3mal täglich eine Tasse trinken. Achten Sie darauf, daß Sie selbst genügend trinken, mindestens 2 Liter, besser noch 3 Liter pro Tag sind anzuraten. Milch, Buttermilch und Früchtetees bieten sich hier besonders an.

Beikost Ab dem vierten bis sechsten Lebensmonat können Sie beginnen, Gemüse-, Obst- und Getreidebreie zuzufüttern. Die fertigen Gläschen sind bequem, ihr Inhalt ist auf Schadstoffe wie zum Beispiel Nitrat sehr streng kontrolliert. Bedenken Sie allerdings, daß der Geschmack teilweise auf den der Mutter abgestimmt ist, nicht auf den Bedarf des Babys; der Salzgehalt ist zuweilen etwas zu hoch. Bei selbstgekochten Gemüsebreien sollten Sie die Herkunft des verwendeten Gemüses genau kennen. Handelsübliches Gemüse weist höhere Schadstoffkonzentrationen auf als das für Gläschen verwendete.

Ernährung des Klein- und Schulkindes

Bei der Ernährung von Klein- und Schulkindern sollten Sie grundsätzlich darauf achten, daß Sie weitgehend auf denaturierte Lebensmittel verzichten, also auf Nahrungsmittel, die langen Bearbeitungs- und Veredelungsprozessen unterzogen wurden. Produkte aus Weißmehl, gehärtete Fette, Weißzucker, Geschmacksverstärker, Konservierungsstoffe, Farbstoffe und künstliche Aromastoffe wirken sich negativ auf Ihr Kind aus und machen es anfälliger für Krankheiten.

Eine Krankheit ist das Produkt aller negativ auf Ihr Kind einwirkenden Faktoren. Eine schlechte Ernährung kann damit Wegbereiter für verschiedenste Krankheiten sein.

Vollwertkost Naturbelassene Vollwertkost, die Vollkornprodukte, viel Obst und Gemüse, Honig zum Süßen und ungehärtete Fette beinhaltet, sollte die Grundlage der Ernährung bilden. Milch und alle Milchprodukte, wie Quark, Käse, Joghurt sowie Sojaprodukte, z.B. in Form von Tofu, sollten als Eiweißträger in der täglichen Ernährung Ihres Kindes nicht fehlen.

Fleisch? Auch Fleisch enthält viel Eiweiß und auch Eisen in einer gut verwertbaren Form. Allerdings nehmen die Probleme, die durch Fleischprodukte entstehen, stetig zu. Rindfleisch ist nicht mehr sicher vor BSE-Erregern, Schweinefleisch und Geflügel stammen meist aus Mastbetrieben, die den Tieren Hormone, Antibiotika, Medikamente und andere Zusatzstoffe füttern, so daß Sie diese mitverzehren müssen. Es lohnt sich, entweder auf Fleisch zu verzichten oder auf Fleischprodukte aus Biobetrieben umzustellen. Bedenken in Richtung Mangelernährung, die lange Zeit gegen eine vegetarische Ernährung bestanden, konnten durch neuere wissenschaftliche Untersuchungen zerstreut werden.

Eiweißbedarf Der Bedarf lebensnotwendiger Aminosäuren zum Aufbau von Eiweißen kann durch Milch, Milchprodukte, Eier und auch aus pflanzlicher Nahrung (Nüsse, Hülsenfrüchte, Getreide u.a.) gedeckt werden. Wenn Sie ganz auf Fleisch verzichten, sollten Sie sich gut informieren, mit welchen pflanzlichen Quellen Sie den Bedarf an bestimmten wichtigen Spurenelementen und Vitaminen decken können. Hier sollten Sie sich durch entsprechende Literatur kundig machen.

Besondere Kostformen Verwechseln sollten Sie eine Vollwerternährung nicht mit Ernährungsweisen wie Makrobiotik oder Hayscher Trennkost. Vollwerternährung ist die Kost, die Sie und Ihr Kind mit der Menge an Nährstoffen, Vitaminen und Spurenelementen versorgt, die notwendig sind, um gesund und leistungsstark zu bleiben, ohne die Gesundheit durch ein »Zuviel« zu gefährden. Im Idealfall sollten die Lebensmittel der Vollwerternährung aus kontrolliert ökologischem Anbau kommen.

Wertigkeit Alle Lebensmittel lassen sich nach ihrer biologischen Wertigkeit (Grad der Wichtigkeit für die Ernährung des Menschen) einstufen.

Als Anhalt zur Orientierung dient die folgende Aufstellung zur Vollwerternährung.

Hinweis Die tägliche Nahrung sollte je zur Hälfte aus Lebensmitteln der beiden linken Spalten zusammengesetzt sein. Die in den rechten beiden Spalten genannten Nahrungsmittel sollten eher selten oder gar nicht verwendet werden.

● **Einteilung von Lebensmitteln nach biologischer Wertigkeit**

Sehr empfehlenswert:	Empfehlenswert:	Weniger empfehlenswert:	Nicht empfehlenswert:
Nicht erhitzte Lebensmittel	Erhitzte Lebensmittel	Stark bearbeitete Lebensmittel	Isolierte Bestandteile von Lebensmitteln
Gekeimtes Getreide Vollkornschrot roh (z.B. Frischkornmüsli)	Vollkornprodukte wie Vollkorngebäck, -brot, -nudeln usw.	Auszugsmehlprodukte wie Weißbrot, Nudeln, weißer Reis	Eiweißprodukte, Stärke, isolierte Ballaststoffe
Rohes Gemüse, rohes Obst, gekeimte Hülsenfrüchte	Erhitztes Gemüse, erhitzte Hülsenfrüchte, Kartoffeln, Gemüse- und Obstsäfte	Gemüse- oder Obstkonserven, Kartoffelprodukte, Nektar	künstliche Vitamine
Nüsse, Samen, kaltgepreßte Öle, ungehärtetes Kokosfett	Pflanzenmargarine mit hohem Anteil kaltgepreßter Öle	Raffinierte Fette oder Öle	Süßigkeiten, Nährstoffpräparate, Schweineschmalz
Vorzugsmilch (wegen BSE- und EHEC-Erregern nur noch eingeschränkt zu empfehlen)	Pasteurisierte Milch und Milchprodukte, Butter	H-Milch, Milchpulver	H-Milch mit reduziertem Fettgehalt
	Fisch, Eier und Fleisch nur mäßig	Fleisch, Wurst, Fleischkonserven	Innereien
Natürliches Mineralwasser, frischgepreßte Säfte	Leitungswasser, Früchtetee, Malzkaffee, Kakao	Schwarzer Tee	Limonade, Colagetränke

259

Fortsetzung

Frische Kräuter und Samen, Meersalz	Erhitzte Kräuter und Samen, jodiertes Kochsalz	Gewürzextrakte	Aromastoffe, Kochsalz
Obst roh	Honig, Apfel-, Birnendicksaft	Zuckerübensirup, Ahornsirup	Zucker, Süßstoffe

Vorlieben Vielleicht haben Sie bei Ihrem Kind schon einmal beobachtet, daß es eine bestimmte Gemüsesorte über Wochen hin sehr gerne ißt und danach verlangt; wenn man diesem Verlangen dann nachgekommen ist, gibt es Wochen oder sogar Monate, in denen diese Gemüsesorte dann abgelehnt wird. Untersuchungen ergaben, daß Kinder aus einer großen Auswahl von Lebensmitteln, die ihnen gleichzeitig vorgesetzt wurden, immer die ausgewählt haben, die Nährstoffe enthielten, die das Kind aktuell besonders dringend brauchte. Sind die Körpervorräte dann aufgefüllt, wird dieses Nahrungsmittel nicht mehr gewählt. Zwingen Sie also Ihr Kind nicht, bestimmte Nahrungsmittel zu essen, sondern lassen Sie es durchaus mit aussuchen, was es zu essen geben soll. Außerdem erhalten Sie so Ihrem Kind die Freude am Essen.

Trotz der Bedeutung einer gesunden Ernährung besteht kein Grund zum Fanatismus, das heißt: Ab und zu ein paar Gummibärchen oder Schokolade schaden Ihrem Kind nicht, solange Sie ansonsten täglich auf gesunde Nahrungsmittel achten.

Wo einkaufen? Beim Einkauf der Nahrungsmittel sollten Sie möglichst zu Produkten aus schadstoffarmer Erzeugung und möglichst biologischem Anbau greifen. Pestizide (Insektenvertilgungsmittel) und Kunstdünger oder auch Fungizide (Pilzbekämpfungsmittel) schaden unserem Organismus zwar nicht sofort, aber sie summieren sich. Im Laufe der Zeit können so langfristig Schädigungen und Schwächungen, insbesondere des Immunsystems, entstehen. Dies mag auch der explosionsartige Anstieg von Allergien wie Heuschnupfen, Asthma oder auch Neurodermitis zeigen. Während noch vor 50 Jahren kaum jemand daran erkrankt war, bewegen sich die Zahlen für Allergiker in der Bundesrepublik Deutschland zwischen 20 und 30 % der Gesamtbevölkerung.

Wie Sie Schadstoffe vermeiden

Um die Schadstoffbelastung möglichst gering zu halten, sollten Sie:

- jahreszeitenbezogen einkaufen, das heißt, Obst und Gemüse der Saison und der Region essen.
- Nahrung stets abwechslungsreich zusammenstellen – Sie vermeiden so die Anhäufung von Schadstoffen, die sich ja nie ganz vermeiden lassen.
- Putzen, waschen oder schälen Sie, denn das entfernt z.B. 80 % des auf der Oberfläche abgelagerten Bleis.
- Innereien möglichst selten essen, weil sich darin viele Schadstoffe, z.B. Kadmium und Blei, anreichern.
- Möglichst auf tierisches Fett verzichten, weil darin Pestizide und Insektizide angereichert vorliegen und somit in höherer Konzentration gegessen werden würden.
- Möglichst viele Nahrungsmittel aus unteren Bereichen der Nahrungskette essen (Pflanzen), weil in ihnen ebenfalls noch nicht so viele Schadstoffe angereichert sind.
- Ökologisch produzierte Lebensmittel bevorzugen.

Getränke

Kinder sollten möglichst viel trinken. Natürlich gibt es individuelle Unterschiede, aber grundsätzlich sollte bereits ein Schulkind etwa 1½ Liter pro Tag trinken. Achten Sie aber darauf, daß Ihr Kind nicht überwiegend süße Limonaden und ähnliches zu sich nimmt. Naturbelassene, mit Wasser verdünnte Säfte, mit Honig gesüßte Tees oder Mineralwasser sollten dem Kind den ganzen Tag über in beliebiger Menge zur Verfügung stehen.

Zur Orientierung sehen Sie in der folgenden Tabelle den Flüssigkeitsbedarf von Kindern abhängig von Alter und Gewicht.

● **Empfohlene Zufuhr an Energie und Flüssigkeit bei Kindern unterschiedlichen Alters**

Alter (Jahre)	Gewicht (kg)	Flüssigkeit/Tag (ml)	Energie/Tag (kcal/kJ)
Geburt	3,5	500	420/ 1790
1	10	1200	1100/ 4600
3	15	1500	1500/ 6300
6	20	1800	1800/ 7540
10	30	2100	2100/ 8790
12	35	2100	2100/ 8790
15	55	2750	2750/11500

Essen als sinnliche Erfahrung

Zum Schluß noch ein ganz anderer Aspekt der Ernährung: Erfahrung, Psychologie und Psychosomatik lehren, daß die Ernährung auch eine psychische Komponente umfaßt. Nach Sigmund Freud durchläuft jedes Kind zunächst bis etwa zur Mitte des zweiten Lebensjahres eine orale Phase, in der es das Erkunden von Gegenständen oder Nahrung im Mund als Lustgewinn empfindet – deshalb steckt es alles in den Mund. In der sich daran anschließenden analen Phase geht es um alles, was mit Fäkalien und deren Absonderung zu tun hat. Im übertragenen Sinne geht es um Geben oder Verweigern. Kinder erleben so, daß Eltern Macht ausüben können, lernen aber auch das Ausüben eigener Macht. Störungen in diesen beiden Entwicklungsphasen können im späteren Leben zu sehr schwerwiegenden Problemen und Erkrankungen führen.

Bewegung und Sport

Grundsätzlich brauchen alle Kinder viel Bewegung und »Auslauf«. Schon im Mutterleib beginnt das Baby, zu strampeln und sich zu strecken. Dieses Bedürfnis nach Bewegung bleibt die ganze Kindheit hindurch erhalten und sollte von Ihnen gezielt gefördert werden, da Bewegung für die motorische, aber auch die seelische Entwicklung Ihres Kindes von großer Bedeutung ist. Alle Kinder, schon die ganz kleinen, toben gerne draußen. Sollten Sie über keinen eigenen Garten verfügen, erkunden Sie zusammen mit Ihrem Kind Spielmöglichkeiten auf Spielplätzen oder in Parks.

Turnen Nutzen Sie Angebote wie beispielsweise das Mutter-Kind-Turnen, das von vielen Institutionen angeboten wird; ältere Kinder finden in

Sportvereinen zusammen mit anderen Kindern viel Spaß an der eigenen wachsenden körperlichen Leistungsfähigkeit.

Höchstleistungen? Allerdings sollten Sie darauf achten, daß nicht bereits in einem frühen Alter sportliche Leistungsanforderungen in Form von Leistungssport an Ihr Kind gestellt werden. Zu hohe körperliche Anforderungen an das sich noch im Wachstum befindende Kind können zu erheblichen und bleibenden Schäden führen. Bei Sport und Bewegung sollte in erster Linie der Spaß an der Bewegung und nicht der Ehrgeiz zu sportlichen Höchstleistungen im Vordergrund stehen.

Das Spielen

Spielen ist für Kinder jeden Alters ausgesprochen wichtig. Gerade in einer Zeit immer höherer Anforderungen an die Kinder in immer früherem Lebensalter wird das freie und ungerichtete Spielen immer mehr an den Rand gedrängt.

Medienkonsum Dem sollten Sie gegensteuern, indem Sie ganz bewußt Freiräume und Freizeit für Ihr Kind schaffen. Halten Sie besonders den Fernseh- und Computerspielkonsum Ihrer Kinder in Maßen. Das bedeutet nicht, daß Sie den Kindern den Fernseher und den Computer verbieten sollten, aber es ist notwendig, Kindern einen verantwortungsbewußten Umgang mit diesen Medien beizubringen, am besten, indem Sie Ihren Kindern einen solch verantwortungsbewußten Umgang vorleben. Dazu gehört, daß der Fernseher nicht einfach eingeschaltet wird, um zu sehen, was »so läuft«, sondern daß Sie sich gemeinsam in der Fernsehzeitschrift über das Programmangebot informieren, um dann gezielt Sendungen auszuwählen.

Phasen der Passivität sollten unbedingt mit Phasen aktiven Spielens abgewechselt werden. Bedenken Sie, daß ein Kind durch die Medien vielen starken Reizen ausgesetzt ist, die es auf emotional-seelischer Ebene verkraften und verarbeiten muß. Eine Reizüberflutung kann zu vielfältigen Störungen führen, z.B. zu Konzentrationsstörungen, Aggressionen, Hyperaktivität usw... Beim Spielen übt Ihr Kind, sich zu konzentrieren, sich mit nur einer Sache zu beschäftigen. Kinder, die nie richtig gespielt haben, können das nicht und haben ihr Leben lang Schwierigkeiten mit der Konzentration.

Lebensrhythmen

Leben bedeutet Rhythmus, und Rhythmus Leben. Alle Vorgänge in der Natur sind Rhythmen unterworfen, ohne die es nicht geht. Tag wechselt mit Nacht, Schlaf mit Wachphasen, Hunger mit Sättigung, Sommer mit Winter. Alle Funktionen des Stoffwechsels des Menschen sind an Rhythmen gebunden (z.B. Hormonhaushalt).

Feste Riten   Sicherlich haben Sie im Umgang mit Ihrem Kind auch schon die Erfahrung gemacht, daß Kinder regelmäßig Wiederkehrendes besonders lieben. Ein regelmäßiger Tagesrhythmus, d.h. regelmäßige Schlaf-, Essens- und Spielzeiten, gibt Ihrem Kind das Gefühl von Sicherheit und Orientierung. Ein regelmäßiger Lebensrhythmus bildet eine sichere Lebensgrundlage, von der aus Ihr Kind die Welt Schritt für Schritt entdecken kann und ist eine Basis, zu der Ihr Kind immer wieder gerne zurückkehrt. Werden regelmäßige Rhythmen unterbrochen, werden Kinder unruhig, unausgeglichen und reagieren im extremen Fall sogar mit Krankheit. Die Herstellung immer wiederkehrender Abläufe am Tag ist also eine Vorsorge für die Gesundheit Ihres Kindes.

Kinder und Tiere

Alle Kinder lieben Tiere. Die intensive Beschäftigung mit einem Tier wirkt sich auf die seelische und geistige Entwicklung eines Kindes außerordentlich positiv aus. Inzwischen gibt es Studien, die sogar die therapeutische Wirksamkeit eines Zusammenseins mit Tieren belegen. Es konnte nachgewiesen werden, daß sich Herzschlag und Atmung beruhigen, das sich psycho-vegetative Beschwerdebilder (z.B. Schlaf- und Eßstörungen, gesteigerte Aggressivität und Konzentrationsmangel) deutlich positiv beeinflussen lassen. Darüber hinaus ist belegt, daß Kinder, die ein Tier zu Hause haben, im Durchschnitt besser, schneller und leichter lernen. Dabei ist es egal, um welches Tier es sich handelt. Meerschweinchen, Katze oder Hund wirken sich gleichermaßen positiv auf das Kind aus.

Soziales Verhalten   Ein Tier kann für ein Kind Freund, Gefährte und Seelentröster sein. Wichtige soziale Verhaltensweisen kann Ihr Kind so spielerisch erlernen – eine sehr wichtige Kompetenz, die gerade in letzter Zeit durch die Diskussion über IQ (Intelligenzquotienten) und EQ (emotionaler Quotient) öffentlich wurde. Man ist weit abgekommen von der Beurteilung eines Menschen nur nach dem Intelligenzquotienten, son-

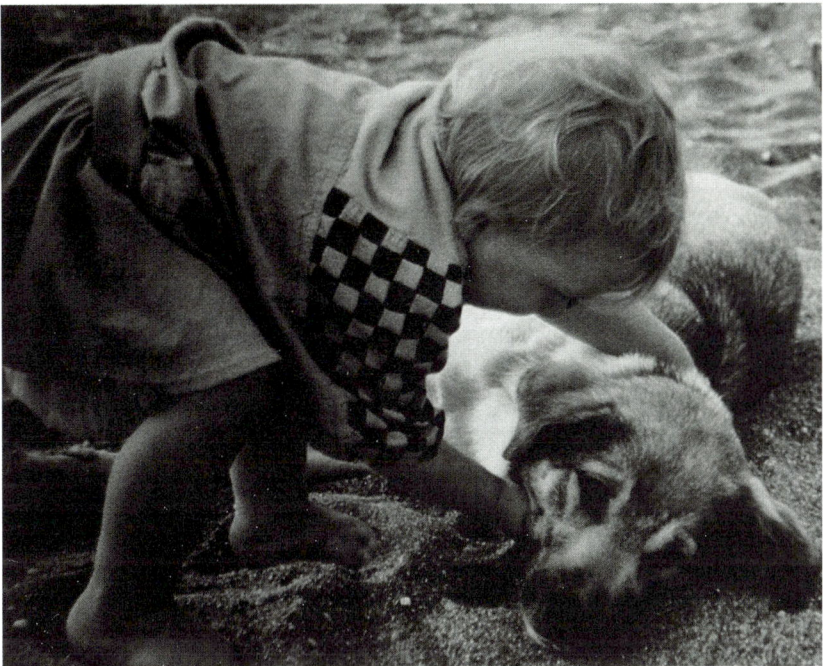

Kinder lieben Tiere

dern hat erkannt, wie wichtig emotionale und soziale Fähigkeiten sind. Zuneigung und Zärtlichkeit für ein Tier zu empfinden, für das man dann auch in wachsendem Maß Verantwortung übernimmt, sind wichtige Erfahrungen, die jedem Kind zugänglich gemacht werden sollten.

Erschließen Sie Ihrem Kind diesen Erfahrungsschatz und denken Sie daran, daß ein Wellensittich oder ein Meerschweinchen auch in kleinen Wohnungen Platz finden kann.

Können Tiere krank machen?

Häufig fragen Eltern nach Gefahren durch Krankheiten, die von Tieren auf Menschen übertragen werden können bzw. nach Allergien, die ein Tier auslösen kann.

Ein sauber gehaltenes Tier, das regelmäßig durch einen Tierarzt betreut wird und bei dem alle Vorsorgemaßnahmen, z.B. Impfen und Entwurmen, getroffen wurden, stellt keine Gefahrenquellen für den Menschen dar. Allergien sollten Sie ganzheitsmedizinisch behandeln lassen, da sie sich hiermit sehr gut ausheilen lassen (siehe Seite 135). Danach sind der Nutzen und die Freude, die ein Tier Ihrem Kind schenkt, ungleich größer als mögliche Gefahren.

Umwelt und Schadstoffe

Die steigenden Belastungen durch Umweltgifte stellen für unsere Kinder eine immer größere Gefährdung dar. Wie schon im Abschnitt über Ernährung dargestellt, ist es notwendig, Schadstoffe so gut es geht zu meiden. Im Bereich der Ernährung ist dies weitgehend möglich, indem Sie auf biologisch angebaute Produkte ausweichen.

Wohnumfeld   In der Gestaltung Ihres Wohnumfeldes sollten Sie, gerade im Kinderzimmer, verstärkt auf folgendes achten: Verwenden Sie keine giftigen Holzschutzmittel. Wenn Sie (Teppich-)Böden verlegen wollen, sollten sie keine giftigen PVC-Dämpfe oder ähnliches ausgasen, Spanplatten sollten kein Formaldehyd enthalten. Gerade Kinder, die in der Stadt leben, können der Belastung durch Stäube und Abgase oft nur schwer entkommen. Versuchen Sie, sich so oft wie möglich, z.B. in der Freizeit, an Nachmittagen und an Wochenenden, in Parks oder Wäldern aufzuhalten, da Bäume sehr effizient die Luft reinigen. Weitere Gefahrenquellen sind Elektrosmog und schlechte Trinkwasserqualität.

Diagnostik   Eine wichtige Hilfe bieten Probenuntersuchungen von Ihrem Trinkwasser, Ihrem Hausstaub usw. auf schädliche Substanzen. Auf diese Weise können Sie wenigstens in Ihrem unmittelbaren Umfeld, durch Klärung der realen Schadstoffsituation, Maßnahmen zur Sicherheit Ihrer eigenen Gesundheit und der Ihres Kindes einleiten. Durchgeführt werden solche Untersuchungen beispielsweise durch das Institut für Ganzheitsmedizin oder ähnliche Einrichtungen. Sie bekommen alles Nötige mit der Post zugeschickt und können von zu Hause aus die Untersuchungen vornehmen (Adresse auf Seite 15).

Schadstoffe beseitigen   Wichtig ist es, nicht in Panik zu verfallen, sondern besonnen Schadstoffquellen zu beseitigen. Denken Sie daran, daß Umweltschadstoffe nur eine der möglichen Belastungen sind, denen Sie sich und Ihr Kind aussetzen. Der Mensch besteht aus Körper, Seele und Geist, und letztlich kommt es auf das Gleichgewicht dieses »Systems« an.

Die Entwicklung des Kindes

Vor allem im ersten Lebensjahr ist die Entwicklung des Neugeborenen zum Krabbelkind faszinierend zu beobachten. In diesem Abschnitt wachsen die Kinder nicht nur rasant, sondern sie lernen auch täglich Neues. Die Eltern registrieren jeden Fortschritt mit Stolz; manchmal fragen sie sich aber auch, ob ihr Baby nun nicht schon lächeln oder sitzen können müsse?

Jedes Kind bringt das ihm eigene Tempo mit auf die Welt. Sie können sich an Tabellen orientieren, aber denken Sie immer daran, daß Ihr Kind ein Individuum ist und sich als solches entwickeln soll.

Die vorgeburtliche (pränatale) Entwicklung

Heute wissen wir, daß Babys auch schon vor der Geburt sehr intensiv am Leben ihrer Mutter teilnehmen. Die seelische Verfassung der Mutter, die Belastungen und Freuden, mit denen sie sich auseinandersetzt, aber auch alles, was sie ißt, die Medikamente, die sie einnimmt usw., all das bestimmt auch das Leben des ungeborenen Babys.

In dieser für Ihr ungeborenes Kind so wichtigen Zeit sollten Sie einige Dinge beherzigen:

Ernährung Eine gesunde, ballaststoff- und vitaminreiche Ernährung mit ausgewogenem Verhältnis der Kohlenhydrate, Eiweiße und Fette zueinander ist eine wichtige Grundvoraussetzung. Viel frisches, möglichst biologisch angebautes Obst und Gemüse, Vollkornprodukte, frische Milch und Milchprodukte verschaffen auch Ihrem Kind einen guten Start ins Leben.

Schwangerschaftsgelüste

Geben Sie ruhig sogenannten Schwangerschaftsgelüsten nach! Ihr Körper »weiß« oft genau, was ihm fehlt, und versucht, schwangerschaftsbedingten Mehrbedarf an bestimmten Nährstoffen auszugleichen.

Medikamente Vorsicht mit Medikamenten! Grundsätzlich sollten Sie nur von Ihrem Arzt verordnete Arzneimittel anwenden. Viele Schwangerschaftsbeschwerden lassen sich auch ganz natürlich behandeln. Aber auch nicht jedes »sanfte« pflanzliche Medikament ist automatisch ungefährlich für die Schwangerschaft!

»Genußgifte« Vorsicht vor Alkohol und Nikotin. Beides schädigt Ihr Baby direkt, da diese Gifte über die Nabelschnur direkt auch durch den Blutkreislauf des Ungeborenen fließen. Organschädigungen und eine verzögerte Entwicklung sind die Folge. Fällt es Ihnen schwer, auf Alkohol und Rauchen zu verzichten, nutzen Sie möglichst noch vor der Schwangerschaft die Möglichkeit, mit Hilfe der Akupunktur z.B. eine Raucherentwöhnung zu unterstützen. Auch Kaffee sollten Sie mit Zurückhaltung genießen.

Autogenes Training Erlernen Sie während oder noch besser vor der Schwangerschaft eine Entspannungsmethode (z.B. Autogenes Training). Das wird Ihnen helfen, die Zeit der Schwangerschaft ruhig und gelassen zu verleben und Ihnen auch die Geburt zu erleichtern, weil es entspannend, schmerzlindernd, ausdauersteigernd und angstlösend wirkt.

Die Geburt

Die Geburt ist die erste große Trennung, die Sie und Ihr Kind miteinander durchleben. Viele weitere kleinere und größere Trennungen werden im Laufe des Heranwachsens Ihres Kindes folgen.

Gestalten Sie dieses wichtige Ereignis ganz nach Ihren Bedürfnissen. Sie, die Mutter, müssen das Kind zur Welt bringen, nicht die Hebamme, nicht der Arzt und auch nicht der werdende Vater. Also sollten Sie sich bewußt machen, daß Sie und Ihr Baby die Hauptpersonen dieses Ereignisses sind, und deshalb sollten sich alle nach Ihnen richten. Scheuen Sie sich nicht, Ihre Wünsche und Bedürfnisse zu äußern!

Gut ist es, wenn bei der Geburt eine Ihnen sehr vertraute Person anwesend ist, die Ihnen bei der Durchsetzung Ihrer Wünsche behilflich ist.

Hausgeburt

Unserer Erfahrung nach ist es für Mutter und Kind am schönsten und entspanntesten, wenn sie ihr Baby in der Geborgenheit des eigenen Zuhauses zur Welt bringen kann. Sprechen Sie mit Ihrem Arzt über diese Möglichkeit. Mancher Schwangeren flößen die Geschäftigkeit des medizinischen Personals und die ungewohnte Umgebung zuviel Angst ein, und sie fühlen sich zu Hause, bei einer ihr bereits bekannten Hebamme, am besten aufgehoben. Eine Hausgeburt ist selbstverständlich nur bei unkompliziertem Schwangerschaftsverlauf zu befürworten.

Sorgen Sie dafür, daß Ihnen nach der Geburt zu Hause eine ausreichende Erholungsphase ermöglicht wird. Nehmen Sie gerade in der ersten Zeit nach der Entbindung jede Hilfe von Freunden und Verwandten an.

Wahl der Klinik   Wenn Sie in der Klinik entbinden, sollten Sie möglichst eine Klinik auswählen, in die Sie Ihre eigene Hebamme mit begleiten kann und die eine einigermaßen natürliche Entbindung ermöglicht. Hier hat sich in den letzten Jahren sehr viel getan.

Lassen Sie Ihr neugeborenes Kind nicht sofort nach der Entbindung mit Blitzlicht fotografieren. Diese Unsitte kann bei Babys häufig noch Monate nach der Geburt zu Schlafstörungen führen. Überhaupt sollten Sie in der Klinik darauf achten, daß Ihr Kind behutsam behandelt wird. Sagen Sie klar nein zu Dingen, die Sie nicht möchten.

Das erste Stillen   Meist werden Sie aufgefordert, Ihrem Kind sofort nach der Geburt die Brust zu geben, da sein Saugreflex dann sehr ausgeprägt ist und durch das Saugen ein Hormon ausgeschüttet wird, mit dessen Hilfe sich die Gebärmutter zusammenzieht. Begrüßen Sie den kleinen Menschen, der 9 Monate in Ihrem Bauch gewohnt hat, zärtlich und in Ruhe. Das Saugen, Ihr Geruch und Ihr Herzschlag beruhigen das Baby und vermitteln ihm das Gefühl von Sicherheit und Geborgenheit, das es nach dem aufregenden Geschehen des Geborenwerdens so dringend braucht.

Vormilch   Der Saugreflex beim Säugling ist in den ersten 30 Minuten nach der Geburt am stärksten, so daß sein Saugen kurz nach der Geburt die mütterliche Milchproduktion anregt und spätere Stillschwierigkeiten vermeiden hilft. Außerdem bekommt Ihr Kind noch vor dem Einschießen der reifen Milch etwa am dritten Tag nach der Entbindung die an Abwehrstoffen reiche Vormilch. Sie unterstützt das noch unfertige Immunsystem des Babys und schützt es vor Krankheiten.

In den ersten Stunden nach der Geburt sind Mutter und Kind keineswegs müde, sondern alle Erschöpfung und Anstrengung sind abgefallen und beide sind hellwach. Auch in der Klinik sollten Sie diese unwiederbringlichen wunderschönen Minuten und Stunden gemeinsam möglichst mit der ganzen Familie genießen, Ihr Baby streicheln und leise mit ihm sprechen.

Stillen und Ernährung

Jedes Baby sollte, wenn es irgend möglich ist, gestillt werden. Einwände gegen das Stillen aufgrund von Schadstoffen in der Muttermilch können leicht mit einer Untersuchung der Muttermilch auf die wichtigsten Schadstoffe (siehe Seite 15) ausgeräumt werden. Inzwischen ist die Belastung der Muttermilch zwar oft besorgniserregend, die Vorteile des Stillens überwiegen dabei die Nachteile durch die Schadstoffbelastung dennoch in aller Regel deutlich.

Ernährungsphysiologisch ist Muttermilch, ohne jeden Zweifel, das Allerbeste für Ihr Kind. Die Nährstoffzusammensetzung ist optimal und paßt sich den sich verändernden Bedürfnissen des heranwachsenden Säuglings an.

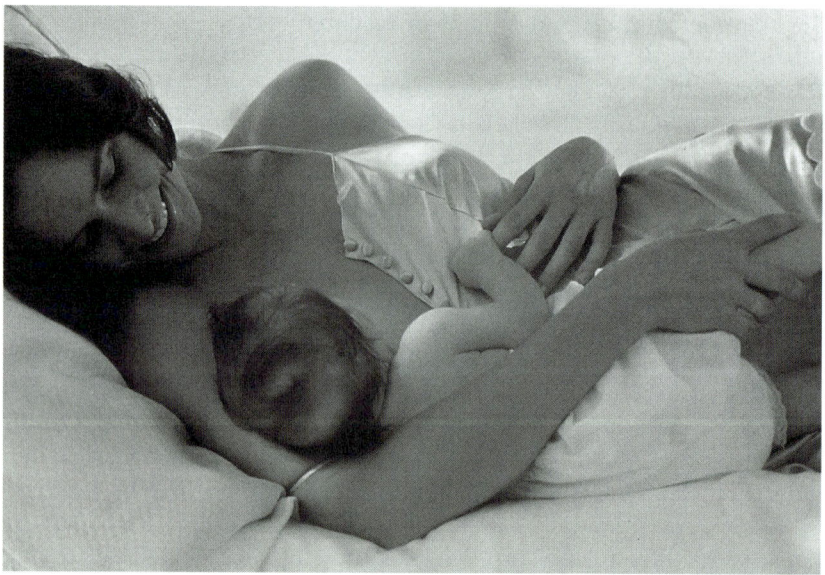

Abwehrstoffe Wichtige mütterliche Abwehrstoffe werden mit der Muttermilch auf das Kind übertragen und schützen das Kind vor vielen Krankheiten. Das Baby hat auf diese Weise, auch wenn die vorgeburtlich über das Blut übertragene mütterliche Immunität (Nestschutz) gegen verschiedene Krankheiten nach dem 3. Lebensmonat des Kindes nachläßt, immer noch einen weiterbestehenden Schutz. Dies ist ein nicht zu unter-

schätzender Vorteil, denn gerade nach dem 3. Lebensmonat, im sogenannten immunologischen Fenster, sind Säuglinge häufig von Infektionen (meist Atemwegsinfekte) betroffen, die bei gestillten Säuglingen wesentlich leichter verlaufen.

Auch für die Seele das beste! Ein weiterer wichtiger Punkt, der für das
Stillen spricht, ist seine für das ganze Leben wichtige stabilisierende seelische Funktion. Muttermilch ist Nahrung für Körper und Seele. Eine stil-
lende Mutter gibt ihrem Kind neben optimaler Nahrung auch Wärme,
Geborgenheit und Sicherheit. Die unmittelbare körperliche Nähe, das
Saugen an der weichen und warmen Brust vermittelt dem Säugling größte Lust und Befriedigung – das Baby fühlt sich geliebt und geborgen.

Stillrhythmus

Nach den vielen Erfahrungen mit Müttern und Babys in unserer Praxis
möchten wir jede Mutter ermutigen, sich von starren zeitlichen Regelun-
gen zu trennen. Stillen Sie Ihr Kind nach Bedarf. Nehmen Sie sich Ruhe und
Zeit dazu. Gestalten Sie, gerade in der Anfangsphase, das Stillen auch für
sich selbst als Ruhepause. Genießen Sie das intensive Zusammensein mit
Ihrem Kind, fühlen Sie das unbegrenzte Vertrauen und die bedingungslose
Liebe, die es Ihnen entgegenbringt. Diese Erfahrung festigt die Beziehung
zwischen Ihnen und Ihrem Kind als Grundlage für das ganze Leben.

Reicht die Milch? Gerade Mütter, die zum ersten Mal ein Baby stillen,
sind häufig unsicher, ob ihr Kind genug Nahrung bekommt und ob sie genug Milch produzieren. Diese Sorge ist meist völlig unbegründet, da sich
die Milchproduktion durch Nachfrage regelt, d.h., je häufiger Sie Ihr Kind
anlegen, desto stärker wird die Milchproduktion angeregt. Phasen, in denen das Kind stark wächst (erfahrungsgemäß ist dies besonders nach
6 Wochen und 3 Monaten der Fall), können bei noch nicht so erfahrenen
Müttern zum Trugschluß führen, das Kind würde nicht richtig satt und
sie müßten zufüttern. Das ist aber durchaus nicht der Fall. Legen Sie Ihr
Kind in solchen Phasen einfach etwas häufiger an; nach 2–3 Tagen hat
sich die Milchmenge den neuen Bedürfnissen des Babys angepaßt, und
Zufüttern ist überflüssig.

Das sollten Sie beachten

Während der Stillzeit gilt genauso wie während der Schwangerschaft: An allem, was Sie essen oder an Medikamenten einnehmen, nimmt auch Ihr Kind über die Muttermilch Anteil. Deshalb gilt auch jetzt, Medikamente dürfen nur nach Anweisung und Rücksprache mit Ihrem Arzt eingenommen werden und eine vollwertige und vor allem vitamin- und eiweißreiche sowie schadstoffarme Ernährung ist besonders wichtig.

Hygiene Besonders hygienische Maßnahmen wie z.B. das Desinfizieren der Brustwarzen sind beim Stillen nicht nötig. Waschen Sie Ihre Brust mit lauwarmem, klarem Wasser und ohne Seife. Bei Schrunden können Sie Hamamelis compositum-Salbe (Weleda) mehrmals täglich auftragen. Ansonsten genügt es, wenn Sie zur Pflege der Brustwarzen nach dem Stillen den letzten Milchtropfen sanft auf dem Warzenhof verreiben.

Wenn Sie nicht stillen

Sollte es schwerwiegende Gründe geben, die bei Ihnen gegen das Stillen sprechen (z.B. eine schwere chronische mütterliche Erkrankung, Infektionen oder Stoffwechselleiden), sollten Sie unbedingt dem Stillen ähnliche Bedingungen schaffen. Sorgen Sie auch beim Fläschchengeben daher für unmittelbaren Körper- und Hautkontakt, nehmen Sie sich Zeit und füttern Sie statt Muttermilch möglichst weit angeglichene Säuglingsnahrung. So haben Sie auch bei Flaschenernährung die Möglichkeit, nach Bedarf, d.h., so viel und so oft wie das Baby möchte, zu füttern.

Milchnahrungen

Adaptierte Säuglingsnahrung wird inzwischen von allen großen Herstellern von Babynahrung angeboten und ist der Muttermilch am ähnlichsten. Kuhmilch unterscheidet sich in der Zusammensetzung doch sehr von Muttermilch (siehe Tabelle).

● Vergleich der Inhaltsstoffe von je 100 ml Muttermilch, Kuhmilch und adaptierter Milch

Anteil in 100 ml	Muttermilch	Kuhmilch (3,7 % Fett)	Adaptierte Milch
Energie kcal/kJ	69/288	66/276	67–75/280–314
Eiweiß	1,0 g	3,3 g	1,4–1,8 g
Fett	3,8 g	3,7 g	3,3–4,2 g
Milchzucker	7,0 g	4,8 g	6,3–7,9 g

Nitrat   Das Wasser, mit dem Sie Babynahrung, Tee usw. zubereiten, sollte nitratarm sein. Nitrat ist besonders für Babys giftig, weil es den roten Blutfarbstoff verändert und so zur Sauerstoffnot führen kann. Den Nitratgehalt Ihres Trinkwassers erfahren Sie bei Ihrem Wasserwerk; Sie können Ihr Trinkwasser aber auch im Labor untersuchen lassen (siehe Seite 15). Vor selbstgekochten Gemüsebreien aus konventionell angebauten Erzeugnissen wird ebenfalls abgeraten, weil besonders in Treibhausgemüse hohe Nitratgehalte gefunden werden. In Gläschenkost wird ein niedriger Nitratgehalt gesetzlich geregelt.

Das 1. Jahr: Schlafen, Spielen, Essen

Zur Orientierung, wie die seelische und geistige Entwicklung Ihres Kindes abläuft, kann Ihnen die folgende Tabelle dienen.

● Seelische und geistige Entwicklung bis zum 4. Lebensjahr

Alter	Seelische und geistige Entwicklung
1 Monat	Säugling reagiert auf Reize und Sprache.
3 Monate	Säugling lächelt und fixiert mit den Augen.
6 Monate	Säugling greift nach Gegenständen.
9 Monate	Erste Sprechversuche »ma-ma«, »da-da«.
18 Monate	Spricht die ersten Wörter, versucht selbst zu essen.
2 Jahre	Spricht Drei-Wort-Sätze.
3 Jahre	Kennt seinen Namen, ißt allein, hilft sich anzuziehen.

Rhythmus   Innerhalb des ersten halben Jahres findet das Kind ganz von selbst zu einem festen Tagesrhythmus. Der regelmäßige Rhythmus der Mahlzeiten stellt sich meist schon innerhalb der ersten zwei Monate ein.

Nach 4–6 Monaten können Sie ganz langsam beginnen zuzufüttern, am besten mit weißzuckerfreien Obst- und Gemüsebreien.

Durchschlafen Eine der häufigsten Fragen von Eltern mit Babys in diesem Alter ist: Wann schläft es endlich durch? Diese Frage läßt sich natürlich nicht pauschal beantworten, aber die meisten Kinder finden während der ersten 6 Monate zu einem festen Tag-Nachtrhythmus. Nehmen Sie Ihr Kind ruhig mit in Ihr eigenes Bett, wenn es nachts sehr unruhig ist. Entgegen der verbreiteten Meinung, daß man dies den Kindern dann »nie wieder« abgewöhnen könne, haben wir ganz gegenteilige Erfahrungen gemacht. Unruhige Babys beruhigen sich in unmittelbarer Nähe zur Mutter meist rasch und schlafen schnell zufrieden wieder ein. Auch nächtliche Mahlzeiten dienen meist nicht mehr der Nahrungsaufnahme, sondern der Suche nach Trost und Geborgenheit. Ausnahme sind natürlich die ganz jungen Säuglinge, die auch nachts noch dringend Nahrung brauchen. Je bereitwilliger sie Ihrem Kind auch diese Bedürfnisse erfüllen, desto eher wird es diese nächtliche Versicherung Ihrer Liebe und Zuwendung nicht mehr brauchen und nachts im eigenen Bettchen schlafen.

Plötzlicher Kindstod

Neue wissenschaftliche Studien aus Italien zum plötzlichen Kindstod belegen, daß Kinder, die während des ersten Lebensjahres die Nächte in unmittelbarer Nähe der Eltern verbringen (entweder im elterlichen Bett oder im eigenem Bett im Elternschlafzimmer), von diesem schrecklichen Ereignis wesentlich seltener betroffen sind.

Der Plötzliche Kindstod betrifft insbesondere Kinder während der ersten 12 Lebensmonate, mit einem Häufigkeitsgipfel zwischen dem 4. und dem 6. Monat. Ohne erkennbare Ursache sterben die Kinder an einem Atemstillstand.

Beugen Sie vor! Um vorzubeugen, sollten Sie schon während der Schwangerschaft unbedingt auf den Konsum von Zigaretten verzichten. Rauchen während der Schwangerschaft führt zu einer Sauerstoffunterversorgung des ungeborenen Kindes, an die sich das Kind gewöhnt. Auch nach der Geburt springen die normalen Mechanismen, die bei Sauerstoffmangel zu verstärkter Atmung führen, verspätet an, mit der Folge, daß die Kinder das Atmen sozusagen »vergessen«. Deshalb ist es so wichtig, daß Sie, aber auch Ihre Umgebung, auf Zigaretten während der Schwangerschaft verzichten.

Keine Bauchlage! Sie sollten Ihr Baby nicht auf dem Bauch lagern, durch das seitlich gelegte Köpfchen können wichtige Blutgefäße, die zum Kopf führen, abgedrückt werden, was zu Sauerstoffmangel im Gehirn und zum gefürchteten Atemstillstand führen kann.

Ist es zu warm? Auch zu warm gekleidete oder zu warm zugedeckte Kinder sind besonders gefährdet. Sollten Sie für Ihr Baby einen Schlafsack benutzen, decken Sie es nicht zusätzlich noch zu und achten Sie auf lockere, nicht zu warme Kleidung.

Spielen und Schmusen

Spielen und Schmusen nehmen einen großen Teil der Wachphasen Ihres Kindes im 1. halben Jahr ein. Gerade der junge Säugling genießt und braucht die zärtliche körperliche Berührung, über die es mit Ihnen kommunizieren kann. Als ideal bieten sich hier Babymassagen an, deren Technik leicht zu erlernen ist.

Babymassage Legen Sie Ihr Baby unbekleidet mit dem Bauch auf eine weiche, warme Unterlage. Verreiben Sie etwas Babyöl in Ihren Händen und beginnen Sie, in langsam ausstreichenden Bewegungen, Ihr Baby vom Nacken bis zu den Füßen herunter zu massieren. Im nächsten

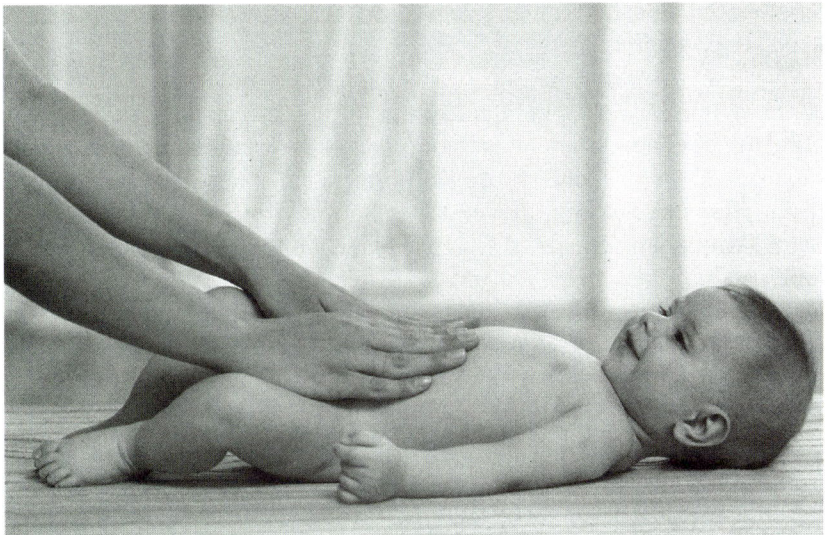

Sanfte Streichungen fördern Ihr Kind auf ganzer Linie

Schritt streichen Sie vom Nacken über beide Schultern bis zu den Händchen herunter. Nun beginnen Sie, mit den Fingerspitzen Rücken-, Arm-, und Beinmuskulatur in kleinen kreisenden Bewegungen mit wenig Druck zu massieren. Dann drehen Sie Ihr Baby auf den Rücken und verfahren auf dieser Seite genauso, also zuerst ausstreichen, dann in kreisenden Bewegungen zart massieren.

Besondere Aufmerksamkeit schenken Sie dem Bäuchlein. Hier streichen Sie mit zwei ausgestreckten Fingern, am besten Zeige- und Mittelfinger, im Uhrzeigersinn (wichtig: dies ist die Richtung, in der die Verdauung abläuft) um den Bauchnabel herum. So können Sie auch gleich Verdauungsbeschwerden und Nabelkoliken (krampfartige Bauchschmerzen um den Nabel herum) mildern.

Loving touch   Amerikanische Studien haben bewiesen, daß der sogenannte »loving touch« (= die liebevolle Berührung) Unruhe des Säuglings, Verdauungsschwierigkeiten und Schlafstörungen beseitigt und darüber hinaus über die sinnliche Erfahrung wesentlich die gesunde Entwicklung, auch die Intelligenzentwicklung, fördert.

Spielen ist Lernen   Das Spiel hat bei allen Kindern, auch schon im 1. Lebenjahr, eine zentrale Bedeutung. Über das Spiel entdecken die Kinder die Welt, sie sammeln Erfahrungen, sie lernen und verarbeiten Erlebtes. Spielphasen sind für Kinder jeden Alters absolut notwendig für die gesunde Entwicklung.

Welches Spielzeug?   Säuglinge lieben kräftige Farben, von denen sie Rot als erste erkennen können, nach und nach kommen die anderen Farben hinzu. Da Säuglinge alles in den Mund stecken, achten Sie auf natürliche Materialien und auf ungiftige und speichelfeste Farben. Bieten Sie Ihrem Baby Materialien an, die sich verschieden anfühlen, z.B. Holz, Wolle, Stoff usw. Oft ist es gar nicht nötig, allzuviel neues Spielzeug zu kaufen. Dinge, die Sie in Ihrem Haushalt finden (z.B. Holzlöffel, Topfdeckel), können genauso aufregend und interessant sein. Sortieren Sie Kleinteile, die das Baby verschlucken oder sich in Nase, Ohren usw. stecken könnte, vorsorglich aus.

Motorische Entwicklung
Die motorische Entwicklung im 1. Lebensjahr verläuft rasant. Die meisten Kinder drehen sich mit 3–4 Monaten vom Bauch auf den Rücken, krabbeln mit 8–9 Monaten und beginnen mit 12 Monaten zu laufen. Das

sind aber nur grobe Anhaltspunkte. Wie auch in anderen Bereichen gilt: Jedes Kind hat sein ganz individuelles Entwicklungstempo, das akzeptiert werden sollte, also lassen Sie ihm Zeit.

● **Entwicklung der Motorik bis zum 4. Lebensjahr**

Alter	Entwicklung der Motorik
1 Monat	Drehen des Kopfes in Bauchlage
3 Monate	Freies Kopfhalten möglich
6 Monate	Sitzen mit Hilfe
12 Monate	Sitzen alleine, Laufen mit Hilfe
18 Monate	Laufen alleine
24 Monate	Rennen und Treppensteigen möglich
36 Monate	Alleine Dreirad fahren

Unruhezustände des Säuglings

Die aufregende neue Welt, in die Ihr Baby hineingeboren wurde, kann dazu führen, daß es nur schwer zur Ruhe kommt, schlecht und vor allem nur kurze Zeit am Stück schläft. Hier haben sich Babymassagen (siehe Seite 275), Nähe, besonders auch nächtliche Nähe zur Mutter, ebenso wie Entspannungsbäder bewährt.

Entspannungsbäder Baden Sie Ihr Baby dazu abends nicht in einer herkömmlichen Wanne, sondern in einem kleinen Eimer (Vorsicht: Scharfe Kanten und Gefahr des Umkippens beachten!). Dadurch nimmt das Baby während des Badens eine ähnliche Haltung wie in der Gebärmutter ein und fühlt sich so geborgen. Inzwischen gibt es sogar eine Firma, die einen solchen speziellen Babybadeeimer herstellt.

Kleinkindalter (bis zum 36. Lebensmonat)

In dieser Zeit ist die Nähe der Mutter immer noch wichtig und wird vom Kind auch gefordert, aber zunehmend werden auch kleinere Trennungen für einige Stunden gut verkraftet. In diese Zeit fällt der Spracherwerb und die sogenannte Sauberkeitserziehung. Zwei wichtige, aber leider auch recht störanfällige Entwicklungsschritte.

Spracherwerb Der Erwerb der Sprache geschieht, wie fast alle Lernvorgänge des kleinen Kindes, aus der Nachahmung. Je mehr Sie mit Ihrem

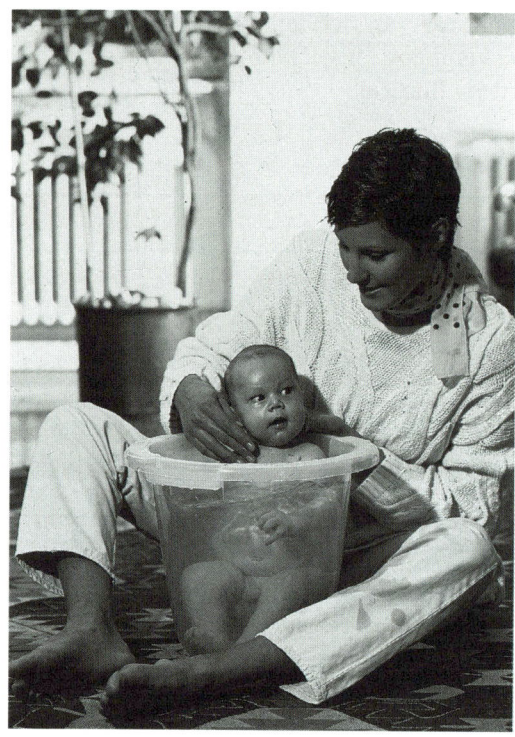

Babybad im Tummy Tub®.
Quelle: DomoVital GmbH,
Jean Loud Debionne

Kind (schon beginnend im Säuglingsalter) sprechen, desto leichter und unkomplizierter vollzieht sich dieser Vorgang. Verbessern Sie Ihr Kind nicht, das entmutigt es und gibt ihm das Gefühl, etwas falsch zu machen. Solange Sie selbst richtig sprechen, erlernt Ihr Kind das Sprechen gut von selbst. Wenn Komplikationen wie Stottern (siehe Seite 228) oder ähnliches auftreten sollten, ist fachlicher Rat erforderlich.

Sauberkeitserziehung Die Sauberkeitserziehung ist häufig ein heikles Thema, da Mütter verständlicherweise sehr daran interessiert sind, daß Ihr Kind sich von den Windeln trennt, die Kinder selbst allerdings noch nicht dazu bereit sind. Fehler der Erwachsenen in dieser Phase können erhebliche Verzögerungen beim »Sauberwerden« nach sich ziehen. Bevor nicht der störanfällige Verschlußapparat, an dem Nervenverbindungen und Muskeln beteiligt sind, völlig ausgereift ist, kann das Kind nicht sauber sein; das Sauberwerden ist damit zum großen Teil ein Entwicklungs- und weitaus weniger ein Lernprozeß. Lassen Sie Ihrem Kind daher Zeit, auch wenn Verwandte und Bekannte Sie bedrängen.

Mit etwas Geduld und Zeit findet Ihr Kind von ganz alleine den richtigen Zeitpunkt und wird sauber ohne Streß.

Eine verfrühte und harte Sauberkeitserziehung kann zu schwerwiegenden psychischen Störungen im Erwachsenenalter führen.

Behandlungsbedürftig ist Einnässen tagsüber ab dem 5. bis 6. Lebensjahr und Einnässen nachts ab dem 6. bis 7. Lebensjahr (siehe Seite 120). Ähnliches gilt für Einkoten (siehe Seite 233).

Infektanfälligkeit

Das Kleinkindalter ist die Zeit gesteigerter Infektanfälligkeit. Das ist ganz normal, da sich das Immunsystem Ihres Kindes jetzt weiter ausbildet und ausdifferenziert. Dazu sind Infekte geradezu notwendig, abgesehen davon stellen sie, vernünftig ganzheitsmedizinisch behandelt, kein größeres Risiko für Ihr Kind dar. Im Gegenteil: Neueste Studien der Deutschen Gesellschaft für Krebsforschung haben ergeben, daß Infekte im Säuglings- und Kleinkindalter das Leukämierisiko deutlich senken. Das heißt, je »erfahrener« das Immunsystem Ihres Kindes durch überstandene Infekte ist, desto besser kann es sogar Zellentartung verhindern.

Schmerzen   Kinder im Kleinkindalter haben Schwierigkeiten, Schmerzherde zu lokalisieren und geben bei den verschiedensten Problemen statt konkreter Symptome Bauchschmerzen an. Diese Projektion ist typisch für diese Entwicklungsphase. Bitte lesen Sie dazu ab Seite 62.

Trotzalter

Das sogenannte Trotzalter liegt im allgemeinen um den 2. Geburtstag herum, individuell unterschiedlich auch etwas früher oder später. Es ist gekennzeichnet durch sehr heftige Wutanfälle. Deuten Sie diese Wutanfälle nicht als schlechtes Benehmen. Kleinkinder sind die meiste Zeit sehr darauf bedacht, zu helfen und ganz allgemein mitzumachen; dabei versuchen sie, alles so zu machen wie die »Großen«. Auf diese Weise stoßen die Kinder natürlich sehr häufig an die Grenzen ihrer Möglichkeiten. Der Ärger über die eigene Unfähigkeit, aber auch wenn ihm Dinge verwehrt werden, für die es eben einfach noch zu klein ist, äußern sich dann in Wutanfällen. Erst mit fortschreitendem Spracherwerb lernt das Kind langsam, Zorn und Frustration anders zu artikulieren. In dieser Zeit haben sich Bachblüten als sanfte Hilfe für Ihr Kind bestens bewährt (zu Aggressionen siehe Seite 236).

Kindergartenalter (4.–7. Lebensjahr)

Kindergarten = Kinderkrankheiten   Mit dem Eintritt in den Kindergarten wächst die Wahrscheinlichkeit, daß Ihr Kind mit verschiedenen Krankheitserregern, insbesondere denen der klassischen Kinderkrankheiten, in Kontakt kommt (siehe auch Seite 163).

Das ist kein Grund zur Besorgnis, weil die Kinderkrankheiten in diesem Alter im allgemeinen gut und komplikationslos verkraftet werden. Ältere Kinder haben in dieser Beziehung mehr Schwierigkeiten, insbesondere ist das subjektive Krankheitsgefühl dann stärker.

Die ersten Tage   Gewöhnen Sie Ihr Kind langsam, vielleicht zunächst stundenweise, an den Kindergarten. Viele Kinder haben zunächst Eingewöhnungsschwierigkeiten und leiden unter Heimweh. Nehmen Sie darauf Rücksicht und versichern Sie Ihrem Kind, daß Sie es bei Bedarf wieder abholen, z.B. indem die Kindergärtnerin Sie auf Wunsch Ihres Kindes telefonisch benachrichtigt. Meist fühlen sich die Kinder durch diese Möglichkeit so sicher und beruhigt, daß sie davon gar keinen Gebrauch machen.

Soziales Lernen   Die Kindergartenzeit ist für Ihr Kind vor allem eine Zeit des sozialen Lernens. Zum ersten Mal muß es sich in einer größeren Gruppe behaupten, erste »richtige« Freundschaften werden geschlossen. Begleiten Sie Ihr Kind in dieser Zeit, indem Sie mit ihm über Erlebtes sprechen, seine Freuden und Sorgen teilen.

Manche gesundheitlichen Probleme dieser Phase, z.B. Kopfschmerzen oder Schlafstörungen, haben häufig direkt mit Erlebnissen des Tages zu tun. Je interessierter Sie am Kindergartenleben Ihres Kindes teilnehmen, desto leichter ist es für Sie, dies richtig einzuschätzen und zu behandeln.

Das Schulkind

Leider zeichnet sich in der Entwicklung der letzten Jahre und Jahrzehnte ab, daß Schulkinder, auch schon Grundschulkinder, immer mehr unter einem wachsenden Leistungsdruck zu leiden haben. Dies äußert sich vor allem in Beschwerden wie Kopfschmerzen, Bauchschmerzen und Schlafstörungen. Nach sorgfältiger Klärung sind diese häufigen Klagen oft auf Versagensängste in der Schule zurückzuführen. Diese Beschwerden sind dem psychosomatischen, das heißt seelisch bedingten, Symptomkomplex zuzuordnen.

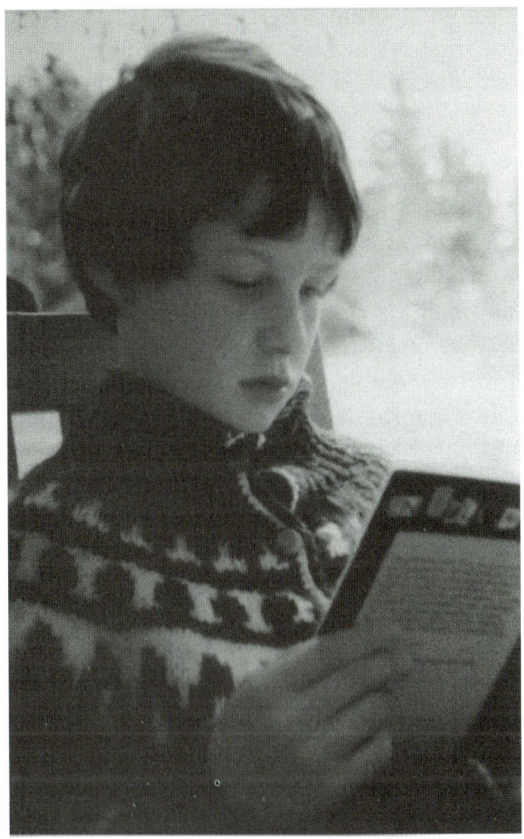

Vorsicht! Eine seelisch bedingte Krankheit kann ursächlich auch nur auf der seelischen Ebene bekämpft werden. Werden hier beispielsweise Schmerztabletten bei Schulkopfschmerz verordnet oder Beruhigungs-mittel vor Klassenarbeiten verabreicht, bedeutet das »Herumdoktern« an Symptomen, ohne die Ursache zu beseitigen. Dies sollten Sie notfalls auch Ihrem Arzt erklären.

Liebe wichtiger als Leistung Grundsätzlich sollten Sie Ihrem Kind das Gefühl vermitteln, daß seine Leistungen in der Schule nichts mit der Lie-be und Zuneigung, die Sie für Ihr Kind empfinden, zu tun hat. Leider rea-gieren Eltern, getragen von der Sorge um die berufliche Zukunft Ihres Kindes, und das sogar schon während der Grundschulzeit, häufig so, daß sie Ihr Kind zu Hause noch zusätzlich unter Druck setzen. Wir möchten

Sie ermutigen, sich von solchen Vorstellungen zu lösen. Denken Sie nur daran, wie viele berühmte und erfolgreiche Menschen von ihren Lehrern geradezu vernichtend beurteilt worden sind.

Berühmte schlechte Schüler Thomas Mann, dem sein Deutschlehrer Unfähigkeit im deutschen Aufsatz bescheinigte, ist doch einer der berühmtesten deutschen Schriftsteller geworden. Albert Einstein glänzte ebenfalls nicht mit Schulleistungen. Ein gesunder Zweifel an dem Urteil, das aus fachlicher Sicht von der Schule gefällt wird, ist durchaus angebracht und ermöglicht es Ihnen und Ihrem Kind, die Schulzeit mit weniger Streß zu bewältigen. Geben Sie Ihrem Kind das Gefühl, immer, auch in schulischen Fragen, auf seiner Seite zu stehen. Sollte sich die Situation jedoch bereits so verfestigt haben, daß ohne therapeutische Hilfe keine Lösung zu erreichen ist, sei hier ausdrücklich darauf hingewiesen, daß diese Beschwerden sich ausgezeichnet ganzheitsmedizinisch behandeln lassen. Lesen Sie bitte auch unter dem Stichwort »Schulangst« auf Seite 236 nach.

Spielen An dieser Stelle noch ein Wort zum Thema Spielen. Auch ein Schulkind muß spielen, sowohl still in sich versunken, als auch lärmend und tobend draußen. Sorgen Sie dafür, daß Ihr Kind immer genug Zeit zum Spielen hat. Hier kann es Streß und Sorgen abbauen und neue Kraft für den anstrengenden Schulalltag sammeln.

Das Jugendalter

Sexualität Eines der wichtigsten Themen für Ihr Kind im Jugendalter ist das Heranreifen der Sexualität. In diesem Alter wird die bisherige Beziehung zu Ihrem Kind völlig umgekrempelt und neu definiert. Es ist eine Zeit des Zwiespaltes, in der Ihr Kind einerseits in die Welt hinausstrebt, d.h. von Ihnen erwartet, losgelassen zu werden, gleichzeitig bestehen auch starke Wünsche, von Ihnen gestützt und umsorgt zu werden.

»Pubertät ist, wenn die Eltern schwierig werden«

Helfen Sie Ihrem Kind mit Geduld, Nachsicht und Liebe durch diese schwierige, aufregende und von zwiespältigen Gefühlen bestimmte Zeit. Viele Eltern haben Schwierigkeiten damit, ihr Kind als sexuell eigenständige Persönlichkeit anzuerkennen. Die bange Frage: »Ist das nicht alles viel zu früh?« erschwert es ihnen, die Wünsche ihres Kindes nach Unabhängigkeit und Eigenständigkeit richtig einzuschätzen und zu respektieren.

Wir möchten Sie ermutigen, Ihre Ängste und Sorgen dem Kind gegenüber offen zuzugeben und in immer wiederkehrenden Gesprächen zu klären. Nehmen Sie Ihr Kind ernst in seinen Wünschen, aber zeigen Sie noch deutlich, wo Sie Grenzen setzen und warum Sie das tun. Legen Sie Wert darauf, von ihm verstanden zu werden, genauso wie Sie auf der anderen Seite versuchen, Ihr Kind zu verstehen. Ängste, Sorgen und Wünsche, die offen besprochen werden, werden Sie auf Ihrem Weg zu einer erwachsenen, reifen Beziehung zu Ihrem Kind weiterbringen.

AIDS Da für alle Jugendlichen das Ausprobieren der eigenen Sexualität ein Thema von zentraler Bedeutung ist, sollten Sie hierüber mit Ihrem Kind offen und ohne Scheu sprechen. In diesem Zusammenhang ist es notwendig, daß Sie auch das Thema AIDS nicht aussparen. Grundsätzlich ist es problematisch für die Jugendlichen, daß ein so sensibles Thema wie die Sexualität mit der Gefahr einer tödlichen Infektion in Zusammenhang gebracht wird. Besprechen Sie mit Ihrem Kind, möglichst sachlich, die Möglichkeit einer AIDS-Infektion durch sexuellen Kontakt, aber verängstigen Sie Ihr Kind nicht und machen Sie deutlich, daß durch Küssen, Streicheln oder das Benutzen des gleichen Trinkglases eine AIDS-Infektion nicht möglich ist. Weisen Sie Ihr Kind darauf hin, daß die richtige Anwendung von Kondomen vor einer AIDS-Infektion sehr sicher schützt. Je unbefangener und offener Sie selbst mit diesem Thema umgehen, desto vertrauensvoller wird sich Ihr Kind mit Fragen an Sie wenden.

Drogen Ein zweites wichtiges Thema im Jugendalter ist die Gefährdung der Jugendlichen durch Drogen. Gesellschaftlich akzeptierte Drogen wie Zigaretten und Alkohol, aber auch Haschisch, LSD und die neue Generation der sogenannten »Designer-Drogen« schädigen die körperliche und seelische Entwicklung von Jugendlichen ganz erheblich. Fast jeder zweite Jugendliche zwischen 12 und 16 Jahren hat bereits mindestens einmal Erfahrungen mit Drogen gesammelt. Ein wichtiger Grund dafür ist oft die Frustrationsintoleranz vieler Kinder und Jugendlicher.

Frustrationsintoleranz Viele Kinder und Jugendliche sind nur unzureichend in der Lage, mit Mißerfolgen umzugehen. Hier setzt eine wichtige Aufgabe der Eltern ein. Ermutigen Sie Ihr Kind immer wieder, auch bei Mißerfolgen, es noch einmal zu versuchen. Das Überstehen solcher Krisen und die Erfahrung, daß sie auch unabhängig von Erfolg oder Mißerfolg geliebt werden, macht Kinder stark und damit weniger anfällig für die Rauschwelt der Drogen.

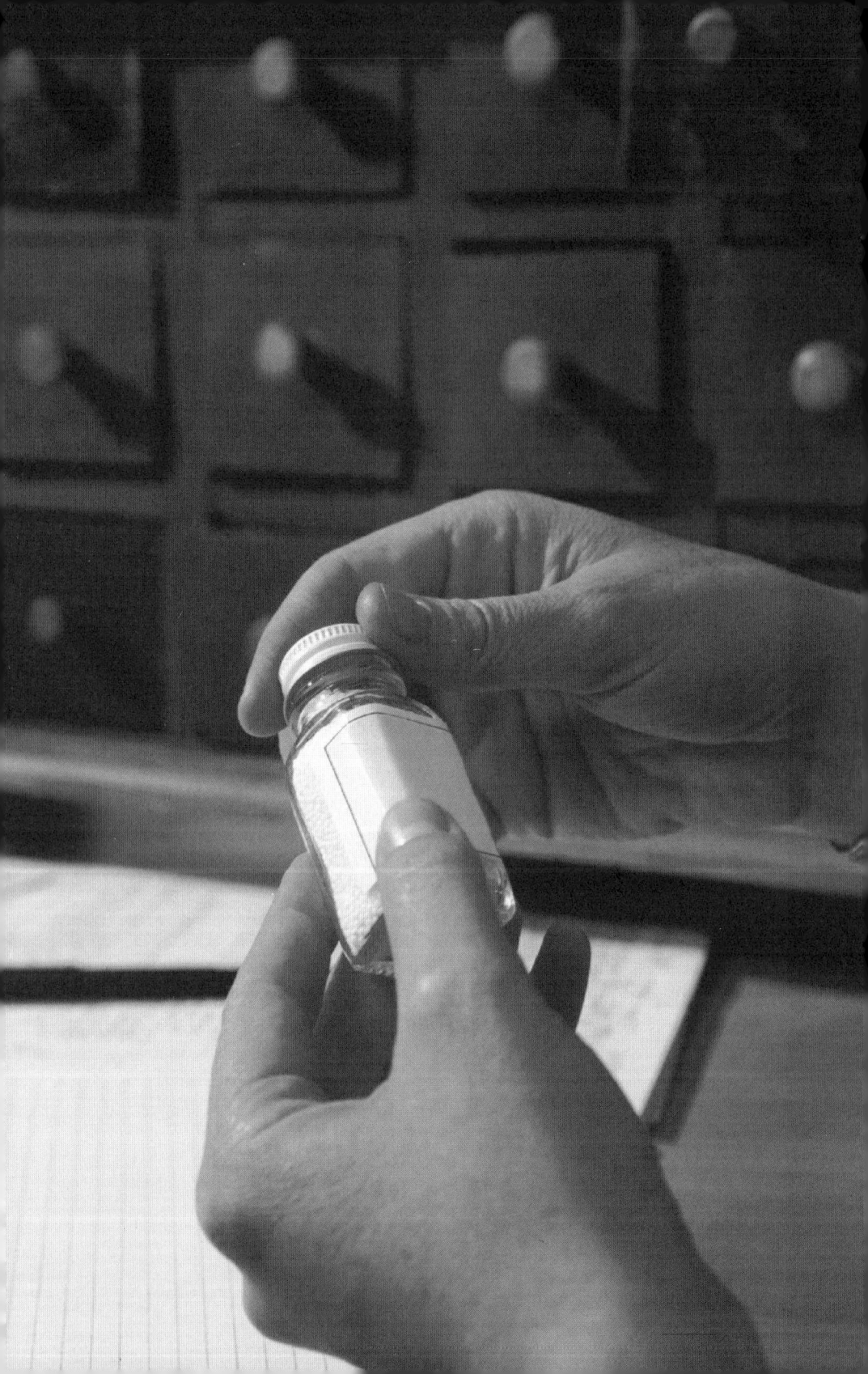

Anhang

Die ganzheitsmedizinische Hausapotheke

In jedem Haushalt sollte eine gut geführte Hausapotheke vorhanden sein, in der Sie die wichtigsten und meistgebrauchten Arzneimittel jederzeit griffbereit haben. Wählen Sie für die Hausapotheke einen trockenen und vor Sonnenlicht geschützten Platz aus, der weder zu kalt und noch zu warm sein darf (also möglichst nicht über einer Heizung). Die Hausapotheke sollte für Kinder immer unzugänglich aufbewahrt werden und möglichst abschließbar sein.

Im Handel werden dazu Holzkästen mit entsprechenden Unterteilungen oder Wandschränkchen angeboten. Kontrollieren Sie Ihre Hausapotheke regelmäßig auf Bestandteile, deren Verfallsdatum abgelaufen ist und entsorgen Sie diese dann über die Apotheke, wo Sie auch die Gelegenheit haben, gleich die entstandenen Lücken wieder aufzufüllen.

Was soll die Hausapotheke enthalten? Zunächst einmal

- Verbandsmaterial, Pflaster, elastische Binde, Mullbinde, sterile Kompressen,
- Fieberthermometer,
- eine Splitterpinzette,
- eine Schere (die zuverlässig hier und weder im Büro noch im Kinderzimmer zu finden sein soll)
- und natürlich die verschiedenen Arzneimittel, Heilpflanzen und Tees.

Wir empfehlen im folgenden einige der wichtigsten Arzneimittel, die in jedem Fall in Ihre Hausapotheke gehören, und Sie sollten diese dann ergänzen durch die Arzneimittel, die für Ihre Familie ganz speziell verordnet wurden.

Wichtig! Gezielt verordnete Arzneimittel darf nur derjenige erhalten, für den sie bestimmt sind!

Arzneimittel für die Hausapotheke

(von Weleda)

- Hustenelixier
- Spiritus contra tussim – Tropfen
- Ferrum phosphoricum compositum-Globuli
- Pyrit-Zinnober-Tabletten
- Wecesin-Salbe
- Combudoron-Gel
- Euphrasia D3-Augentropfen
- Chamomilla Flos H 10%-Öl
- Birkenkohle compositum – Kapseln
- Bronchialbalsam

(von Wala)

- Arnika-Essenz
- Calendula-Essenz
- Levisticum-Ohrentropfen

Homöopathika (alles DHU)

- Arnica D6-Globuli
- Hypericum D6-Globuli

- Nux vomica D6-Globuli
- Dulcamara D6-Globuli
- Aconitum D6-Globuli
- Arsenicum album D12-Globuli
- Belladonna D6-Globuli

Heilkräuter für Tee oder Auflagen

- Kamillenblüten
- Fenchelsamen
- Salbeiblätter
- Kümmelsamen
- Thymiankraut
- Lindenblüten
- Pfefferminzkraut

Bachblüten-Mittel

- Rescue-Tropfen (Notfall-Tropfen)
- persönliche Bachblüten-Mittel in der Einnahmeflasche

Wichtig! An die Innenwand der Hausapotheke gehört ein Zettel mit Notrufnummern/Notrufadressen. Vertreten sein sollten Notarzt, Rettungsdienst und Hausarzt!

Sachverzeichnis

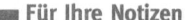

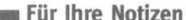